Kohlhammer

Die Herausgebenden

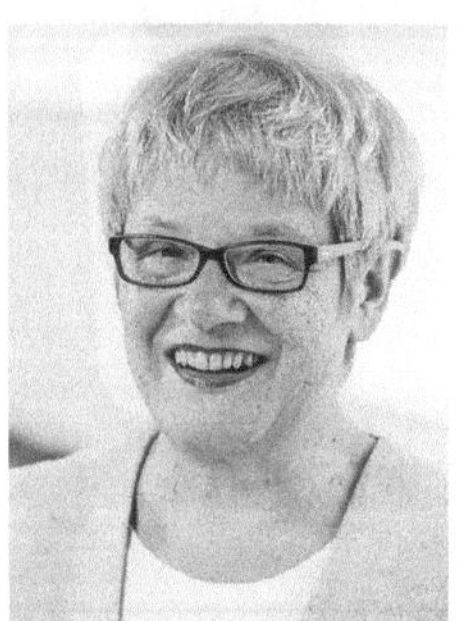

Prof. Dr. Ursula Hübner, Professorin für Medizinische und Gesundheitsinformatik und Quantitative Methoden an der Hochschule Osnabrück, Gründerin und Leiterin der Forschungsgruppe »Informatik im Gesundheitswesen«, Fellow der International Academy of Health Sciences Informatics (IAHSI), zuvor als Projektleiterin in der Industrieforschung und in der Neurologie der Universitätsklinik Düsseldorf tätig, studierte Psychologie, Biologie und Hirnforschung an den Universitäten Mainz und Düsseldorf.

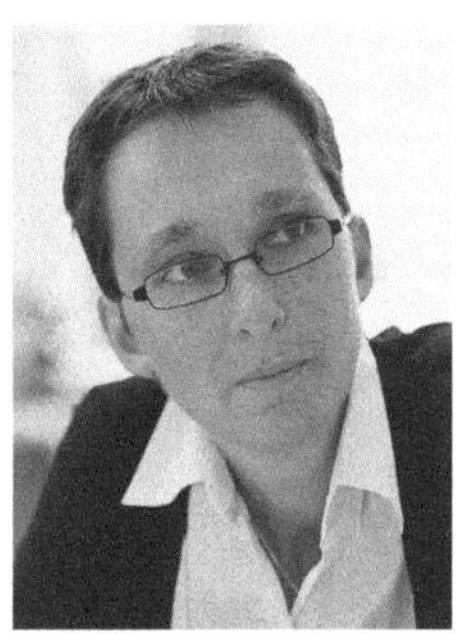

Prof. Dr. Elske Ammenwerth, Professorin für Medizinische Informatik an der Privaten Universität für Gesundheitswissenschaften und -technologie UMIT TIROL, Fellow der International Academy of Health Science Informatics (IAHSI), langjährige Erfahrung in Projekten sowie nationalen und internationalen Arbeitsgruppen zu Themen rund um Pflegeinformatik, Informationssysteme, IT-Evaluation sowie Learning Analytics. Sie studierte Medizinische Informatik in Heidelberg/Heilbronn sowie Educational Technologies in Vancouver.

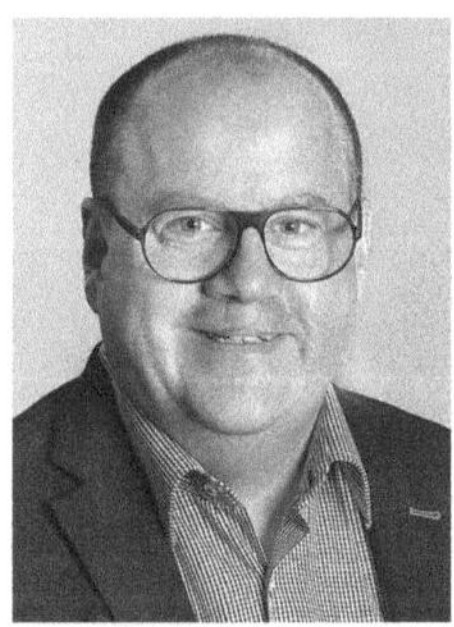

Prof. Dr. Björn Sellemann, Professor für Pflege am Gesundheitscampus Göttingen (HAWK Hochschule für angewandte Wissenschaft und Kunst Hildesheim/Holzminden/Göttingen, Universitätsmedizin Göttingen), Pflegewissenschaftler, Medizin- und Pflegeinformatiker. Zuvor als Professor für Nutzerorientierte Gesundheitstelematik und assistive Technologien an der FH Münster, als wissenschaftlicher Mitarbeiter an der HS Osnabrück sowie als AG-Leiter an der Universitätsmedizin Göttingen tätig. Seit Jahren engagiert er sich in verschiedenen wissenschaftlichen Gremien und ist u. a. Leiter der GMDS-AG »Informationsverarbeitung in der Pflege« sowie langjähriges Mitglied im DMEA-Kongressbeirat.

Ursula Hübner/Elske Ammenwerth/
Björn Sellemann (Hrsg.)

Informationsverarbeitung in der Pflege

Digitalisierung verstehen, Versorgungskontinuität sichern

Verlag W. Kohlhammer

1. Auflage 2023

Gesamtherstellung: W. Kohlhammer GmbH, Stuttgart

Print:
ISBN 978-3-17-038844-4

E-Book-Formate:
pdf: ISBN 978-3-17-038845-1
epub: ISBN 978-3-17-038846-8

Vorwort

Das vorliegende Buch befasst sich mit der Informationsverarbeitung in der Pflege und damit im weiteren Sinne mit der Digitalisierung im Gesundheitswesen.
Die Digitalisierung im Gesundheitswesen und speziell in der pflegerischen Versorgung prägt den Arbeitsalltag von Pflegefachpersonen[1] bereits jetzt in vielerlei Hinsicht. Um Digitalisierung für sich selbst sinnvoll nutzen zu können und um Digitalisierung in der eigenen Einrichtung vorantreiben zu können, sind daher spezifische Kenntnisse nötig.

Das Thema der Digitalisierung lässt sich am Beispiel des stationären Bereichs, insbesondere an einem Krankenhaus als komplexe Organisation, am besten verdeutlichen. Daher werden im Buch viele Beispiele aus diesem Bereich behandelt. Die vorgestellten Konzepte und Überlegungen gelten jedoch prinzipiell nicht nur für das Krankenhaus, sondern auch für andere Versorgungsbereiche (wie z. B. dem häuslichen und dem ambulanten Bereich), auch wenn sich die Sektoren hinsichtlich ihrer spezifischen Softwareprodukte, die dort zum Einsatz kommen, unterscheiden können.

Zum besseren Verständnis der digitalen Konzepte, Methoden und Anwendungen führen wir als Beispielpatientin Helga Blume ein, deren Versorgungsepisoden sich wie ein roter Faden durch das Buch ziehen (► Kap. 1.4). Mit diesem konkreten Versorgungsbeispiel können wir den direkten Bezug der behandelten Themen zum pflegerischen Alltag herstellen.

Dieses Buch richtet sich an Personen ohne spezielle Vorerfahrungen im Bereich Gesundheits- oder Pflegeinformatik, eHealth oder Digitalisierung im Gesundheitswesen. Insbesondere wenden wir uns mit dem Buch also an Personen, welche

- gerade ihre pflegerische Erstausbildung beginnen,
- im Bachelor Pflegewissenschaft, Pflegemanagement, Pflegepädagogik oder ein verwandtes Fach studieren,
- sich schon in einem Masterstudium befinden, aber bislang nicht mit dem Themengebiet der Digitalisierung vertraut gemacht wurden oder
- sich einfach weiterbilden möchten, was im Zusammenhang des lebenslangen Lernens immer mehr an Bedeutung gewinnt.

Vorausgesetzt werden in diesem Buch grundlegende Kenntnisse der pflegerischen Versorgung, da wir Beispiele – wie oben erwähnt – verwenden, die hierauf aufbauen. Da keine Vorkenntnisse bezüglich Digitalisierung im Gesundheitswesen vorausgesetzt werden, führen wir die zentralen Fachbegriffe schrittweise ein. Die Begriffe werden dann an Beispielen erklärt, Zusammenhänge dargestellt sowie Voraussetzungen und Konsequenzen von digitalen Werkzeugen erläutert.

1 Pflegefachpersonen sind laut International Council of Nurses (ICN) Personen, die ein Pflegestudium bzw. eine Pflegeausbildung abgeschlossen haben. Sie sind berechtigt, in ihrem Land den Pflegeberuf auszuüben (vgl. ICN-Statuten, Art. 6). In der Schweiz und Deutschland sind das Pflegefachfrauen und Pflegefachmänner, in Österreich Gesundheits- und Krankenpfleger/-innen (sowie frühere gleichwertige Berufsbezeichnungen).

Unser Ziel ist es, Leserinnen und Leser zu befähigen, Digitalisierung mit allen Möglichkeiten und Herausforderungen zu verstehen, Anwendungen sachgerecht zu nutzen und Digitalisierung in der eigenen Einrichtung mitgestalten zu können. Nach Durcharbeiten des Buches werden die Leserinnen und Leser befähigt sein, das Thema »Informationsverarbeitung in der Pflege« einordnen zu können, sich mit IT-Fachkräften auszutauschen und in einem IT-Projekt aktiv mitwirken zu können. Leserinnen und Leser werden auch in der Lage sein, die richtigen Fragen zu stellen, wenn eine (neue) Software ausgewählt oder eingeführt wird. Hinweis: Wir sprechen in diesem Kapitel zunächst recht allgemein von »Digitalisierung«, »digitalen Werkzeugen« und »digitalen Akten«. Die präziseren Fachbegriffe führen wir später noch genauer ein.

Pflegefachpersonen müssen in der Regel keine IT-Systeme administrieren oder selbst entwickeln. Deshalb zielt das Buch nicht darauf ab, dass Programmierkenntnisse oder ein tiefes Verständnis der Arbeitsweise von Rechnersystemen vermittelt werden. Wir wollen auch keine bestimmte Software vorstellen und deren Bedienung erläutern. Vielleicht ist das ein bisschen enttäuschend für den einen oder anderen Leser. Die Möglichkeiten und die Bedienung von Software und Softwareprogrammen ändert sich so schnell, dass das Buch schon bei der Veröffentlichung veraltet wäre. Wir werden daher eher allgemeingültige Prinzipien vermitteln, die auch langfristig gültig sein werden, und so die spannenden Aufgaben rund um die Informationsverarbeitung in der Pflege aufzeigen.

Vielleicht macht dieses Buch den einen oder die andere neugierig, sich tiefer mit dieser Thematik zu befassen und einen beruflichen Weg in diesem Umfeld einzuschlagen. Jedenfalls werden regelmäßig engagierte Pflegefachpersonen auch für IT-Stabsstellen oder in der IT-Abteilung als »IT-Pflegefachperson« gesucht. Häufig sind sie dann zuständig für die Auswahl und Einbindung von digitalen Anwendungen in die klinischen Prozesse. Wir werden im Buch herausarbeiten, dass die gute Abstimmung von IT-Systemen und klinischen Prozessen eine zentrale Voraussetzung für den Erfolg der Digitalisierung im Gesundheitswesen ist.

Ursula Hübner — im Februar 2023
Elske Ammenwerth
Björn Sellemann

Inhalt

Vorwort **5**

1 Einleitung: pflegerisches Handeln und Informationsverarbeitung **11**
Ursula Hübner

1.1 Lernziele 11
1.2 Digitalisierung: Chancen und Mehrwert 11
1.2.1 Informationsverarbeitung in der Pflege gab es schon immer 12
1.2.2 Digitale Werkzeuge nicht nur bedienen, sondern beherrschen 13
1.2.3 Digitale Werkzeuge verändern die Prozesse 14
1.2.4 Versorgungskontinuität: Die Chance für einen digitalen Mehrwert 16
1.2.5 Digitale Werkzeuge verändern unser Leben 16
1.3 Struktur dieses Buches 18
1.4 Fallbeispiel: Helga Blume 21
1.5 Lernerfolgsfragen 24

2 Einrichtungsinterne Informationssysteme in der pflegerischen Versorgung **25**
Elske Ammenwerth und Björn Sellemann

2.1 Lernziele 25
2.2 Informationssysteme als sozio-technische Systeme 26
2.3 Strategische und operative Ziele der Digitalisierung 30
2.4 Informationsverarbeitende Aufgaben in der Pflege 32
2.5 Anwendungssysteme in der Pflege 34
2.6 Interoperabilität von Anwendungssystemen 38
2.6.1 Schnittstellen zwischen Anwendungssystemen 39
2.6.2 Vier Ebenen der Interoperabilität 39
2.6.3 Kommunikationsserver als Dolmetscher 45
2.6.4 Elektronische Patientenakte: Konzept, nicht Produkt 47
2.7 Management von Informationssystemen 49
2.8 Lernerfolgsfragen 51

3 Einrichtungsübergreifende Informationssysteme **53**
Mareike Przysucha

3.1 Lernziele 53
3.2 Einrichtungsübergreifende Vernetzung 54

3.3 eHealth und seine Anwendungsbereiche 55
3.4 Interoperabilität in der einrichtungsübergreifenden Vernetzung 57
3.4.1 Technische Interoperabilität.. 57
3.4.2 Syntaktische Interoperabilität: HL7 V2, CDA und FHIR........ 59
3.4.3 Semantische Interoperabilität: Klassifikationen, SNOMED CT und LOINC.. 63
3.4.4 Organisatorische Interoperabilität: IHE 66
3.5 Elektronische Gesundheitsakten.. 67
3.5.1 Deutschland: Die elektronische Patientenakte im Rahmen der Telematikinfrastruktur 70
3.5.2 Österreich: Die elektronische Gesundheitsakte (ELGA) 71
3.5.3 Schweiz: Das elektronische Patientendossier (EPD)............... 73
3.5.4 Fallbezogen: Elektronische Fallakte (EFA) 74
3.5.5 Anwendungsbeispiel 75
3.6 mHealth – mobile Anwendungen für Patienten 76
3.7 TeleHealth – Versorgung aus der Ferne 80
3.8 Lernerfolgsfragen.. 81

4 Personenzentrierte assistierende Technologien im pflegerischen Handeln 83
Regina Schmeer

4.1 Lernziele... 83
4.2 Personenzentrierte assistierende Technologien 83
4.3 Assistierende Technologien zur Unterstützung der Pflegebedürftigen ... 85
4.3.1 Unterstützung der Mobilität.. 85
4.3.2 Unterstützung der kognitiven und kommunikativen Fähigkeiten.. 87
4.3.3 Unterstützung bei besonderen Verhaltensweisen und psychischen Problemlagen 88
4.3.4 Unterstützung der Selbstversorgung................................. 89
4.3.5 Unterstützung beim Umgang mit gesundheitsstörungs- und therapiebedingten Belastungen 90
4.3.6 Unterstützung der Gestaltung des Alltagslebens und sozialer Kontakte.. 92
4.3.7 Ermöglichung der akuten Überwachung 92
4.3.8 Zusammenfassung.. 93
4.4 Assistierende Technologien zur Unterstützung der pflegerischen Arbeitsprozesse.. 95
4.4.1 Physische Unterstützung 95
4.4.2 Psychische Unterstützung 95
4.4.3 Unterstützung von Arbeitsprozessen und der Arbeitsorganisation... 96
4.4.4 Unterstützung der Wissensvermittlung.............................. 97
4.5 Nutzen und Grenzen von personenzentrierten assistierenden Technologien... 99

4.6 Ausblick: Was kommt zukünftig noch? ... 101
4.7 Lernerfolgsfragen ... 102

5 IT-Projekt- und Prozessmanagement in der Pflege ... 104
Werner O. Hackl

5.1 Lernziele ... 104
5.2 Was macht Informationssysteme in der Pflege so speziell? ... 105
5.3 Management von IT-Projekten im Gesundheitswesen ... 107
5.3.1 Das magische Dreieck des Projektmanagements ... 107
5.3.2 Das Teufelsquadrat für das Management von IT-Projekten ... 108
5.4 Projektphasen von IT-Projekten ... 109
5.4.1 Projektinitiierung ... 109
5.4.2 Projektplanung ... 111
5.4.3 Projektdurchführung ... 112
5.4.4 Projektabschluss ... 113
5.5 Prozessanalyse in Gesundheitseinrichtungen ... 114
5.5.1 Vorbereitung der Prozessanalyse ... 115
5.5.2 Systematisches Sammeln von Daten ... 118
5.5.3 Formale Modellierung von Prozessen ... 120
5.6 Die Rolle von Pflegefachpersonen bei der Auswahl von Anwendungssystemen ... 125
5.6.1 Definition der Anforderungen ... 126
5.6.2 Durchführung einer Ausschreibung ... 126
5.7 Lernerfolgsfragen ... 128

6 Pflegedokumentation und pflegerische Ordnungssysteme ... 129
Ursula Hübner und Elske Ammenwerth

6.1 Lernziele ... 129
6.2 Ziele der Pflegedokumentation ... 129
6.3 Die Rolle von Pflegefachsprachen ... 132
6.4 Ordnungssysteme in der Pflege ... 133
6.5 Klassifikationen und Nomenklaturen ... 133
6.6 Beispiele von Klassifikationen in der Pflege ... 136
6.6.1 Internationale Klassifikation der Pflegepraxis (ICNP) ... 136
6.6.2 Internationale Klassifikation der Funktionsfähigkeit, Behinderung und Gesundheit (ICF) ... 138
6.7 Lernerfolgsfragen ... 142

7 Professionalisierung in der Pflege: Pflegefachsprache und Wissensrepräsentation ... 144
Maria Müller Staub

7.1 Lernziele ... 144
7.2 Vom Pflegeprozess zum Advanced Nursing Process ... 144
7.3 NANDA International ... 147
7.4 Nursing Outcome Classification (NOC) ... 149

7.5 Nursing Interventions Classification (NIC) ... 151
7.6 Das NNN-Assessment ... 154
7.7 Anforderungen an die elektronische Pflegedokumentation gemäß Advanced Nursing Process ... 155
7.8 Lernerfolgsfragen ... 157

8 Perspektiven der Informationsverarbeitung in der pflegerischen Versorgung ... 158
Ursula Hübner und Elske Ammenwerth

8.1 Lernziele ... 158
8.2 Nutzen der Digitalisierung, Gebrauchstauglichkeit und Evaluation ... 159
8.3 Sekundäre Datennutzung: multiple Nutzung von Daten aus der Pflegeprozessdokumentation ... 161
8.4 Künstliche Intelligenz: von den Daten zu den Algorithmen ... 164
8.5 Bedeutung von Datenschutz: personenbezogene Daten im Zentrum ... 166
8.6 Sichere IT-Systeme: Vernetzung macht Systeme immer anfälliger ... 168
8.7 Die Nutzung von Apps: Die Leichtigkeit des Seins? ... 169
8.8 Ethische Evaluation: zur Effektivität und Effizienz kommt die Ethik ... 172
8.9 Digitalisierung schafft neue Berufsfelder ... 173
8.10 Informationsverarbeitung in der Pflege: Ein Blick in die Zukunft ... 176
8.11 Lernerfolgsfragen ... 176

9 Lösungen der Übungsaufgaben ... 178

Glossar ... 186

Die Autorinnen und Autoren ... 193

1 Einleitung: pflegerisches Handeln und Informationsverarbeitung

Ursula Hübner

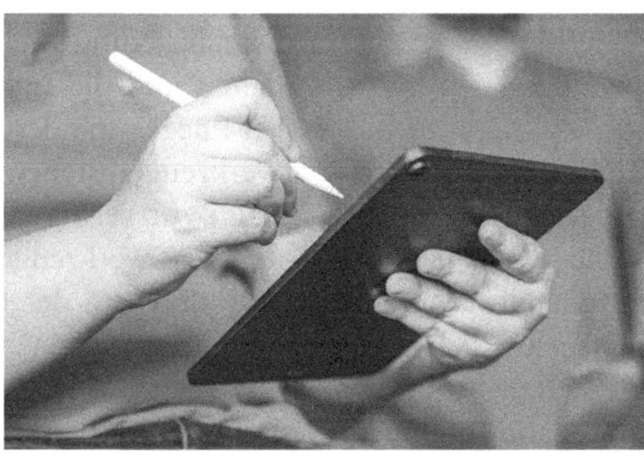

Der Einsatz von Werkzeugen der Informationsverarbeitung unterstützt Pflegefachpersonen in ihrem professionellen Handeln. (Hochschule Osnabrück/Oliver Pracht)

1.1 Lernziele

1. Die grundlegende Bedeutung von Informationsverarbeitung in der Pflege verstehen und beispielhafte Tätigkeiten benennen können
2. Verstehen, warum Pflegefachpersonen sich mit digitalen Werkzeugen zur Informationsverarbeitung auseinandersetzen sollten
3. Den Zusammenhang zwischen Prozessen und digitalen Werkzeugen verstehen und Beispiele aufführen können
4. Den Mehrwert der Digitalisierung für die Versorgungskontinuität erklären können
5. Erläutern können, inwiefern digitale Werkzeuge das berufliche und private Umfeld bereits jetzt prägen

1.2 Digitalisierung: Chancen und Mehrwert

Wir werden nun zuerst über die Rolle von Informationsverarbeitung und der informationsverarbeitenden Werkzeuge in der Pflege sprechen. Wir werden dabei herausarbeiten, warum die Digitalisierung die Chance bietet, Versorgungskontinuität und Qualität der Patientenversorgung zu verbessern. Damit wir dies erreichen, müssen wir die Digitalisierung aktiv mitgestalten können.

1.2.1 Informationsverarbeitung in der Pflege gab es schon immer

Beginnen wir die Einleitung mit einer wichtigen Tatsache: Informationsverarbeitung in der Pflege gibt es, seit es Pflege gibt. Schon immer haben Pflegefachpersonen ihre Patienten[1] beobachtet und untersucht, sich mit anderen ausgetauscht, um zusätzliche Informationen einzuholen und um dann auf dieser Basis die beste Pflege den Patienten zukommen zu lassen. Dabei haben sie diese Informationen mit ihrem Fachwissen, ihrer Erfahrung und ihren Intuitionen abgeglichen.

In den letzten Jahrzehnten ist durch die Pflegeforschung zu dem erfahrungsgeprägten Fachwissen eine zusätzliche Informationsquelle hinzugekommen, nämlich die der evidenzbasierten Pflege. Die Pflegeforschung liefert hier wissenschaftliche Erkenntnisse, die in der Praxis angewendet werden können. Ein gutes Beispiel stellt die Versorgung von Menschen mit Dekubitus dar. Evidenz über die Häufigkeit der Lagerung und Mobilisierung allgemein, über den geeigneten Einsatz spezieller Matratzen und die Anwendung von Verbandsmaterialien und Wundauflagen, die eine Abheilung fördern, sind Erkenntnisse unmittelbar aus der Wissenschaft. Die evidenzbasierte Pflege leistet so einen wichtigen Beitrag zur kontinuierlichen Verbesserung der Qualität in der Pflege. Um diese wissenschaftlichen Erkenntnisse dem Patienten zugutekommen zu lassen, muss die Pflegefachperson diese Informationen verarbeiten, d. h. sich aneignen, verstehen, die Konsequenzen einschätzen und für den jeweiligen Patienten praktisch anwenden.

Nun hat in den letzten Jahrzehnten die Digitalisierung mehr und mehr Einzug gehalten und die Informationsverarbeitung in der Pflege verändert. Neben papierbezogenen Werkzeugen stehen jetzt auch digitale Werkzeuge zur Verfügung. Mit dem Einzug dieser digitalen Werkzeuge im Gesundheitswesen ist also die Form der Informationsverarbeitung um ein weiteres Verfahren angereichert worden.

Die Informationsverarbeitung bleibt in ihrer Art dabei grundsätzlich bestehen, sie wird jedoch erweitert. Dabei ist ein digitales Werkzeug ähnlich anderen Instrumenten, z. B. einem Stethoskop, mit dem man bei der Auskultation bessere Daten erhält, als wenn man lediglich sein Ohr an den Brustkorb legt. In vergleichbarer Weise kann man auch ein Smartphone nutzen, in das man den Bericht direkt während des pflegerischen Assessments diktiert und welches die Informationen mittels Spracherkennung schriftlich festhält. Mit dieser unmittelbaren, zeitnahen Dokumentation liegen bessere Daten vor, als wenn man erst am Ende der Schicht den Inhalt aus dem Gedächtnis heraus handschriftlich dokumentiert. Dabei können Fehler unterlaufen, die zu schlechter Datenqualität und schlechteren Entscheidungen führen.

Die Verbesserung der Datenqualität durch Digitalisierung hat Konsequenzen für die Qualität der pflegerischen Versorgung: Bessere Daten liefern die Basis für bessere Entscheidungen. Wenn beispielsweise zeitnah festgehalten wurde, dass ein Patient zu sehr schwankenden Blutzuckerwerten neigt, kann die folgende Schicht einen kalten Schweiß unmittelbar mit einer Hypoglykämie, also einer

1 Zugunsten einer lesefreundlichen Darstellung wird in diesem Text bei personenbezogenen Bezeichnungen in der Regel die männliche Form verwendet. Diese schließt, wo nicht anders angegeben, alle Geschlechtsformen ein (weiblich, männlich, divers).

Unterzuckerung, in Verbindung bringen. Sie kann dann schnell eine Messung durchführen, um sich zu vergewissern, ob eine Traubenzuckergabe nötig ist.

Wir sehen ebenso, dass Digitalisierung Möglichkeiten liefert, Fehlerquellen wie verspätete oder unleserliche Dokumentation in den Griff zu bekommen. Digitalisierung meint aber mehr als das Ersetzen von Papier-Werkzeugen durch digitale Werkzeuge. Vielmehr kann Digitalisierung auch neue Möglichkeiten der Informationsverarbeitung eröffnen, wie automatisierte Entscheidungsunterstützung (z. B. bei der Pflegediagnostik), einfacherer Wissenszugriff (z. B. auf evidenzbasierte Leitlinien) oder einfachere Datenauswertung (z. B. automatische Verlaufsdarstellung von Vitalparametern oder von Sturzereignissen in einer Klinik oder in einer stationären Langzeiteinrichtung).

Digitale Werkzeuge können also der Pflegefachperson nützen, indem sie mithilfe dieser Informationen eine bessere Versorgung durchführen kann. Sie können aber auch direkt dem Patienten dienen, z. B. durch eine Smartphone-App für das Management des eigenen Diabetes. Hier spricht man dann von Selbstmanagement einer Krankheit durch den Patienten. An dieser Stelle sei schon einmal gesagt, dass ein digitales Werkzeug nicht immer und automatisch nur Vorteile bringt. Es ist auch möglich, dass es den Erwartungen nicht entspricht. Dieses Lehrbuch soll daher dazu beitragen, digitale Werkzeuge auch kritisch zu bewerten, um sie dann nutzbringend auszuwählen sowie einzusetzen.

Zusammenfassend ist Informationsverarbeitung in der Pflege nichts Neues. Vielmehr gibt die Digitalisierung der Informationsverarbeitung dem Menschen zusätzliche Möglichkeiten an die Hand, um Probleme zu lösen. In der Pflege bedeutet das, dass die digitalen Werkzeuge helfen sollen, die Patienten besser zu versorgen, d. h. den pflegebedürftigen Menschen gerechter zu werden. Denn je mehr man über eine Person weiß, desto genauer kann man auf sie eingehen und ihre pflegerische Versorgung planen sowie ihr mit Fachwissen, Respekt und menschlicher Fürsorge begegnen. Dabei schließen sich fundiertes Wissen und empathische Intuition nicht aus, sie ergänzen sich bestens.

1.2.2 Digitale Werkzeuge nicht nur bedienen, sondern beherrschen

Wie bei allen Werkzeugen – auch bei digitalen Werkzeugen – ist es nötig zu lernen, wozu sie da sind und wie man sie richtig einsetzt. Auch ist es wichtig zu wissen, welche potenziellen Fehler von ihnen ausgehen und wie man mit diesen Fehlerquellen umgehen sollte. Man sollte auch wissen, welche Art von Werkzeug man für eine bestimmte Situation einsetzen muss.

In der analogen Welt ist ein Werkzeug z. B. ein Skalpell. In der digitalen Welt ist es beispielsweise ein automatisch vorgeschlagenes Formular zur Leistungsanforderung im Labor mit voreingestellten Angaben, welche Blutwerte bei der Untersuchung »kleines Blutbild« erhoben werden sollen. Das »Wozu« dieses Formulars ist also klar. »Wie« ein solches Formular richtig zu bedienen ist, lernt man von dem Kollegen oder in der Schulung des Softwareherstellers. Man lernt also, welchen Menüpunkt man wählt, um das Formular zu speichern, und welchen, um es an das Labor weiterzuleiten. Damit ist die Bedienung geklärt. Das sind die leichten Punkte.

Kommen wir nun zu den schwierigeren Punkten. Von einem solchen Formular können nämlich auch Fehler ausgehen. Die voreingestellten Angaben zu der Blutuntersuchung machen einem das Leben zunächst leicht: Schnell wird das Formular des »kleinen Blutbildes« abgeschickt, ohne zu prüfen, ob nicht noch ein Zusatzwert, z. B. Kreatinin, der nicht vorangekreuzt ist, aber für diesen Patienten wichtig ist, sinnvoll wäre. Bei den zurückgemeldeten Laborwerten fehlt dann dieser Wert und es muss eine erneute Anforderung gestartet werden. Wichtige Zeit verstreicht, in der schon die richtige Therapie hätte begonnen werden können.

Als Mensch sollte man also nicht glauben, dass alles, was von einem Computer kommt, schon richtig ist. Dieses fast blinde Vertrauen in digitale Daten wurde in wissenschaftlichen Studien nachgewiesen und als *digitale Verzerrung* bezeichnet.

Merke

Wie auch in der Papierwelt ist die Pflegefachperson in der digitalen Welt verpflichtet, immer eine Plausibilitätskontrolle durchzuführen!

Auch ist zu klären, welche Art von Werkzeug in bestimmten Situationen einzusetzen ist. Angenommen, für eine Laboruntersuchung muss die Anforderung per Formular an ein externes Labor übermittelt werden. Soll die Übermittlung digital erfolgen, muss das Formular z. B. mit einem eindeutigen Absender versehen und auch vor dem Absenden verschlüsselt werden. Dies erfolgt automatisch im Hintergrund, ohne dass die Pflegefachperson aktiv eingreifen muss. Jetzt könnte es sein, dass das interne und das externe elektronische Formular sehr ähnlich aussehen und sich keine großen Unterschiede in der Bedienung für die Pflegefachperson ergeben. Es kann also leicht zu Verwechslungen kommen. Weiß die Pflegefachperson dagegen um die im Hintergrund laufenden Prozesse, wie beispielsweise automatische Auswahl des Empfängers, Verschlüsselung und Versenden des Formulars mit einer elektronischen Unterschrift der Institution, ist sie vermutlich aufmerksamer in der Auswahl des richtigen elektronischen Formulars. Sie kennt den Gesamtprozess und die Wichtigkeit der Unterscheidung der beiden Formulare. Darüber werden Fehler reduziert.

Wir können also festhalten, dass das Erlernen von digitalen Werkzeugen umfassende Kompetenzen erfordert, in welchem Kontext oder Umfeld diese eingesetzt werden, welche potenziellen Fehler bestehen und welche Vorgänge »im Hintergrund« laufen. Diese Sachverhalte kann man nicht wie in einem Kochrezept erlernen, sondern man muss sensibel für mögliche Probleme werden und in der Lage sein, die richtigen Fragen an die IT-Fachleute zu stellen.

Der gute Umgang mit digitalen Anwendungen umfasst also die Kontrolle über diese und verlangt daher Hintergrundwissen. Somit kann man die Anwendungsprogramme nicht nur bedienen, sondern auch beherrschen. Denn sonst beherrschen sie die Anwender.

1.2.3 Digitale Werkzeuge verändern die Prozesse

Oft besteht der Wunsch, die Einführung eines digitalen Werkzeuges möge die Abläufe möglichst wenig ändern. Das Werkzeug möge doch die bestehenden Vorgehensweisen und Formulare »eins zu eins« in die digitale Welt transponieren, da nur so die Anwender mit ihnen umgehen können.

Diese Vorstellung ist leider falsch, denn ein digitales Werkzeug ist nicht die Übersetzung der Papierwelt in die digitale Welt. Deutlich wird dies am Beispiel der Patientenakte. Auch wenn beide Formen, die Papierversion und die digitale Version der Patientenakte, Speicher von patientenbezogenen Informationen sind, enden jedoch hier schon die Gemeinsamkeiten. Die Inhalte einer digitalen Akte sind suchbar und können beliebig zusammengestellt werden, beispielsweise in zeitlicher Abfolge oder in inhaltlicher Gruppierung nach Diagnosen, Medikamenten und sonstigen Therapien. Die Daten können beliebig graphisch oder tabellarisch präsentiert werden – je nachdem, welche Form die Informationen besser verdeutlicht. Auch patientenübergreifende Auswertungen, z. B. im Rahmen der Pflegeforschung, sind hier einfacher möglich.

Die digitale Akte erweitert also die Möglichkeiten im flexiblen Umgang mit den Daten, verändert aber auch den Arbeitsablauf. Wird z. B. die Gabe eines Medikamentes zeitnah digital dokumentiert, ist diese Information zeitgleich und ortsunabhängig einer Vielzahl von berechtigten Anwendern der digitalen Akte sichtbar – ganz gleich, an welchem Ort diese Informationen dokumentiert wurden. So ist es der nachfolgenden Schicht möglich zu sehen, dass die Blässe einer Patientin vermutlich auf ein Absinken des Blutdrucks infolge einer Medikamentengabe zurückzuführen ist. Messen des Blutdrucks und blutdrucksteigernde Maßnahmen können eingeleitet werden. Umgekehrt kann das Fehlen einer Medikamentengabe ebenso schnell erkannt werden, wenn der Patient Symptome aufweist, die nicht auftreten sollten. Hier zeigt sich, dass medizinisch-pflegerische Prozesse unmittelbar eingeleitet werden können.

Eine Papierakte muss dagegen für alle Entscheidungen zum Patienten zunächst gesucht werden oder es müssen Kollegen befragt werden, die die benötigten Informationen besitzen könnten. Sofern die Akte nicht am Patientenbett verfügbar ist, kann auch nicht zeit- und ortsnah dokumentiert werden; in diesen Fällen wird teilweise erst am Ende einer Schicht dokumentiert. Oft muss also dann ohne sichere Informationsgrundlage gehandelt werden. Die Prozesse, also die Beobachtung aus der Erinnerung und die Realität, können sich damit gravierend unterscheiden und so auch die klinischen Ergebnisse.

Nicht immer aber müssen diese Prozessänderungen durch digitale Werkzeuge zum Besseren sein. So kann es sich auch ergeben, dass die Kommunikation zwischen Ärzten und Pflegefachpersonen beeinträchtigt wird, da man wechselseitig erwartet, dass die anderen die Informationen der digitalen Akte entnehmen, gerade weil diese ja nunmehr zeit- und ortsunabhängig verfügbar ist. Hier gilt es, Räume für einen direkten fachlichen Austausch zu schaffen, z. B. über morgendliche Gruppenbesprechungen vor einem digitalen Whiteboard, einer Art Tafel, die den aktuellen Status aller Patienten abbildet.

Vor diesem Hintergrund spricht man bei digitalen Werkzeugen nicht nur von Produktinnovationen, sondern von Prozessinnovationen. Eine typische Produktinnovation ist eine neue Software, die beispielsweise eine automatische Spracherkennung anbietet. Die Produktinnovation ist die Form der Innovation, die man landläufig als technische Innovation versteht. Häufig führt das neue Produkt auch zu neuen Abläufen. Hier spricht man von Prozessinnovation.

Beispiel

Nach Einführung der Spracherkennung im Rahmen der digitalen Dokumentation werden nunmehr alle wesentlichen Fakten zum Patienten am Point of Care, also direkt am Ort der Pflege, festgehalten. Dazu kommt ein Tablet oder ein anderes mobiles Gerät zum Einsatz. Eine nachträgliche Dokumentation am Schichtende entfällt. Der Dokumentationsprozess hat sich somit geändert – aus einer Produktinnovation wurde eine Prozessinnovation.

Damit die Anwender die Prozesse beherrschen und nicht die digitale Anwendung ihre Anwender, müssen diese die neuen Prozesse mitgestalten. Dies nennt man auch »partizipative«, also gemeinsam mit den Anwendern durchgeführte Softwareentwicklung und Implementierung. Diese Beteiligung verlangt, dass sich Pflegefachpersonen und Softwareentwickler über Anforderungen, Funktionalitäten und Prozesse austauschen, auch wenn sie jeweils beruflich in unterschiedlichen Welten (nämliche Pflege und Informatik) arbeiten. Entsprechende Bereitschaft und auch Kompetenzen, sich in die Welt des Gegenübers hineinzudenken und die eigenen Anforderungen klar zu formulieren, sind also auf beiden Seiten notwendig.

Wir können also festhalten, dass digitale Anwendungen immer in die pflegerische

Arbeitswelt eingreifen. Ob dies zum Besseren oder zum Schlechteren erfolgt, liegt auch in der Hand der Pflegefachpersonen und ihrer Fähigkeit, ihre Anforderungen in Bezug auf die Einbettung digitaler Werkzeuge in pflegerische Prozesse möglichst präzise zu formulieren.

1.2.4 Versorgungskontinuität: Die Chance für einen digitalen Mehrwert

Eine der potenziellen großen Chancen von Digitalisierung ist die Vernetzung. Dabei kann es sich um die Vernetzung von Maschinen handeln oder um die Vernetzung von Menschen, die Maschinen nutzen. Vernetzung von Maschinen meint beispielsweise die Koppelung eines Blutdruckmessgerätes mit der digitalen Patientenakte, bei der die Daten automatisch weitergeleitet werden. Vernetzung von Menschen bezieht sich auf Warnungen, Nachrichten oder ganze Dokumente, die digital verfügbar gemacht werden und sich an menschliche Akteure, z. B. Pflegefachpersonen, richten, damit diese dann aktuelle Informationen über den Patienten vorliegen haben.

Vernetzung ist auch ohne digitale Werkzeuge ein Thema im Gesundheitswesen. Häufig arbeiten die verschiedenen Sektoren, z. B. Krankenhaus, Pflegeheim, ambulanter Pflegedienst, in der Regel unabhängig voneinander. Dies stellt bei vielen sektorübergreifenden Prozessen eine große Herausforderung dar. Pflegefachpersonen ist dieses Problem gut bekannt, insbesondere wenn es um das Entlassungsmanagement, also z. B. die Überleitung eines Patienten aus dem Krankenhaus in den ambulanten oder häuslichen Bereich, geht. So müssen hier Informationen über im Krankenhaus neu eingestellte Medikamente oder Wundauflagen übermittelt werden, was oft eine Herausforderung ist, z. B. wenn der Patient am Wochenende entlassen wird und der ambulante Pflegedienst die neue Medikation nicht kennt oder die erforderliche Wundauflage nicht vorrätig ist.

Solche Störungen der Informationsübermittlung (»Informationsbrüche«) stellen eine Störung der eigentlich gewünschten Versorgungskontinuität dar. Ziel ist es dabei, die Versorgung des Patienten gerade dann sicherzustellen, wenn Sektorgrenzen überschritten werden. Versorgungskontinuität setzt voraus, dass alle an der Patientenversorgung beteiligten Einrichtungen miteinander kooperieren, also Informationen zur Versorgung eines Patienten austauschen.

Eine sektorübergreifende Kooperation setzt voraus, dass der Wille zur Kooperation vorhanden ist. Ist dem so, können die Kommunikation und der Informationsaustausch durch digitale Werkzeuge gut unterstützt werden. So können lebenswichtige Informationen schneller, aktueller und vollständiger weitergeleitet und geteilt werden. In einem solchen Fall spricht man von *Informationskontinuität*, welche ein wichtiger Bestandteil von Versorgungskontinuität ist. Mit digitalen Werkzeugen der Kommunikation, gemeinsamen digitalen Akten oder auch mit Gesundheitsportalen kann die Informationskontinuität gestärkt werden. Hier zeigt sich das Potenzial der Digitalisierung, also ein digitaler Mehrwert. Dabei gilt das Netzwerkprinzip: Je mehr Gesundheitsversorger sich an der Kooperation beteiligen, desto mehr kann die Informationskontinuität und damit die Versorgungskontinuität verbessert und gelebt werden.

1.2.5 Digitale Werkzeuge verändern unser Leben

Bislang haben wir uns über digitale Werkzeuge in der Arbeitswelt unterhalten. Parallel zu diesen Entwicklungen hält die Digitalisierung auch Einzug in unser Alltagsleben. In einigen Fällen hat sie die digitalen Veränderungen in der Arbeitswelt bereits überholt oder ist sogar früher gestartet.

Das klassische Beispiel ist die digitale Kommunikation im privaten Umfeld. Durch Messenger-Dienste kommunizieren wir in Häppchen, in einer asynchronen Form, d. h. zeitlich versetzt, und das häufig nicht nur mit einer einzelnen Person, sondern in einer Gruppe. Wir kommunizieren ortsunabhängig und sind immer erreichbar. Versetzen wir uns zurück in die Zeit, als es nur das Telefon gab. Wir redeten immer nur mit einer Person – häufig stundenlang – und in einer synchronen Form, d. h. beide Kommunizierenden waren anwesend. Eine Telefonkonferenz mit mehreren Personen gab es nur im beruflichen Umfeld. Im privaten Bereich musste man alle anderen betroffenen Personen nacheinander anrufen. Vor der Erfindung des mobilen Telefons waren wir zum Telefonieren sogar an Orte gebunden. Man denke hier an die Telefonzelle.

Neben der Form der Kommunikation haben die technischen Veränderungen auch Auswirkungen auf die Inhalte. Kommunikation ist in ihrer klassischen Konzeption eine zielgerichtete Übermittlung von Informationen in einem spezifischen Kontext. Im besten Falle ist sie auf den Empfänger ausgerichtet. In einer Eins-zu-Eins-Situation lässt sich dies am besten realisieren. Eine Kommunikation in eine Gruppe hinein muss anders gedacht werden. Hier kann es passieren, dass eine Nachricht für den einen von größerer Relevanz ist als für den anderen.

Ein weiteres klassisches Beispiel betrifft die geographische Orientierung. Mit Hilfe von Navigationssystemen oder online aktualisierten Landkarten in einem mobilen Gerät, z. B. Smartphone, können wir uns leichter durch fremde Gebiete und Städte bewegen als mit einem Atlas oder Karten. Eine Sprachsteuerung der Wegführung ermöglicht uns, sich auf den Verkehr und nicht auf den Atlas auf dem Beifahrersitz zu konzentrieren. Diese Orientierungshilfe kann mit einem Verlust der eigenen kognitiven Fähigkeiten, sich räumlich zurechtzufinden, einhergehen. Im schlechtesten Fall ist man immer an eine digitale Orientierungshilfe angewiesen.

In Zukunft werden uns assistierte Fahrsysteme im Auto bis hin zum autonomen Fahren begegnen. Schon jetzt kennen wir das akustische Warnsystem beim Einparken, das System zur Haltung der Spur und die Tempoabsenkung beim Nähern an ein anderes Fahrzeug. Solche Systeme bestehen aus vielen Sensoren, die die Realität vermessen. Sie bestehen auch aus (intelligenten) Algorithmen, die aus dem Input der Sensoren Schlüsse ziehen. Ein solcher Schluss kann sein, dass ein Warnsystem in Form eines Audiosignals, einer Vibration am Lenkrad oder eines Lichtsignals ausgelöst wird. In gleicher Weise kann aber ebenso ein Schluss sein, dass in das Verhalten des Fahrzeugs unmittelbar eingegriffen wird. Das ist bei der Geschwindigkeitsabsenkung der Fall, da hier unmittelbar in den Motor eingegriffen wird.

Auch und gerade das studentische (und wissenschaftliche) Leben hat sich verändert. Die Suche und der Zugriff auf Bücher, Zeitschriften und sonstige Dokumente und Informationen hat sich erheblich erleichtert und die Beschaffungsprozesse sind schneller geworden. Über elektronische Literatur-Datenbanken und öffentlich zugängliche elektronische Zeitschriften, sogenannte Open Access Journals, wird die gesamte Kette, beginnend mit der Informationssuche bis hin zur Verfügbarkeit des elektronischen Artikels, geschlossen.

Gerne spricht man heute von der jungen Generation als den *digital natives*, den digitalen Eingeborenen, die mit den Optionen einer digitalen Welt aufgewachsen sind. Diese Tatsache schafft Erfahrungswissen und das grundsätzliche Selbstvertrauen, mit digitalen Werkzeugen umgehen zu können. Diese häufig intuitiv und informell gesteuerten Erfahrungen ersetzen jedoch nicht die formale Auseinandersetzung mit der digitalen Informationsverarbeitung in der Arbeitswelt. Hier gibt es Anforderungen, die mehr als ein Individuum betreffen, zum Teil eine Berufsgruppe in einer Einrichtung oder die Einrichtung als solches. An dieser Stelle setzt das vorliegende Buch an, das die Grundlagen für eine professionelle Auseinandersetzung mit Digitalisierung in der Pflege schaffen soll.

1.3 Struktur dieses Buches

Alle diese Themen werden wir im Buch aufgreifen und systematisch vertiefen. Das vorliegende Buch gliedert sich daher in die folgenden Kapitel:

2. Einrichtungsinterne Informationssysteme in der pflegerischen Versorgung
3. Einrichtungsübergreifende Informationssysteme
4. Personenzentrierte assistierende Technologien im pflegerischen Handeln
5. IT-Projekt- und Prozessmanagement in der Pflege
6. Pflegedokumentation und pflegerische Ordnungssysteme
7. Professionalisierung in der Pflege: Pflegefachsprache und Wissensrepräsentation
8. Perspektiven der Informationsverarbeitung in der pflegerischen Versorgung

Dieser Systematik folgend befasst sich das Buch zunächst mit einem zentralen Inhalt der pflegerischen Informationsverarbeitung, nämlich der einrichtungsinternen Informationsverarbeitung und den zugehörigen Anwendungssystemen (▸ Kap. 2). Wir werden besprechen, dass das Informationssystem einer Einrichtung alle eingesetzten Werkzeuge und die beteiligten Personen umfasst. In manchen Einrichtungen gibt es noch Papier als Informationsträger. Auch dieses gehört zum Informationssystem. Damit verschiedene digitale Werkzeuge unterschiedlicher Hersteller zusammenarbeiten können, müssen sie interoperabel sein. Auch diesen Fachbegriff der Interoperabilität und die dazugehörigen Standards werden erklärt.

Mit Kapitel 3 erweitern wir unseren Blick. Wir werden Informationssysteme betrachten, die über Einrichtungsgrenzen zusammenarbeiten. Häufig wird dies als eHealth, also vernetzte IT-Systeme, bezeichnet. Wir werden erläutern, welche Anwendungsbereiche es für eHealth gibt. Wir werden wieder den Begriff der Interoperabilität aufgreifen und vertiefen, da eine Zusammenarbeit Informationssysteme voraussetzt, welche IT-Standards nutzen. Anschließend werden wir das Konzept der elektronischen Gesundheitsakte vorstellen und am Beispiel der nationalen Gesundheitsakten in Deutschland, Österreich und der Schweiz illustrieren. Telehealth und mHealth (= mobile health) als eng verwandte Technologien von eHealth runden das Themengebiet ab (▸ Kap. 3).

Kapitel 4 wendet sich personenzentrierten assistierenden Technologien im pflegerischen Handeln zu (▸ Kap. 4). Diese können Patienten und Pflegefachpersonen gleicherweise unterstützen. Pflegebedürftige erhalten Unterstützung, um länger selbstständig in den eigenen vier Wänden leben zu können. Pflegefachpersonen werden unterstützt, um ihre beruflichen Aufgaben besser bewältigen zu können. Kapitel 4 setzt sich darüber hinaus mit Technologien auseinander, die den häuslichen Standort betreffen. Damit wird der Betrachtungsradius von einer einzelnen Einrichtung (▸ Kap. 2) über die Vernetzung zwischen Einrichtungen (▸ Kap. 3) auf weitere Orte ausgedehnt, an denen sich ein pflegebedürftiger Mensch aufhalten kann und zu versorgen ist (▸ Kap. 4).

Wie schon diskutiert greifen digitale Werkzeuge deutlich in die Arbeitsprozesse ein.

Kapitel 5 widmet sich daher dem Prozessmanagement und zeigt auf, wie Prozesse beschrieben, analysiert und modelliert werden können (► Kap. 5). Nur so lassen sich Veränderungen von Prozessen planen bzw. dahingehend prüfen, ob sich tatsächlich – wie oben postuliert – eine positive Veränderung nachweisen lässt. Wenn entschieden wurde, digitale Werkzeuge auszuwählen und einzuführen, um Prozesse zu unterstützen, geschieht dies in der Regel in Form von IT-Projekten. Wir werden daher erläutern, wie IT-Projekte initiiert, geplant, durchgeführt und abgeschlossen werden. Wir werden auch aufzeigen, welche Bedeutung das IT-Projektmanagement für Pflegefachpersonen besitzt, welche sich an der Auswahl und Einführung von Anwendungssystemen beteiligen. Somit behandelt Kapitel 5 Methoden und Verfahren, wie Pflegefachpersonen sich aktiv in die Gestaltung der Digitalisierung einbringen können.

Kapitel 6 und Kapitel 7 erschließen eine neue Perspektive auf digitale Technologien. Es geht um Pflegefachsprachen und ihre Bedeutung in der strukturierten Erfassung relevanter Patientendaten. Zunächst wird der Leser mit der Rolle von Pflegefachsprachen sowie mit der Grundstruktur von pflegerischen Ordnungssystemen vertraut gemacht (► Kap. 6). Anhand des Pflegeprozesses bzw. des erweiterten Pflegeprozesses – Advanced Nursing Process – erklären wir dann, wie pflegerisches Wissen in allen Phasen über Klassifikationen eingebunden und damit zu einer Entscheidungsunterstützung wird (► Kap. 7). Dies setzt allerdings voraus, dass Klassifikationen nicht mechanistisch angewendet werden, d. h. durch das Anklicken von vorgeschlagenen Begriffen, sondern dass ein pflegerisches Verständnis vorliegt. Der Einsatz von Klassifikationen verlangt daher zwingend eine pflegerische Diagnostik und eine klinische Einschätzung des Patienten durch die Pflegefachperson.

Kapitel 8 schließt das Buch ab und richtet den Blick auf Entwicklungen, die sich heute bereits abzeichnen und die Zukunft der pflegerischen Versorgung mitgestalten werden (► Kap. 8). Dies betrifft die neuen Möglichkeiten, dokumentierte Patientendaten systematisch auszuwerten. Eine solche Herangehensweise nennt man Sekundäranalyse. Sie bringt zum Ausdruck, dass die primäre Nutzung der Daten die Patientenversorgung darstellt, während die sekundäre Nutzung der Daten z. B. Pflegeforschung oder Qualitätssicherung unterstützt. Wir werden auch einen Blick auf Künstliche Intelligenz in der Pflege werfen. Derartige neue Einsatzmöglichkeiten digitaler Werkzeuge werfen aber auch ethische Fragen auf, die eine Herausforderung darstellen. Wird eine Pflegefachperson durch eine automatisierte Entscheidung in ihrer Eigenständigkeit und Unabhängigkeit (Autonomie) eingeschränkt? Sind Informationssysteme gerechter, weil sie in ihrer klinischen Urteilsunterstützung keine menschlichen Vorurteile mit sich tragen? Oder können sie sogar ungerecht werden, wenn die Daten, auf denen sie beruhen, schlecht und einseitig sind? Im Zuge der Digitalisierung der Pflege werden nicht nur neue Kompetenzen verlangt, es ergeben sich auch neue Berufe für Pflegefachpersonen, genannt sei hier die Informatics Nurse oder der Chief Nursing Information Officer. Digitalisierung kann auch die Weiterentwicklung von Pflegefachpersonen zu Advanced Nurse Practitioners stimulieren. Diese Beispiele verdeutlichen, dass sich neue Karrierewege im unmittelbaren Digitalisierungsumfeld und in der Patientenversorgung eröffnen können.

Die Struktur dieses Buches wird in Abbildung 1.1 zusammengefasst (► Abb. 1.1).

Alle Kapitel werden mit einem Fallbeispiel angereichert, das die Bedürfnisse und Problemstellungen in der Pflege aufgreift (► Kap. 1.4).

Alle Fachbegriffe, die wir Schritt für Schritt einführen, sind im Glossar zusammengefasst, das sich am Ende des Buches befindet. Wir empfehlen, beim Durchlesen des Buches alle neuen Fachbegriffe im Glossar nachzuschlagen und diese in den eigenen Lernprozess einzubinden. Das Glossar kann damit zum Erlernen und zum Wiederholen des Fachvokabulars verwendet werden.

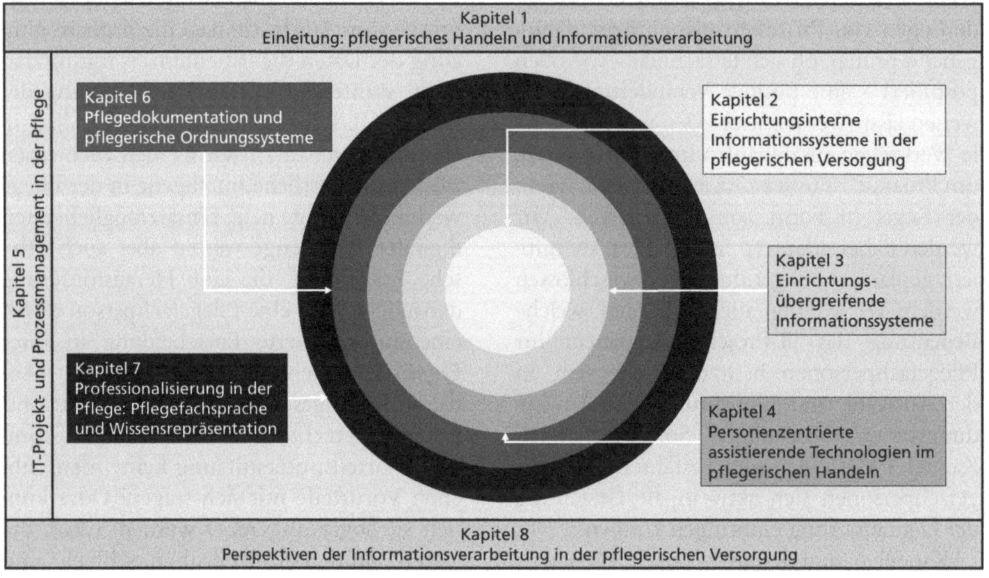

Abb. 1.1: Struktur des Buches (eigene Darstellung)

Jedes Kapitel enthält im Text integrierte vertiefende Aufgaben, welche die intensivere Auseinandersetzung mit dem Stoff fördern. Darüber hinaus enthält jedes Kapitel am Ende eine Reihe von Lernerfolgsfragen, anhand derer man den eigenen Wissensstand überprüfen kann. Am Ende des Buches finden sich die Lösungen zu allen Fragen.

Und natürlich enthält jedes Kapitel am Ende eine Übersicht über die zitierte Literatur sowie Vorschläge für ein vertiefendes Literaturstudium. Wir haben uns hier sehr bemüht, möglichst einfach verfügbare Quellen zu verwenden. Wo möglich, haben wir auch eine Kurz-URL zum einfachen Auffinden der Quelle im Internet angegeben.

Dieses Lehrbuch eignet sich damit auch sehr gut für das Selbststudium. Hierzu aber ein Tipp: Lernen ist in der Regel nachhaltiger und spannender, wenn Sie Ihre Ideen, Lösungen und Fragen mit anderen Personen austauschen. Suchen Sie sich also einen Lernpartner, wenn Sie das Buch bearbeiten!

1.4 Fallbeispiel: Helga Blume[2]

Wir werden in diesem Buch immer wieder auf folgendes Fallbeispiel zurückgreifen, das die pflegerischen Versorgungsepisoden der Patientin Helga Blume zeigt, die als multimorbide Patientin einen komplexen Fall mit viel Bedarf an Informationserhebung, -verarbeitung und -weitergabe darstellt.

Helga Blume, 76 Jahre alt, verwitwet ohne Kinder, war beim Reinigen ihrer Dreizimmerwohnung im dritten Stock ausgerutscht und hatte dabei eine offene Oberschenkelhalsfraktur rechts erlitten. Sie konnte über ihr installiertes Hausnotrufsystem einen Notruf absetzen und wurde über den Rettungsdienst in das Krankenhaus Einhornberg eingeliefert.

Helga Blume ist durch eine Oberarmfraktur rechts im letzten Jahr bezüglich der Bewegungsfähigkeit des rechten Arms bereits eingeschränkt, z. B. treten beim Kämmen der Haare oder bei der Körperpflege Schmerzen auf. Sie erhält daher einmal täglich pflegerische Unterstützung bei der Morgentoilette durch den ambulanten Pflegedienst Einhornberg (APE). Zudem war vor fünfzehn Jahren bei Helga Blume ein Diabetes mellitus Typ II diagnostiziert worden. Vor einem Jahr traten Sensibilitätsstörungen und später eine schlecht heilende Wunde am linken Fuß als Spätfolgen der Diabetes-Erkrankung auf. Die Wunde wird ebenfalls vom Pflegedienst regelmäßig versorgt. Vor zwei Jahren wurde zudem ein Morbus Parkinson bei Helga Blume diagnostiziert. Dieser führt zu leichten Gangeinschränkungen, die vermutlich auch für den Sturz verantwortlich waren. Helga Blume ist hinsichtlich des Morbus Parkinson medikamentös eingestellt.

Helga Blume ist trotzdem relativ mobil und kognitiv uneingeschränkt leistungsfähig. Da sie über eine hinreichende Selbstversorgungskompetenz verfügt, kann sie sich und den Haushalt den Umständen entsprechend eigenständig versorgen. Zur Unterstützung erhält Helga Blume täglich mittags Essen auf Rädern. Technischen Innovationen ist sie aufgrund ihrer früheren beruflichen Tätigkeit bei einem Telekommunikationsanbieter sehr aufgeschlossen. Neben dem Hausnotrufsystem sind in ihrer Wohnung noch Smart-Home-Systeme, wie z. B. die automatische Jalousien-Steuerung und die automatische Herdabschaltung, installiert.

Nach einer Röntgenuntersuchung, die unmittelbar nach Einlieferung in die Notfallambulanz erfolgte, wird sie umgehend in den OP weitergeleitet, um die offene Oberschenkelhalsfraktur chirurgisch zu versorgen. Im Anschluss an die OP kommt Helga Blume auf die chirurgische Intensivstation zur Überwachung und zur medizinisch-pflegerischen Weiterbehandlung. Einen Tag nach der OP wird sie auf die chirurgische Station C1 verlegt.

Am zehnten postoperativen Tag wird Helga Blume in die stationäre Rehabilitation verlegt. Die Reha findet in der 15 km entfernten Rehaklinik Dreihornberg statt. Dort erhält sie therapeutische Anwendungen, wie z. B. Bewegungsübungen, und arbeitet weiter an ihrer Mobilität und Selbständigkeit. Ziel von Helga Blume ist es, möglichst schnell wieder in ihre Wohnung zurückzukehren und mit Unterstützung des ambulanten Pflegedienstes APE wieder selbständig zu leben. Mit Hilfe des Sozialdienstes und des Case Managements der Rehaklinik werden Lösungsstrategien und Unterstützungsmöglichkeiten für Helga Blume entwickelt. Nach drei Wochen in der Rehaklinik Dreihornberg wird

2 Das Fallbeispiel wurde von Björn Sellemann entwickelt und geschrieben.

Helga Blume nach Hause entlassen. Sie ist mit Hilfe eines Rollators wieder mobil und froh, dass sie nach dem Tod ihres Mannes vor acht Jahren in eine seniorengerechte Wohnanlage gezogen ist. Dank der guten Ausstattung der Wohnanlage (z. B. Fahrstuhl) stellt das Leben mit körperlichen Einschränkungen in ihrer Wohnung im dritten Stock kein Problem für sie dar.

Schon vor der Entlassung aus der Reha wurde der Pflegedienst APE über die pflegerische Situation bzw. den Unterstützungsbedarf von Helga Blume vom Case Management der Rehaklinik informiert. Helga Blume wird mit dem Krankentransport von der Rehaklinik zu ihrer Wohnung gefahren. Da der ambulante Pflegedienst APE mit ihrer Nachbarin Kontakt aufgenommen hat – sie war als Kontaktperson von Helga Blume benannt worden –, konnte sie einen Willkommensgruß auf den Tisch stellen und für einen gefüllten Kühlschrank sorgen.

Hier ein paar Informationen über die Institutionen, mit denen Helga Blume zu tun hat: Das Krankenhaus Einhornberg verfügt über 400 Betten und hat insgesamt fünf medizinische Zentren, wie z. B. ein Endo-Prothetik-Zentrum. Im letzten Jahr wurden in den 13 Fachbereichen mithilfe von über 1.000 Mitarbeitern ca. 23.500 stationäre Patienten und über 41.000 ambulante Patienten behandelt. Die stationären Fälle wiesen eine durchschnittliche Verweildauer von 5,6 Tagen auf. Einhornberg liegt in einer ländlich geprägten Region, die nächstgrößere Stadt mit einer Universitätsklinik liegt ca. 120 km entfernt. Das Krankenhaus Einhornberg hat ein großes Einzugsgebiet und ist in der Region gesundheitlicher Anlaufpunkt und Gesundheitsdienstleister. An das Krankenhaus Einhornberg ist ein Medizinisches Versorgungszentrum (MVZ) angeschlossen. Das MVZ Einhornberg bietet Ärztinnen und Ärzten sowie anderen Gesundheitsfachberufen, wie z. B. dem ambulanten Pflegedienst Einhornberg (APE) und dem Sanitätshaus Kunz, ein gemeinsames Dach. So kann am Standort des Krankenhauses Einhornberg ein breites fächer- und berufsgruppenübergreifendes medizinisch-pflegerisches Leistungsangebot vorgehalten werden.

Der untere Kasten stellt die Gesundheitsfachpersonen vor, welche in die Versorgung von Helga Blume involviert sind und in den nachfolgenden Beispielen in diesem Buch eine Rolle übernehmen. Durch die Vorstellung der handelnden Personen möchten wir auch deutlich machen, dass die Beschäftigung mit der Digitalisierung immer von den handelnden Personen ausgeht bzw. diese berücksichtigen muss – Informationssysteme bestehen nicht nur aus technischen Werkzeugen, sondern vor allem auch aus Personen, welche diese Werkzeuge in ihrer beruflichen Tätigkeit sinnvoll und überlegt einsetzen und eigene Vorerfahrungen und Anforderungen mitbringen.

Im Fallbeispiel »Helga Blume« handelnde Gesundheitsfachpersonen

Ambulanter Pflegedienst Einhornberg (APE)

- *Maria Hagen, 20 Jahre*
  Examinierte Pflegefachperson, die gerade ihr Examen erfolgreich bestanden hat. Sie ist in den sozialen Medien sehr aktiv und beschäftigt sich mit dem Thema Digitalisierung im Gesundheitswesen.

Krankenhaus Einhornberg

- *Peter Carus, B. Sc., 29 Jahre*
  Examinierte Pflegefachperson mit einem Bachelorabschluss. Er arbeitet nach seinem berufsbegleitenden Pflegestudium seit nunmehr vier Jahren auf der chirurgischen Station C1. Sein fachliches Interesse liegt schwerpunktmäßig

in der Pflegediagnostik und in der Anwendung pflegerischer Klassifikationen im Rahmen des Pflegeprozesses.

- *Anja Vogel, 37 Jahre*
  Examinierte Pflegefachperson und Parkinson Nurse. Sie ist sehr interessiert an Neuerungen im Bereich Patientenversorgung unter Einsatz von TeleHealth.
- *Emma Wohlfahrt, 19 Jahre*
  Studiert parallel zu ihrer Ausbildung Pflege in einem dualen Pflegestudienprogramm. Sie ist im zweiten Semester und seit einer Woche im praktischen Einsatz auf der chirurgischen Station C1. Sie steht der Digitalisierung offen gegenüber, weiß aber auch um die Problematik des Datenschutzes.
- *Dr. med. Antje Pasche, 53 Jahre*
  Stationsärztin der chirurgischen Station C1, arbeitet seit 20 Jahren im Krankenhaus Einhornberg. Trotz ihrer vielen Patienten hält sie sich immer auf dem Laufenden, welche technisch-assistierenden Neuheiten es auf dem Markt gibt, um ihre Patienten optimal beraten zu können.
- *Dr. Maren Becker, 42 Jahre*
  Chief Information Officer (CIO), nach dem Studium der Informatik hat sie einige Jahre bei einem Softwarehersteller für Laborsysteme gearbeitet und vor fünf Jahren die Stelle als CIO und damit die Verantwortung für das Management des Informationssystems und die gesamte IT-Struktur im Krankenhaus Einhornberg übernommen.

Rehaklinik Dreihornberg

- *Claus Ostholthoff, 45 Jahre*
  Pflegehelfer, arbeitet seit fünf Jahren in der Rehaklinik Dreihornberg. Er hat sich privat über vernetzte Informationstechnologie und Assistenzsysteme im Gesundheitswesen informiert und sieht die Entwicklungen eher kritisch. Er bewertet daher immer sehr genau, welchen konkreten Nutzen die neuen Technologien für sein pflegerisches Handeln haben.
- *Aysun Demir, 31 Jahre*
  Pflegefachperson, sehr aufgeschlossen gegenüber einer digitalen Unterstützung von Patienten und Fachpersonen in der Pflege. Sie hat einige Weiterbildungsseminare zu assistierenden Gesundheitstechnologien besucht. Beim gemeinsamen Abendessen gibt es schon einmal intensive Diskussionen mit ihrem Mann, der Informatiker ist.

Medizinisches Versorgungszentrum (MVZ) Einhornberg

- *Dr. Vera Kraus, 41 Jahre*
  Hausärztin von Helga Blume. Sie ist im MVZ Einhornberg angestellt. Nach ihrem Medizinstudium hat sie die ärztliche Zusatzbezeichnung Medizinische Informatik absolviert. Sie ist neugierig und offen für digitale Innovationen und informiert sich regelmäßig über Anwendungen in anderen Einrichtungen. Sie steht der Nutzung von digitaler Unterstützung offen gegenüber, legt aber Wert auf eine gute Evidenzlage des Nutzens.
- *Peter Hillebrandt, 55 Jahre*
  Examinierte Pflegefachperson und zertifizierter Wundmanager. Außerdem hat er eine Fortbildung in Pflegeinformatik erfolgreich absolviert und ein entsprechendes Zertifikat erworben. In dieser Fortbildung wurde der Schwerpunkt auf die einrichtungsübergreifende Kommunikation gelegt, sodass er die Möglichkeiten der digitalen Unterstützung kennt und sinnvoll in seinen Arbeitsalltag einbringen kann. Er arbeitet für das »Sanitätshaus Kunz«, das an das MVZ Einhornberg angeschlossen ist.

1.5 Lernerfolgsfragen

- *Frage 1.1:*
  Überlegen Sie Beispiele, wie digitale Werkzeuge die pflegerischen Prozesse verändert haben oder verändern können. Denken Sie dabei beispielsweise an die pflegerische Entlassung aus dem Krankenhaus, die Dokumentation in der ambulanten Pflege oder an den Notfall im Altenheim, der zu einer Einweisung in das Krankenhaus führt. Führen Sie Verbesserungspotenziale auf und benennen Sie die Risiken.
- *Frage 1.2:*
  Überlegen Sie sich Beispiele dafür, wie digitale Werkzeuge aus dem Alltagsleben in das Berufsleben überführt werden können. Welche Arbeitsabläufe können damit unterstützt werden? Welche Überlegungen müssen getroffen werden, um ein Werkzeug aus dem privaten in ein professionelles Umfeld zu überführen?

Literatur

Folgende Literatur ermöglicht eine Vertiefung der Kapitelinhalte:

Ammenwerth, E. (2020). *Die Zukunft selber gestalten. Digitalisierung in der Pflege öffnet spannende Berufsbilder*. ProCare, Ausgabe 1-2, 6–8, Zugriff am 21.09.2022 unter: https://rdcu.be/b1FTx. *Vorstellung notwendiger Kompetenzen im Bereich der Digitalisierung für Pflegefachpersonen.*

Hübner, U., Egbert, N., Hackl, W.O., Lysser, M., Schulte, G., Thye, J., Ammenwerth, E. (2017). *Welche Kernkompetenzen in Pflegeinformatik benötigen Angehörige von Pflegeberufen in den D-A-CH-Ländern? Eine Empfehlung der GMDS, der ÖGPI und der IGPI.* GMS Med Inform Biom Epidemiol, 13(1), Doc02 (20170718). Zugriff am 21.09.2022 unter: https://tinyurl.com/3h44zah6.

Forschungsgruppe Informatik im Gesundheitswesen der Hochschule Osnabrück (Hrsg.) *IT-Report Gesundheitswesen. Schriftenreihe des Niedersächsischen Ministeriums für Wirtschaft, Arbeit und Verkehr.* Osnabrück: Hochschule Osnabrück. https://www.hs-osnabrueck.de/it-report-gesundheitswesen. *Regelmäßig durchgeführte Befragung zu Digitalisierung im Gesundheitswesen im D-A-CH-Raum.*

2 Einrichtungsinterne Informationssysteme in der pflegerischen Versorgung

Elske Ammenwerth und Björn Sellemann

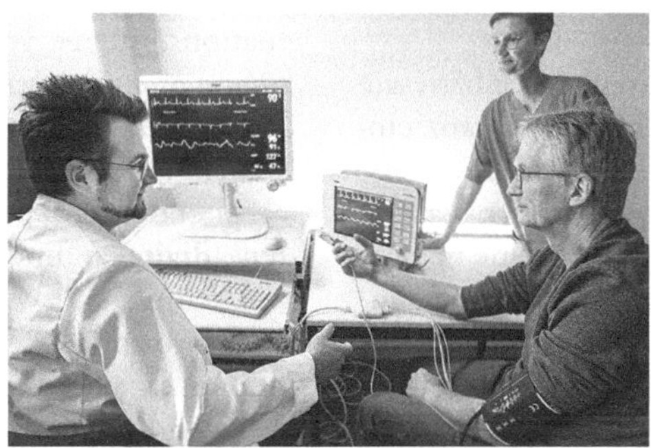

Informationssysteme spielen eine zunehmend unentbehrliche Rolle für eine gute Patientenversorgung. Hier: Digitale Informationen im Austausch zwischen Klinikern und Patient. (Hochschule Osnabrück/Oliver Pracht)

2.1 Lernziele

1. Grundbegriffe zu Informationssystemen und Informationslogistik in der pflegerischen Versorgung kennen und an Beispielen erläutern können
2. Strategische und operative Ziele beim Einsatz digitaler Werkzeuge in der Pflege erklären können
3. Informationsverarbeitende Aufgaben in der Pflege und dafür eingesetzte Anwendungssysteme nennen können
4. Den Begriff der Schnittstelle sowie die vier Ebenen der Interoperabilität von Anwendungssystemen an Beispielen erläutern können
5. Aufgaben eines Kommunikationsservers nennen können
6. Die drei Ebenen sowie die Bedeutung des Managements von Informationssystemen in einer Gesundheitseinrichtung erläutern können

2.2 Informationssysteme als sozio-technische Systeme

Das vorliegende Buch handelt von der Informationsverarbeitung in der Pflege. Was genau bedeutet »Informationsverarbeitung« und wie hängt diese mit »Digitalisierung« zusammen, also dem Untertitel des Buches? Um diese Frage zu beantworten, stellen wir jetzt einige Grundbegriffe zu Informationssystemen des Gesundheitswesens vor.

Was ein »Informationssystem« ist bzw. wie es definiert wird, ist nicht immer ganz eindeutig. Vielfach werden unterschiedliche Aspekte und Ausprägungen darunter verstanden. So ist mit »Informationssystem« manchmal nur ein Softwareprodukt gemeint, manchmal wird darunter die gesamte Hardware inklusive Netzwerk- und Kommunikationstechnologie einer Einrichtung verstanden.

Diese Sichtweise, welche auf Hardware und Software als digitale Werkzeuge fokussiert, ist aber im Gesundheitswesen und insbesondere in der Pflege nicht passend, denn neben Rechnersystemen werden vielfach auch noch papierbasierte Komponenten (z. B. die papierbasierte Fieberkurve) zur Informationsverarbeitung eingesetzt. Dieser papierbasierte Teil ist auf dem Rückzug, stellt jedoch immer noch einen wichtigen Teil der Informationsverarbeitung in der Pflege dar und muss daher mit betrachtet werden. So ist es z. B. nicht sinnvoll, ein digitales Werkzeug zur mobilen Erfassung und Betrachtung der Vitalparameter für die Visite anzuschaffen, solange die Fieberkurven noch papierbasiert geführt werden und die mobil erfassten digitalen Daten dann nur schwer in die papierbasierte Dokumentation integriert werden können. Es sollte also zunächst immer der gesamte Prozess analysiert werden, um dann digitale und papierbasierte Werkzeuge sinnvoll zu kombinieren. Wir werden darauf noch vertieft eingehen.

An diesem kleinen Beispiel zeigt sich also, dass ein Informationssystem mehr ist als die Summe der eingesetzten digitalen Werkzeuge. Zum Informationssystem gehören auch die informationsverarbeitenden Prozesse, welche durch die digitalen und papierbasierten Werkzeuge unterstützt werden – also die gesamte Informationsverarbeitung einer Einrichtung. Daher wollen wir ein »Informationssystem« vorläufig als das *gesamte informationsverarbeitende und informationsspeichernde Teilsystem einer Einrichtung* verstehen, welches sowohl die informationsverarbeitenden Prozesse als auch die eingesetzten (digitalen und papierbasierten) Werkzeuge umfasst.

Informationssysteme sind nach dieser Definition in jeder Einrichtung zu finden, also z. B. im Krankenhaus oder in der pflegerischen Langzeitversorgung. Das heißt: Jede Einrichtung hat immer ein Informationssystem, da immer Informationsverarbeitung stattfindet! So werden bei der Patientenaufnahme immer Patienteninformationen erfasst und weitergeleitet, es wird immer eine Pflegedokumentation und auch eine Abrechnung erstellt. Es gibt also immer Informationsverarbeitung und -speicherung, und zwar unabhängig von Art und Anzahl der eingesetzten (digitalen oder papierbasierten) informationsverarbeitenden Werkzeuge. Ein Informationssystem existiert also unabhängig vom Grad der Digitalisierung.

Ein Informationssystem verarbeitet also Informationen. Was ist Information? Hier müssen wir uns zunächst den Begriff der »Daten« näher anschauen.

Definition

Daten sind Zeichen, Zahlen oder kontinuierliche Funktionen (z. B. Signale wie die Herzaktivität – EKG), welche Informationen und Wissen darstellen können.

Aus Daten können Informationen werden.

Definition

Informationen sind kontext-abhängige Fakten über bestimmte Sachverhalte oder Vorgänge. Sie werden in Form von Daten repräsentiert und kontext-abhängig interpretiert.

Die Stammdaten eines Patienten oder eine Pflegediagnose stellen also Informationen dar. Informationen können in Form von Dokumenten (wie z. B. einem Entlassbrief) zusammengestellt werden.

Definition

Ein Dokument ist eine Zusammenstellung von Informationen und Daten für einen bestimmten Zweck und einen bestimmten intendierten Leserkreis.

Beispiel

Bei der Zeichenfolge »E11.74« handelt es sich um *Daten*, die aus Zeichen bzw. Buchstaben bestehen. Diese Daten können ausgetauscht werden, stellen aber zunächst keine Information dar. Aus diesen Daten wird erst dann eine Information, wenn man weiß, dass hier ein ICD-Code dargestellt wird und dass sich die Daten auf die aktuelle Diagnose von Helga Blume beziehen. ICD steht für International Classification of Diseases und bezeichnet ein Klassifikationssystem für medizinische Diagnosen. Dieser ICD-Code »E11.74« zeigt im Kontext von Helga Blume die *Information* an, dass bei ihr ein »Diabetes mellitus, Typ 2 mit multiplen Komplikationen, mit diabetischem Fußsyndrom, nicht als entgleist bezeichnet« vorliegt.

Im Entlassbrief wird diese ICD-Diagnose zusammen mit weiteren Informationen über Helga Blume (wie z. B. weitere Diagnosen und Therapieempfehlungen) als Dokument an die Rehaklinik Dreihornberg übermittelt, um die Überleitung in die Rehabilitation zu ermöglichen und so die Versorgungskontinuität sicherzustellen.

Informationssysteme sind also Systeme, welche Informationen verarbeiten. Was genau bedeutet »System«?

Definition

Ein System ist eine Menge von Elementen (z. B. von Personen oder Dingen) und ihren Beziehungen.

Systeme liegen entweder in der Natur gegeben vor (natürliche Systeme wie das Herz-Kreislauf-System) oder werden vom Menschen geschaffen (künstliche Systeme wie eine Infusionspumpe). Diese eher technische Sicht auf Systeme reicht nicht aus, wenn wir uns mit Informationssystemen in der Pflege beschäftigen wollen. Systeme müssen vielmehr um die menschliche Komponente erweitert werden, da immer Menschen die Technik anwenden. Wir können daher Informationssysteme als sozio-technische Systeme verstehen.

Definition

Sozio-technische Systeme sind Systeme, welche sowohl Menschen als auch Werkzeuge als Elemente umfassen, die wiederum in bestimmten Beziehungen zueinander stehen.

Bei umfangreichen Systemen ist es sinnvoll, Teilsysteme zu betrachten. Diese Teilsysteme ergeben sich nicht automatisch, sondern werden – genau wie das System selbst – von einem Beobachter definiert, z. B., um die Komplexität des betrachteten Systems zu reduzieren. So kann man das Nervensystem eines Menschen unterteilen in das sympathische und das parasympathische Nervensystem.

Merke

Systeme lassen sich in Teilsysteme untergliedern, die eine Teilmenge der Elemente und Beziehungen enthalten, welche unter einem gewissen Aspekt interessant sind.

Nachdem nun in einem ersten Schritt die Begriffe »Information« und »System« beleuchtet wurden, können wir jetzt, basierend auf den vorherigen Definitionen, den Begriff »Informationssystem« genauer und abschließend definieren.

Definition

Ein Informationssystem ist das sozio-technische, informationsverarbeitende und informationsspeichernde Teilsystem einer Einrichtung, welches aus allen informationsverarbeitenden Prozessen, den eingesetzten (digitalen und papierbasierten) Werkzeugen und den beteiligten Menschen besteht.

Mit »informationsverarbeitende Prozesse« sind hier alle Aktivitäten in einer Einrichtung gemeint, in denen Daten, Informationen oder Wissen erhoben, verarbeitet, weitergeleitet und gespeichert werden. Die informationsverarbeitenden Werkzeuge in einem Informationssystem können papierbasierte Werkzeuge (z. B. Papierakte, Telefon, Pager) oder digitale Werkzeuge (z. B. PC, Notebook, Smartphone) sein. Digitale Werkzeuge enthalten z. B. eine Datenbank zur Datenspeicherung und eine Benutzeroberfläche zur Interaktion mit einem menschlichen Nutzer und sind oft über ein Kommunikationsnetz miteinander verbunden.

Die Menschen in einem Informationssystem umfassen die Personen in einer Einrichtung, welche Daten (und damit Informationen und eventuell Wissen) verarbeiten, also z. B. Patientendaten unter Einsatz der genannten Werkzeuge dokumentieren, nutzen oder weiterleiten. Eine Pflegefachperson auf Station ist Teil des Informationssystems, da sie Informationen zur pflegerischen Versorgung erhebt, dokumentiert, interpretiert, nutzt und weiterleitet. Patienten können gleichermaßen ein Teil des Informationssystems sein, wenn sie ihre Anfragen über ein Portal eintragen oder ihre Daten abfragen.

Jede Gesundheitseinrichtung hat also ein Informationssystem. Dieses kann wie jedes Informationssystem in Teile gegliedert werden. Ein Teil ist dabei das Informationssystem in der Pflege. Dieses umfasst die gesamte Informationsverarbeitung in der Pflege, also alle Prozesse, bei denen Daten und Informationen durch Pflegefachpersonen erzeugt, verarbeitet, gespeichert und weitergeleitet werden. Folgendes Beispiel veranschaulicht dies:

Beispiel

Das Informationssystem in der Pflege auf der chirurgischen Station C1, auf der Helga Blume aktuell liegt, umfasst zunächst alle Personen, welche pflegerische Daten und Informationen dokumentieren und nutzen, also z. B. die Stationsleitung, Pflegefachpersonen (wie Anja Vogel) und pflegerische Assistenzberufe und Auszubildende (wie Emma Wohlfahrt). Diese Personen nutzen, z. B. im Prozess der Aufnahme von Helga Blume, sowohl papierbasierte Werkzeuge (wie die Papier-Fieberkurve oder ein Whiteboard mit der Patientenübersicht) als auch digitale Werkzeuge (wie ein mobiles, IT-gestütztes pflegerisches Dokumentationssystem sowie das Patientenverwaltungssystem am Stations-PC). Alle diese Werkzeuge sind damit Teil des Informationssystems.

Das Informationssystem in der Pflege ist dabei nur ein Teil des gesamten Informationssystems der Station, immerhin verwenden andere Berufsgruppen teilweise weitere Werkzeuge – die Stationsärztin Dr. Antje Pasche verwendet z. B. ein ärztliches Dokumentationssystem. Das Informationssystem der chirurgischen Station C1 ist wiederum Teil des Informationssystems des Krankenhauses Einhornberg.

Zur Erinnerung: Wenn wir »Informationssystem« sagen, meinen wir nicht nur konkrete Werkzeuge (Papierwerkzeuge, digitale Werkzeuge), sondern die gesamte Informationsverarbeitung sowie die Menschen und die Werkzeuge, welche gemeinsam die informationsverarbeitenden Aufgaben erfüllen. Wir werden später sehen, warum dieses breitere Verständnis von Informationssystemen als sozio-technische Systeme uns hilft, Informationssysteme besser zu verstehen und auch zu verbessern.

Primäre Aufgabe eines Informationssystems ist die Unterstützung einer guten Informationslogistik:

Definition

Informationslogistik beschreibt, dass die richtigen Informationen und das richtige Wissen zum richtigen Zeitpunkt in einer geeigneten Form am richtigen Ort den berechtigten Personen verfügbar gemacht werden, sodass diese Personen die richtigen Entscheidungen treffen können.

Es sollte damit deutlich sein, dass Informationslogistik unverzichtbar für die Patientenversorgung ist.

Beispiel

Die behandelnde Stationsärztin, Dr. Antje Pasche, hat in der Visite eine Kontroll-Röntgenuntersuchung bei Helga Blume angeordnet. Die zuständige Pflegefachperson Peter Carus stellt daher nun die entsprechende radiologische Anforderung und übermittelt sie an die Röntgenabteilung. Hierbei muss er sicherstellen, dass die übermittelten Informationen richtig und aktuell sind (z. B. korrekte Patienten-ID, vollständige Patienteninformationen, korrekte Untersuchung). Die Anforderung muss zeitnah übermittelt werden, damit die Untersuchung noch am gleichen Tag durchgeführt werden kann (richtiger Zeitpunkt).

Die Anforderung ist in so einer Form zu übermitteln, dass die Röntgenabteilung die Informationen nutzen kann (z. B. strukturiertes Formular, lesbare und möglichst standardisierte Übermittlung der Information zur gewünschten Leistung). Die Information muss von der Station an die Röntgenabteilung übermittelt werden, also dort am richtigen Ort und bei den berechtigen Personen (z. B. Aufnahmemitarbeiter) ankommen. Ist dies alles erfolgt (und Helga Blume dann auch zur Röntgenabteilung gebracht worden), kann die Untersuchung in der Röntgenabteilung organisatorisch optimal geplant und durchgeführt werden sowie die Diagnose gestellt werden (richtige Entscheidung).

Ob diese Informationslogistik digital oder papierbasiert erfolgt, ist dabei nicht entscheidend und in diesem Beispiel auch nicht erwähnt – auch papierbasierte Informationsverarbeitung kann, oft in Kombination mit digitaler Informationsverarbeitung, durchaus effektiv funktionieren, also den gewünschten Zweck erfüllen, wenn sie oft auch nicht sehr effizient ist.

Eine gute Informationslogistik (in der Pflege) bildet die Grundlage für eine individuelle und sichere (pflegerische) Patientenversorgung. Sie ermöglicht allen Beteiligten einen Überblick über das Versorgungsgeschehen – nicht nur aus Sicht der Pflege, sondern auch aus Sicht der Verwaltung, des Qualitätsmanagements und der (Pflege-)Forschung.

Aus dieser Perspektive wird deutlich, dass Informationssysteme, die für eine umfassende Informationslogistik sorgen, viele unterschiedliche Berufsgruppen unterstützen müssen. Aus diesem Grund spricht man heute zunehmend nicht mehr von einem Pflegeinformationssystem, sondern von einem Informationssystem einer Einrichtung.

Vertiefende Aufgabe

Stellen Sie sich den typischen Prozess der stationären Aufnahme eines Patienten in einer Gesundheitseinrichtung vor. Wie läuft er ab, welche Personen und welche Werkzeuge sind beteiligt? Versuchen Sie dann, diesen Prozess aus Sicht der Informationslogistik zu beschreiben – welche Informationen werden erfasst oder genutzt, gibt es irgendwo Probleme, werden also Informationen nicht immer richtig, aktuell und in geeigneter Form bereitgestellt? Wie ist also die Qualität der Informationslogistik in diesem Beispiel?

2.3 Strategische und operative Ziele der Digitalisierung

Der Einsatz digitaler Werkzeuge für die Informationsverarbeitung des Gesundheitswesens nimmt ständig zu, was auch umgangssprachlich als »Digitalisierung im Gesundheitswesen« bezeichnet wird. Grund für die Digitalisierung ist zum einen die zunehmende Fülle an Daten (und Informationen), welche dokumentiert, verarbeitet, zusammengeführt und genutzt werden müssen, um Versorgungsprozesse optimal zu gestalten; dies ist oft nur mehr mit leistungsfähigen digitalen Werkzeugen möglich. Zum anderen hat sich die Technologie so rasch entwickelt, dass viele früher kaum denkbare Einsatzszenarien von Technologie nun recht einfach realisierbar sind, wie z. B. der Einsatz mobiler Werkzeuge wie Smartphones oder Notebooks. Diese mobilen Werkzeuge ermöglichen eine gleichzeitige Dokumentation und gemeinsame Informationsnutzung an jedem Ort zu jeder Zeit sowie einen einfachen und jederzeitigen Zugriff auf umfassendes pflegerisches Wissen.

Mit dem vermehrten Einsatz digitaler Werkzeuge in Informationssystemen verfolgen die Einrichtungen im Gesundheitswesen verschiedene Ziele. Diese können in strategische und operative Ziele unterteilt werden. Ein strategisches Ziel der Informationsverarbeitung ist zum Beispiel:

- Sicherstellung der Versorgungskontinuität innerhalb der Einrichtung und über Einrichtungsgrenzen hinaus, um eine patientenzentrierte Versorgung zu ermöglichen

Dieses strategische Ziel kann in operative Ziele überführt werden, welche je nach Einrichtungstyp unterschiedlich gestaltet sein können. So verfolgt ein ambulanter Pflegedienst andere operative Ziele zur Sicherung der Versorgungskontinuität als z. B. ein Krankenhaus der Maximalversorgung. Zum Erreichen des strategischen Ziels der Versorgungskontinuität könnten in einem Krankenhaus beispielsweise folgende operative Ziele gelten:

- Die mobile Unterstützung bei der Pflegedokumentation und transparente Darstellung des Pflegeprozesses
- Die unkomplizierte Übernahme und Integration von Daten aus Medizinprodukten, wie z. B. Vitalparameter aus Monitoringsystemen, in die Fieberkurve
- Die schnelle Verfügbarkeit von Daten und Informationen zur klinischen Versorgung im Behandlungsteam
- Die koordinierte Organisation der Patientenversorgung mit all ihren Facetten, wie z. B. Terminabstimmung, Workflowsteuerung etc., auch zwischen Fachabteilungen und mit externen Partnern
- Die vereinfachte Datennutzung sowie die Vermeidung von doppelter Datenerfassung (»einmal erfassen, mehrfach verwenden«) von pflegerischen Daten auch zwischen Fachabteilungen
- Die Unterstützung von Beschaffungsprozessen für Arzneimittel und Medizinprodukte, wie z. B. Apotheken- oder Materialbestellungen

Beispiel zur Umsetzung des Ziels der koordinierten Organisation der Patientenversorgung auch zwischen Fachabteilungen

Im Krankenhaus Einhornberg erfolgt die Leistungsanforderung von radiologischen Untersuchungen aktuell noch über papierbasierte Formulare. Dies ist nicht sehr effizient, und die Radiologie beschwert sich zunehmend über unvollständige Informationen und über schwer lesbare Freitextangaben auf den Formularen. Daher soll dieser Prozess nun in Zukunft digital durchgeführt werden. Dadurch wären Informationen zeitnäher in der Radiologie (da elektronisch übermittelt statt über Fax oder Rohrpostanlage), sie wären vollständiger (durch automatisierte Hinweise auf fehlende Informationen beim Ausfüllen der elektronischen Formulare) und lesbarer (da nicht mehr handgeschrieben). Schließlich wären die übermittelten Informationen in der Radiologie einfacher elektronisch weiter nutzbar (keine Mehrfacherfassung von Anforderungen).

Wir haben bisher über Informationssysteme in der Pflege und über Gründe und Ziele für den Einsatz digitaler Werkzeuge gesprochen. Jetzt schauen wir genauer auf die digitalen Werkzeuge, welche in der Pflege eingesetzt werden. Hierzu diskutieren wir zunächst die wichtigsten Aufgaben der Informationsverarbeitung, welche Pflegefachpersonen erfüllen müssen, und stellen dann typische pflegerische Anwendungssysteme vor, welche hierfür eingesetzt werden.

Vertiefende Aufgabe

Stellen Sie sich einen typischen Prozess im Umfeld der stationären Versorgung von Helga Blume vor (z. B. die Pflegeanamnese, die Visite oder die Medikationsgabe). Wie könnte der Prozess ablaufen, wenn ausschließlich papierbasierte Werkzeuge eingesetzt werden? Und wie könnte der Prozess ablaufen, wenn er vollständig digital ablaufen würde, also nur noch digitale Werkzeuge eingesetzt werden? Setzen Sie ruhig Ihre Fantasie ein und denken z. B. auch an sensorgestützte Werkzeuge (z. B. zur Erfassung von Vitalparametern), mobile Werkzeuge, oder Werkzeuge, die es erst in Zukunft geben wird (mehr hierzu dann auch in ▸ Kap. 4).

Vergleichen Sie dann beide Prozesse: Welchen Vorteil hat die Digitalisierung, welche strategischen und operativen Ziele könnten also mit einer vollständigen Digitalisierung angestrebt werden? Und sehen Sie auch mögliche Nachteile einer derartigen durchgängigen Digitalisierung?

2.4 Informationsverarbeitende Aufgaben in der Pflege

Unabhängig von der betrachteten Einrichtung kann man im Gesundheitswesen grundsätzliche Aufgaben erkennen, welche von Einrichtungen mit unterschiedlicher Intensität wahrgenommen werden. Hierzu gehören Prävention, Diagnostik, Therapie, Rehabilitation und Begleitung von Menschen in der letzten Lebensphase. In jeder dieser Aufgaben müssen Informationen verarbeitet werden, finden also informationsverarbeitende Prozesse statt.

In der Pflegeinformatik betrachten wir nun insbesondere die Aufgaben der Pflege, in denen Informationen verarbeitet werden. Tabelle 2.1 stellt diese wichtigsten informationsverarbeitenden Aufgaben der Pflege am Beispiel des stationären Pflegesettings dar; die Liste ist einfach übertragbar auf andere pflegerische Settings. Die Tabelle zeigt dabei die unterschiedlichen Aufgaben entlang des Kernprozesses und orientiert sich beispielhaft an dem Behandlungsprozess im Krankenhaus (▸ Tab. 2.1). Unter dem Kernprozess versteht man alle Prozesse, welche der Patientenversorgung direkt dienen, also z. B. Patientenaufnahme, Diagnostik, Therapie, Entlassung sowie Nachsorge. Unterstützende Prozesse begleiten den Kernprozess, tragen also indirekt zur Patientenversorgung bei; Beispiele sind Personalverwaltung, Finanzbuchhaltung oder Materialverwaltung.

Tab. 2.1: Informationsverarbeitende Aufgaben im pflegerischen Handeln (eigene Zusammenstellung)

Aufgabe	Erläuterung
Aufgaben entlang des Kernprozesses:	
Administrative Patientenaufnahme (als Teil der Patientenverwaltung)	Administrative Aufnahme einschließlich Patientenidentifikation, Vergabe einer eindeutigen Patienten-Identifikationsnummer und deren Verwendung im gesamten Versorgungsprozess, inklusive der administrativen Verlegungen
Pflegeanamnese	Informationssammlung von Problemen und Ressourcen, insbesondere Pflegeassessment, sowie zugehörige Dokumentation
Pflegeplanung	Identifikation des Pflegeproblems bzw. pflegerische Diagnosestellung und Entscheidungsfindung im Behandlungsteam und mit dem Patienten/Angehörigen zur weiteren pflegerischen Versorgung sowie zugehörige Dokumentation
Pflegedokumentation	Durchführung, Dokumentation und Evaluation der pflegerischen Leistungen, z. B. Wundmanagement mit Wunddokumentation, Führen der Fieberkurve
Leistungsanforderung	Anforderung von diagnostischen und therapeutischen Leistungen bei Leistungsstellen, einschließlich Probenentnahme oder Terminvereinbarung sowie zugehörige Dokumentation und Übermittlung an Leistungsstelle
Medikationsmanagement	Gabe der Medikation sowie zugehörige Dokumentation; umfasst auch Prüfung z. B. auf Interaktionen von Medikamenten

Tab. 2.1: Informationsverarbeitende Aufgaben im pflegerischen Handeln (eigene Zusammenstellung) – Fortsetzung

Aufgabe	Erläuterung
Abrechnung pflegerischer Leistungen	Erfassung und Codierung von Leistungen als Basis für die Abrechnung
Entlassungsmanagement	Pflegerische Entlassung mit Pflegebericht und Überleitung zu anderen Einrichtungen sowie zugehörige Dokumentation und Kommunikation
Administrative Patientenentlassung (als Teil der Patientenverwaltung)	Administrative Entlassung und Initiierung der Abrechnung
Patienten- und Angehörigenschulung	Bereitstellung von elektronischen Materialien, Informationsvideos, Zugang zu Selbsthilfegruppen vor Ort und in sozialen Medien
Aufgaben entlang unterstützender Prozesse (beispielhaft):	
Patientenmanagement	Zuordnung von Patienten zu Bett, Zimmer oder Ambulanzraum (z. B. Bettenmanagement, Stationsorganisation)
Personalverwaltung	z. B. Personaleinsatzplanung, Dienstplanung, Tourenplanung
Materialverwaltung	Bestellung und Lagerung von Materialien sowie Versorgung aller Einheiten mit notwendigen Materialien (Supply-Chain-Management)
Entsorgung	Sammlung und fachgerechte Entsorgung von Abfällen
Finanzbuchhaltung	Überprüfung von Rechnungen nach Warenlieferung
Qualitätsmanagement	Überwachung und Optimierung der Versorgungsqualität, inkl. Erfassung und Analyse von Qualitätsindikatoren (z. B. Infektionen, Stürzen)

Viele dieser Aufgaben betreffen verschiedene Berufsgruppen, nicht nur die Pflegenden. Sie erfordern also eine Abstimmung. So ist das Medikationsmanagement eine Aufgabe, bei der ärztliches, pflegerisches und pharmazeutisches Personal sowie der Patient selbst koordiniert zusammenwirken müssen. Bei einigen Aufgaben sind Pflegefachpersonen die Hauptakteure (z. B. bei der Pflegeplanung), bei anderen Aufgaben eher durchführende Akteure (z. B. Medikationsgabe). Andere Aufgaben betreffen eher die Leitungsebene (z. B. Personaleinsatzplanung).

Sicher ist aufgefallen, dass wir die Aufgabe der Dokumentation nicht als eigene Aufgabe genannt haben. Warum dies so ist, erläutern wir jetzt ausführlicher.

Definition

Dokumentation bedeutet die Erfassung, Nutzung und Weiterleitung der für eine Aufgabe wichtigen Informationen (z. B. Stammdaten, Diagnosen oder Medikation eines Patienten).

Dokumentation fällt damit bei *allen* beschriebenen Aufgaben an! Sie kann daher auch als Querschnittsaufgabe verstanden werden, welche alle anderen Aufgaben unterstützt. Es macht dementsprechend auch wenig Sinn, bei der Beschaffung von Anwendungssystemen nur auf Unterstützung der Dokumentation zu schauen. Vielmehr ist es notwendig, die zu unterstützenden Aufgaben zu benennen und hierfür geeignete Werkzeuge auszuwählen und einzuführen.

Für alle genannten Aufgaben müssen (Patienten-)Informationen erfasst, verarbeitet und ausgetauscht werden. Hierzu verwenden die menschlichen Nutzer (digitale oder papierbasierte) Werkzeuge. Wir wollen uns im Folgenden nun genauer mit diesen Werkzeugen beschäftigen, welche wir als Anwendungssysteme bezeichnen wollen.

2.5 Anwendungssysteme in der Pflege

Pflegerische Versorgung kann nach verschiedenen Pflegeprozessmodellen organisiert sein, wie z. B. dem 4-stufigen Modell der WHO, dem 5-stufigen Modell von NANDA International (NANDA-I) oder dem in Deutschland weitverbreiteten 6-stufigen Modell nach Fiechter & Meier. Grundsätzlich beschreiben alle diese Pflegeprozessmodelle die Informationssammlung und die Beurteilung des Patienten, die Planung der Pflege und die Definition der relevanten pflegerischen Ziele, die Durchführung der pflegerischen Interventionen und deren Bewertung. Die Vielfalt an Pflegeprozessmodellen verdeutlicht die Herausforderung für die Entwicklung pflegerischer Anwendungssysteme.

Anwendungssysteme bezeichnen dabei bestimmte Werkzeuge, welche die genannten Aufgaben der Informationsverarbeitung direkt unterstützen und hierfür Daten und Informationen verarbeiten können. Anwendungssysteme sind somit ein zentraler Teil jedes Informationssystems einer Einrichtung.

Definition

Ein Anwendungssystem ist ein Teil des Informationssystems, welches eine oder mehrere informationsverarbeitende Aufgaben unterstützt. Es können digitale von papierbasierten Anwendungssystemen unterschieden werden.

Ein papierbasiertes Anwendungssystem ist z. B. das papierbasierte Formularsystem für die Pflegeplanung. Ein digitales Anwendungssystem ist z. B. das (digitale) Patientenverwaltungssystem, das (digitale) System zur Pflegeplanung, das mobile Anwendungssystem zur Leistungserfassung in der ambulanten Pflege, das Dienstplanungssystem oder die elektronische Fieberkurve.

Der Einsatz digitaler Anwendungssysteme nimmt, wie bereits beschrieben, ständig zu, auch wenn heute in der Pflege bei einigen Aufgaben auch noch mit Papier und Stift gearbeitet wird. Wenn wir in diesem Buch die Bezeichnung »Anwendungssystem« verwenden, meinen wir – sofern nicht anders angegeben – digitale Anwendungssysteme.

Merke

Anwendungssysteme basieren auf Softwareprodukten, welche gekaufte oder eigenentwickelte Programme darstellen, die auf einem Rechner installiert sind.

Aus Sicht der Pflegeinformatik interessieren uns vor allem solche Anwendungssysteme, welche primär von Pflegefachpersonen genutzt werden.

Merke

Pflegerische Anwendungssysteme umfassen Funktionalitäten zur Unterstützung der wesentlichen informationsverarbeitenden Aufgaben der Pflege. Sie werden daher vorrangig von Pflegefachpersonen genutzt.

Pflegerische Anwendungssysteme sind im professionellen pflegerischen Alltag bzw. in den verschiedenen Pflegesettings heute allgegenwärtig, da eine große Vielfalt an Daten und Informationen in der handlungs- und wissensbezogenen Profession Pflege zu erfassen und zu verarbeiten ist. Dies ist ohne digitale Werkzeuge kaum mehr denkbar.

Aufgrund der Vielzahl an informationsverarbeitenden Aufgaben in der Pflege ist es nicht ganz überraschend, dass selten ein einziges Anwendungssystem alle Aufgaben in der Pflege allein erfüllen kann. Vielmehr werden in der Regel in Einrichtungen des Gesundheitswesens verschiedene Anwendungssysteme eingesetzt. Einige Anwendungssysteme unterstützen relativ viele Aufgaben gleichzeitig. Wir werden später z. B. hierzu das Klinische Arbeitsplatzsystem (KAS) kennenlernen. Derartige Anwendungssysteme sind dann oft in Module untergliedert, welche wiederum jeweils einzelne informationsverarbeitende Aufgaben unterstützen.

Tabelle 2.2 stellt typische Anwendungssysteme und die unterstützten informationsverarbeitenden Aufgaben vor (►Tab. 2.2). Neben Anwendungssystemen, welche vorrangig von Pflegefachpersonen genutzt werden, sind auch weitere Aufgaben und typische Anwendungssysteme dargestellt, welche eher von anderen Berufsgruppen verwendet werden.

Tab. 2.2: Anwendungssysteme und unterstützte informationsverarbeitende Aufgaben (eigene Zusammenstellung)

Anwendungssystem	Unterstützte Aufgaben (Auswahl)	Verwendung durch Pflegefachpersonen
Verwaltungssystem (auch als Enterprise-Ressource-Management-System »ERP« bezeichnet)	Personalverwaltung Materialverwaltung Finanzbuchhaltung Patientenverwaltung	z. B. für Materialbestellung oder Personaleinsatzplanung, für Patientenaufnahmen oder Leistungsabrechnung
Klinisches Arbeitsplatzsystem (KAS) (auch als Klinisches Informationssystem »KIS« bezeichnet)	Patientenmanagement Leistungsanforderung Medikationsmanagement Ärztliche Befundschreibung	z. B. für Bettenmanagement, Anforderungen bei Leistungsstellen, Einsicht in Befunde
Pflegedokumentationssystem (in größeren Einrichtungen häufig ein Modul im KAS)	Pflegeanamnese Pflegeplanung Pflegedokumentation Entlassungsmanagement	z. B. für Planung und Dokumentation des Pflegeprozesses, Pflegeberichtschreibung, Schreibung von Entlass- bzw. Überleitungsbrief
Ambulanzsystem (in größeren Einrichtungen häufig ein Modul im KAS)	Ambulanzmanagement Ambulanzdokumentation	z. B. für ambulante Terminplanung, ambulante Dokumentation, Rezepte
Intensivdokumentationssystem (auch als Patient-Daten-Management-System »PDMS« bezeichnet)	Intensivdokumentation	z. B. für Überwachung, Alarmierung, Dokumentation

Tab. 2.2: Anwendungssysteme und unterstützte informationsverarbeitende Aufgaben (eigene Zusammenstellung) – Fortsetzung

Anwendungssystem	Unterstützte Aufgaben (Auswahl)	Verwendung durch Pflegefachpersonen
Laborsystem (auch als Laborinformationssystem »LIS« bezeichnet)	Labordiagnostik	z. B. Anforderung von Laborleistungen und Entgegennahme von Laborbefunden
Radiologiesystem (auch als Radiologieinformationssystem »RIS« bezeichnet)	Radiologische Diagnostik	z. B. Anforderung von radiologischen Leistungen, Terminbuchung, Entgegennahme der radiologischen Befunde
Bildarchivsystem (auch als Picture Archiving and Communication System »PACS« bezeichnet)	Management und Archivierung radiologischer und anderer Bilddaten	z. B. Ablage und Ansicht von Bilddaten von Medizingeräten, bspw. CT, MRT, Sonografie oder Endoskopie
Pflegedienstdokumentationssystem	Unterstützung aller Aufgaben eines ambulanten Pflegedienstes	z. B. Pflegeplanung, Pflegedokumentation, Tourenplanung, Materialbestellung
Langzeitarchivsystem	Langzeit-Archivierung zentraler Dokumente und Bilder	z. B. Aufbewahrung und Bereitstellung von Dokumenten und Bildern früherer Aufenthalte für 30 Jahre
Arztpraxissystem	Unterstützung aller (administrativen und klinischen) Aufgaben in einer Arztpraxis oder einem ambulanten Gesundheitszentrum	z. B. Patientenaufnahme, Terminplanung, Rezepterstellung

Verschiedene Berufsgruppen nutzen teilweise die gleichen Anwendungssysteme wie Pflegefachpersonen. So wird das KAS (Klinisches Arbeitsplatzsystem) z. B. von Ärzten, Therapeuten (z. B. Physio-, Logo- und Ergotherapeuten) oder vom Sozialdienst genutzt, während die Verwaltungssysteme auch (und vorrangig) vom administrativen Personal genutzt werden.

Einige der genannten Anwendungssysteme wie das RIS (Anwendungssystem in der Radiologie) oder LIS (Anwendungssystem im Labor) werden in spezifischen Leistungsstellen verwendet. Pflegefachpersonen nutzen diese meist nicht direkt. Sie haben aber indirekt damit zu tun, da z. B. Leistungsanforderungen, sofern sie im KAS gestellt werden, an das RIS bzw. LIS übermittelt werden müssen. Wie dies technisch funktioniert, erläutern wir gegen Ende dieses Kapitels.

Eine Vielzahl weiterer, oft kleinerer Anwendungssysteme (wie z. B. Patiententransportsystem, Pathologiesystem) haben wir in Tabelle 2.2 gar nicht aufgenommen. Größere Einrichtungen des Gesundheitswesens haben in der Regel sehr viele (größere und kleinere) Anwendungssysteme im Einsatz.

Die Übersicht zeigt eindrücklich, dass Pflegefachpersonen eine Reihe unterschiedlicher Anwendungssysteme nutzen müssen. Dazu gehört eben nicht nur das Pflegedokumentationssystem, welches wiederum oft nur ein Teil eines größeren Klinischen Anwendungssystems (KAS) ist, sondern dazu gehört auch

z. B. das Patientenverwaltungssystem, das Materialverwaltungssystem oder das Intensivdokumentationssystem.

Beispiel

Im Krankenhaus Einhornberg werden aktuell eine Reihe von Anwendungssystemen eingesetzt. Zunächst wird sowohl im Krankenhaus als auch im MVZ ein gemeinsames Verwaltungssystem genutzt, welches alle relevanten Aufgaben wie Personal-, Material-, Finanz- und Patientenverwaltung inklusive Abrechnung unterstützt. Dadurch stehen in allen Anwendungssystemen einheitliche und konsistente Patientenstammdaten zur Verfügung.

Im Krankenhaus wird außerdem auf allen Stationen ein Klinisches Arbeitsplatzsystem (KAS) der Firma KIS-Expert eingesetzt, welches Grundfunktionen wie Patientenmanagement auf Station, ärztliche Befundschreibung und auch die Pflegedokumentation nach dem Pflegeprozess unterstützt. Das Modul »Leistungsanforderung« im KAS ist derzeit in der Einführung, um die Informationslogistik in der Leistungsanforderung zu unterstützen. Im MVZ ist ein KAS eines anderen Herstellers im Einsatz, sodass der Informationsaustausch von klinischen Patienteninformationen zwischen Krankenhaus und MVZ bisher überwiegend und eher mühsam papierbasiert erfolgt.

Für die Visite und Medikation wird noch eine Papier-Fieberkurve eingesetzt. Auch im Ambulanzbereich wird noch überwiegend auf Papier dokumentiert, da KIS-Expert kein geeignetes Ambulanzmodul anbietet. Im Intensivbereich ist ein moderndes PDMS im Einsatz, und auch die Leistungsstellen verwenden seit längerem eigene Anwendungssysteme, ein (allerdings etwas älteres) LIS sowie ein (gerade neu eingeführtes) RIS mit PACS.

Insgesamt liegt das Krankenhaus, was die Digitalisierung angeht, im Mittelfeld vergleichbarer Einrichtungen. Für Pflegefachpersonen bedeutet die Situation aktuell, dass sie mit mehreren Anwendungssystemen und auch parallel noch mit mehreren papierbasierten Werkzeugen arbeiten müssen, was oft als ineffizient empfunden wird.

Da Pflegefachpersonen direkt am Patienten arbeiten, ist es nicht überraschend, dass sie sowohl innerhalb einer Einrichtung als auch im einrichtungsübergreifenden Versorgungsprozess eine Art »Informationsdrehscheibe« darstellen. Patientendaten liegen oft auf verschiedenen Anwendungssystemen verteilt vor. Pflegefachpersonen nutzen daher viele Anwendungssysteme, welche auch von anderen Berufsgruppen verwendet werden. Dies verdeutlicht auch, warum die verschiedenen pflegerischen Anwendungssysteme eng mit anderen Anwendungssystemen (z. B. mit den Anwendungssystemen in Labor und Radiologie etc.) zusammenarbeiten müssen. Wir werden später im Kapitel darauf zurückkommen, wie diese Zusammenarbeit technisch funktioniert (► Kap. 2.6.2).

Diese Vielfalt an Anwendungssystemen kann die Informationslogistik sehr behindern. So sind Patientendaten in sehr vielen Anwendungssystemen verteilt gespeichert, was das Finden und Zusammenführen von Informationen erschwert und zu widersprüchlichen Daten führen kann. Viele Anwendungssysteme erfordern oft auch, sich immer wieder neu einzuloggen, was mühsam ist. Um dieses Problem zu lösen, können sogenannte Single Sign On-Lösungen eingesetzt werden, welche es ermöglichen, zwischen Anwendungssystemen zu wechseln, ohne sich neu einloggen zu müssen.

Zur Reduktion der Anzahl an Anwendungssystemen und damit verbundener Probleme versuchen Einrichtungen oft, möglichst wenige Anwendungssysteme einzusetzen, welche möglichst viele der genannten Aufgaben unterstützen. Im Idealfall hat eine Einrichtung dann nur *ein* digitales Anwendungssystem eines Herstellers für alle Aufgaben und alle Berufsgruppen. Diese Architekturform nennt man auch All-in-One-Architektur (also: Alles-in-Einem, ein Anwendungssystem unterstützt alle Aufgaben).

In der Realität haben aber schon kleinere Einrichtungen (z. B. ambulante Pflegedienste) bereits mehrere Anwendungssysteme im Einsatz. Größere Einrichtungen (z. B. Krankenhäuser) haben oft Hunderte von Anwendungssystemen in Verwendung. Dies nennt man dann auch eine Best-of-Breed-Architektur eines Informationssystems, was eine Kombination vieler spezialisierter Anwendungssysteme zur möglichst breiten Abdeckung aller Aufgaben meint. Um in dieser Situation eine gute Informationslogistik zu gewährleisten, sind ein gutes Informationsmanagement und entsprechende Schnittstellen zwischen Anwendungssystemen notwendig. Wir werden dies im Folgenden unter dem Stichwort »Interoperabilität« noch weiter diskutieren.

Vertiefende Aufgabe

Denken Sie an eine Gesundheitseinrichtung, die Sie kennen. Überlegen Sie, welche unterschiedlichen Anwendungssysteme Sie identifizieren können und welche davon primär oder zumindest teilweise von Pflegefachpersonen genutzt werden. Benennen Sie die gefundenen Anwendungssysteme entsprechend den Bezeichnungen aus Tabelle 2.2.

2.6 Interoperabilität von Anwendungssystemen

Bei der Vielfalt an Anwendungssystemen, welche in einer Gesundheitseinrichtung im Einsatz sind, ist es notwendig, dass Anwendungssysteme Patientendaten austauschen und weiternutzen können. Wenn Anwendungssysteme keine Daten austauschen können, würde dies für Pflegefachpersonen eine aufwändige und fehleranfällige Neueingabe von vorhandenen Daten erfordern. Eine solche Doppeldokumentation ist nicht sinnvoll. Wenn z. B. Vitalwerte eines Patienten mobil erfasst werden und dann nicht automatisch in die elektronische Fieberkurve (als Teil des KAS) übernommen werden, müssen die Werte später manuell übertragen werden. Besser ist es, wenn die Vitalwerte automatisch übertragen werden können. Nur dann ist Informationslogistik ideal unterstützt. Wir schauen uns dies an einem Beispiel genauer an.

Beispiel

Helga Blume benötigt aufgrund des Verdachts auf eine Oberschenkhalsfraktur eine Röntgenuntersuchung. Für die Anforderung dieser radiologischen Untersuchung benötigt die Pflegefachperson Peter Carus im Klinischen Arbeitsplatzsystem (KAS) der Station zunächst einmal die Patientenstammdaten (also z. B. Patientenidentifikation, Fallnummer, Name, Alter, Geschlecht, Aufnahmediagnose), welche zeitnah vom Patientenverwaltungssystem bereitgestellt werden müssen.

Er dokumentiert dann die gewünschte Leistung im KAS: Helga Blume benötigt z. B. ein Röntgen der rechten Hüfte und des rechten Oberschenkels in zwei Ebenen. Diese Information wird dann vom KAS an das Radiologische Informationssystem (RIS) übermittelt und dort weiterverarbeitet.

Der radiologische Befund wird vom Arzt in der Radiologie im RIS dokumentiert und kann nach Freigabe an das KAS übermittelt werden. Dort kann der Befund der Stationsärztin Dr. Antje Pasche angezeigt und z. B. bei der Arztbriefschreibung im KAS direkt in den Arztbrief übernommen werden.

Damit zwei Anwendungssysteme Informationen austauschen können, sind sogenannte Schnittstellen notwendig. Die Einrichtung von Schnittstellen ist aufwändig und oft teuer – immerhin müssen sich zwei Anwendungssysteme von oft verschiedenen Herstellern auf eine gemeinsame Sprache einigen.

Im Folgenden erklären wir, wie eine Schnittstelle funktioniert und welche »Sprachen« es bei Schnittstellen gibt. Schließlich erläutern wir noch die Rolle des Kommunikationsservers, welcher als spezialisiertes Anwendungssystem die Funktion einer Art Datendrehscheibe übernehmen kann.

2.6.1 Schnittstellen zwischen Anwendungssystemen

Abbildung 2.1 zeigt die Idee einer Schnittstelle. Eine Schnittstelle erlaubt den Austausch von Daten. Sie definiert, welche Daten in welcher Form ausgetauscht werden können. Man kann sich dies vorstellen, wie den Mund und das Ohr beim Menschen: Wenn zwei Menschen miteinander sprechen, benötigen sie den Mund (zum Senden von Informationen) und das Ohr (zum Empfang von Informationen). In diesem Beispiel könnte das Patientenverwaltungssystem folgende Nachricht an das KAS schicken: »Ich habe soeben Helga Blume stationär in der Notaufnahme aufgenommen.«

Wir können also bei Anwendungssystemen Sendeschnittstellen von Empfangsschnittstellen unterscheiden. Die Sendeschnittstelle des einen Anwendungssystems muss zur Empfangsschnittstelle des anderen Anwendungssystems passen – so wie ein Schlüssel zum Schloss; die Anwendungssysteme müssen also »interoperabel« sein. Was dies genau bedeutet, erläutern wir im folgenden Abschnitt (► Abb. 2.1).

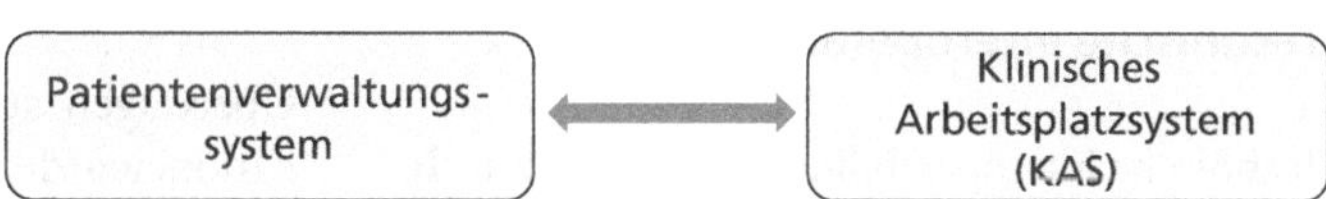

Abb. 2.1: Zwei Anwendungssysteme können über Schnittstellen Daten austauschen (eigene Darstellung)

2.6.2 Vier Ebenen der Interoperabilität

Damit zwei Anwendungssysteme Daten austauschen können, müssen die Schnittstellen auf vier Ebenen zusammenpassen. Man spricht von den vier Ebenen der Interoperabilität. Damit zwei Schnittstellen zusammenpassen, müssen beide Anwendungen auf verschiedenen Ebenen Vereinbarungen treffen und einhalten.

Definition

Interoperabilität ist die Fähigkeit von Anwendungssystemen, problemlos und korrekt zu kommunizieren, also Informationen auszutauschen und diese auch weiter nutzen zu können.

Wir unterscheiden vier Ebenen der Interoperabilität, und zwar die technische, syntaktische, semantische und organisatorische Interoperabilität. Abbildung 2.2 stellt diese vier Ebenen vor und nennt auch die Inhalte, die jeweils ausgetauscht werden (► Abb. 2.2).

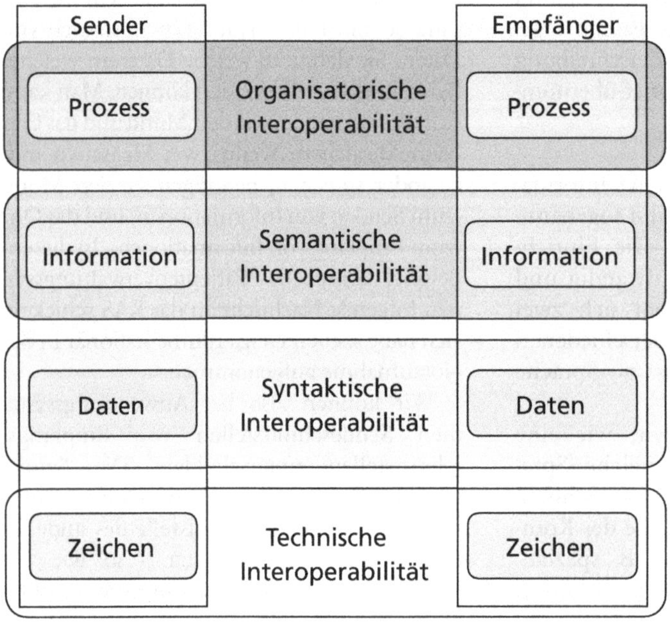

Sender		Empfänger
Prozess	Organisatorische Interoperabilität	Prozess
Information	Semantische Interoperabilität	Information
Daten	Syntaktische Interoperabilität	Daten
Zeichen	Technische Interoperabilität	Zeichen

Abb. 2.2: Vier Ebenen der Interoperabilität zwischen digitalen Anwendungssystemen (eigene Darstellung)

Wir werden die vier Ebenen jetzt näher vorstellen.

Technische Interoperabilität

Technische Interoperabilität beschreibt die technischen Bedingungen, damit ein Strom von Zeichen fehlerfrei ausgetauscht werden kann. Hierfür müssen sich beide Anwendungssysteme an bestimmte technische Vorgaben halten bzw. sich auf diese einigen. Solche Vorgaben zur technischen Interoperabilität nennt man in der Informatik auch »Protokolle«. Beispiele für Protokolle sind HTTP, TCP/IP oder Protokolle für USB (für Details ► Tab. 2.3).

Definition

Technische Interoperabilität beschreibt die Fähigkeit von zwei oder mehreren Anwendungssystemen, einen Zeichenstrom fehlerfrei austauschen zu können.

Übertragen auf die menschliche Kommunikation würde dies bedeuten, dass sich beide Partner darauf einigen, ob sie telefonieren oder eine Videokonferenz abhalten wollen, und wer noch einmal anruft, falls die Verbindung abbricht. Technische Interoperabilität kann man sich bildlich vorstellen als zwei Stecker, die zueinander passen.

Syntaktische Interoperabilität

Syntaktische Interoperabilität umfasst Vereinbarungen zur Struktur (»Syntax«) der ausgetauschten Nachrichten. Es geht also darum, im technisch übermittelten Zeichenstrom nun auch bestimmte Informationseinheiten

(z. B. Beginn einer Nachricht, Beginn Patientenname, Ende Patientenname, Beginn Befund, Ende Befund, Ende der Nachricht) identifizieren zu können. Hierzu müssen sich Anwendungssysteme auf bestimmte Vorgaben einigen.

Definitionen

Syntaktische Interoperabilität beschreibt die Fähigkeit von zwei oder mehreren Anwendungssystemen, in ausgetauschten Nachrichten Informationseinheiten fehlerfrei erkennen und extrahieren zu können.

Übertragen auf die menschliche Kommunikation bedeutet syntaktische Interoperabilität, dass sich beide Partner auf eine gemeinsame Sprache und damit insbesondere auf die zugrundeliegende Grammatik einigen (also wo beginnt ein Satz, wo endet er, wo findet sich das Subjekt, wo das Prädikat).

Beispielhaft sind zwei Anwendungssysteme dann syntaktisch interoperabel, wenn festgelegt ist, welche Daten in welcher Reihenfolge übermittelt werden: Als Erstes kommt beispielsweise der Patientenname, gefolgt von Patientenvorname, Geburtsdatum und am Ende Geburtsort. Zusätzlich kann man festlegen, dass diese Angaben immer durch ein bestimmtes Zeichen wie »/« oder »;« voneinander getrennt werden.

Solche Vereinbarungen zur syntaktischen Interoperabilität müssen nicht immer neu getroffen werden. Sie können durch sogenannte »Kommunikationsstandards« vorgegeben werden, an welche sich dann Anwendungssysteme halten. Beispiele sind HL7 V2 und DICOM (► Tab. 2.3). Aber auch Dateiformate wie CSV und XML unterstützen (einfache) syntaktische Interoperabilität.

Semantische Interoperabilität

Semantische Interoperabilität betrachtet den Inhalt von Nachrichten, also die Bedeutung (»Semantik«) der übermittelten Informationen. Hier geht es darum, dass ausgetauschte Informationen auch inhaltlich vom Anwendungssystem verstanden und weiterverarbeitet werden können. Die einzelnen Elemente einer Nachricht können also vom Anwendungssystem nicht nur syntaktisch erkannt, sondern auch inhaltlich (semantisch) verstanden werden – man spricht hier auch von maschinenlesbaren Informationen.

Definition

Semantische Interoperabilität beschreibt die Fähigkeit von zwei oder mehreren Anwendungssystemen, aus Nachrichten extrahierte Informationseinheiten auch inhaltlich korrekt interpretieren zu können.

Übertragen auf die menschliche Kommunikation bedeutet semantische Interoperabilität, dass sich beide Partner innerhalb der gemeinsamen (deutschen) Sprache auf eine konkrete Fachsprache einigen, also auf ein bestimmtes zu verwendendes Vokabular, sowie auf die Bedeutung der Wörter.

Semantische Interoperabilität beschreibt also eine Fähigkeit eines Anwendungssystems, vordefinierte Begriffe (z. B. »Harnwegsinfekt«) zu verstehen. Solche Begriffe können zusätzlich durch eine eindeutige Ziffern- und Buchstabenfolge, einen Code, gekennzeichnet werden (z. B. »N39.0« nach ICD).

Es geht also vor allem darum, sich auf ein Vokabular zu einigen, also auf die zu verwendenden Begriffe und – besonders wichtig – auf ihre jeweilige Bedeutung. Die entsprechenden Vereinbarungen werden in der Informatik als Terminologiestandards oder allgemeiner als Ordnungssysteme bezeichnet. Beispiele hierfür sind die Klassifikation der Pflegediagnosen NANDA-I und die Internationale

Klassifikation der Erkrankungen (ICD). Details zu Klassifikationen stellen wir in Kapitel 6 und Kapitel 7 vor (▸ Kap. 6; ▸ Kap. 7).

Organisatorische Interoperabilität

Organisatorische Interoperabilität schließlich bedeutet, dass beide Anwendungen wissen, wann wer welche Informationen übermittelt. Das Pflegedokumentationssystem muss z. B. »wissen«, dass es regelmäßig aktuelle Stammdaten neuer Patienten vom Patientenverwaltungssystem bekommt, und entsprechend an der Empfangsschnittstelle »lauschen«. Es geht also um die Organisation bzw. den Prozessablauf der Kommunikation.

Definition

Organisatorische Interoperabilität beschreibt die Fähigkeit von zwei oder mehreren Anwendungssystemen, ihren Informationsaustausch effektiv und effizient organisieren zu können.

Auch hierfür gibt es bereits Vorgaben und Rahmenwerke, welche es Herstellern erleichtern, organisatorische Interoperabilität zwischen ihren Anwendungssystemen und Anwendungssystemen anderer Hersteller zu erreichen, wie z. B. IHE (▸ Tab. 2.3). Übertragen auf die menschliche Kommunikation bedeutet dies, dass man sich darauf einigt, wann man sich zu einer Besprechung trifft, wozu die Besprechung dient und was die Tagesordnung ist, wer also in welcher Reihenfolge etwas sagt und wer antwortet.

Standards für die Interoperabilität

Um Interoperabilität auf allen vier beschriebenen Ebenen sicherzustellen, gibt es nationale und internationale Vereinbarungen, die man unter dem Begriff der IT-Standards zusammenfasst. Die folgende Tabelle 2.3 gibt einen ersten Überblick über im Gesundheitswesen eingesetzte IT-Standards für die verschiedenen Ebenen der Interoperabilität. Wir werden einige dieser Standards in weiteren Kapiteln vertiefen (▸ Kap. 3; ▸ Kap. 6; ▸ Kap. 7).

Tab. 2.3: Die vier Ebenen der Interoperabilität und unterstützende Standards im Gesundheitswesen (Auswahl) (eigene Zusammenstellung)

Typische Protokolle oder Standards[1]	Einsatzbereich
Technische Interoperabilität	
HTTP Hypertext Transfer Protocol	zur Übermittlung von Hypertext-Dokumenten (z. B. Webseiten) von einem Webserver an einen Webbrowser
TCP/IP Transmission Control Protocol/Internet Protocol	Gruppe von Netzwerkprotokollen zur Vernetzung von Rechnersystemen

1 Die mit * gekennzeichneten Standards sind in Kapitel 3, die mit ** gekennzeichneten Standards in Kapitel 6 bzw. 7 vertieft dargestellt (▸ Kap. 3; ▸ Kap. 6; ▸ Kap. 7).

Tab. 2.3: Die vier Ebenen der Interoperabilität und unterstützende Standards im Gesundheitswesen (Auswahl) (eigene Zusammenstellung) – Fortsetzung

Typische Protokolle oder Standards	Einsatzbereich
USB Universal Serial Bus	zur Verbindung eines Rechnersystems mit externen Geräten (z. B. einer externen Festplatte oder einer Tastatur)
Syntaktische Interoperabilität	
CSV Comma-separated values	zum Austausch von einfach strukturierten Textdateien
HL7 V2* Health Level Seven (Version 2)	zum Austausch von patientenbezogenen Nachrichten (z. B. Patientenaufnahme, Leistungsanforderung, Terminvereinbarung, Befundrückmeldung, Leistungsdokumentation, Entlassung) zwischen Anwendungssystemen in einer Gesundheitseinrichtung
XML Extensible Markup Language	zum Austausch beliebig strukturierter Informationen
HL7 CDA* Clinical Document Architecture	XML-basierter Standard zum Austausch und zur Speicherung klinischer und insbesondere strukturierter Dokumente
HL7 FHIR* Fast Healthcare Interoperability Resources	HL7-basierter Standard zum Datenaustausch zwischen Anwendungssystemen im Gesundheitswesen; verwendet Webtechnologien
DICOM Digital Imaging and Communications in Medicine	zur Speicherung und zum Austausch von Informationen im medizinischen Bilddatenmanagement
Semantische Interoperabilität	
NANDA International (NANDA-I)**	zur Dokumentation und zum Austausch von Pflegediagnosen
NIC** Nursing Intervention Classification	zur Dokumentation und zum Austausch von Pflegeinterventionen
NOC** Nursing Outcome Classification	zur Dokumentation und zum Austausch von Pflegeergebnissen
ICF** International Classification of Functioning, Disability and Health	zur Dokumentation und zum Austausch von Informationen zu Gesundheitszustand, Behinderung und sozialer Beeinträchtigung
ICD International Classification of Diseases	zur Dokumentation und zum Austausch von ärztlichen Diagnosen
ICNP** International Classification of Nursing Practice	zur Dokumentation und zum Austausch von Informationen zum gesamten Pflegeprozess
LOINC* Logical Observation Identifiers Names and Codes	zum Austausch von Informationen zu ärztlichen Untersuchungen und Befunden

Tab. 2.3: Die vier Ebenen der Interoperabilität und unterstützende Standards im Gesundheitswesen (Auswahl) (eigene Zusammenstellung) – Fortsetzung

Typische Protokolle oder Standards	Einsatzbereich
SNOMED CT* Systematisierte Nomenklatur der Medizin	zum Austausch fast jeder denkbaren gesundheitsbezogenen Information
Organisatorische Interoperabilität	
IHE* Integrating the Health Care Enterprise	zur Umsetzung harmonisierter Prozessabläufe zwischen Anwendungssystemen im Gesundheitswesen

Diese Darstellung der vier Ebenen der Interoperabilität macht deutlich, warum die Einrichtung einer Schnittstelle zwischen zwei und mehreren Anwendungssystemen komplex, zeitaufwändig und oft teuer ist. Auf jeder der vier Ebenen müssen nämlich jeweils (z. B. durch Vereinbarung des einzusetzenden Standards) die notwendigen Abstimmungen getroffen und dann auch technisch umgesetzt werden. Um die technische Umsetzung zu erleichtern, ist es hilfreich, wenn ein Anwendungssystem bereits vordefinierte Schnittstellen (z. B. eine HL7-V2-Schnittstelle) »mitbringt«.

Beispiel

Im Krankenhaus Einhornberg wird derzeit das neue Modul »Leistungsanforderung« als Teil des KAS des Hersteller KIS-Expert eingeführt. Damit die im KAS erfassten Informationen zur Leistungsanforderung (z. B. Patienten-ID, Verdachtsdiagnose, angeforderte Leistungen, weitere Informationen wie Gehfähigkeit) an die Leistungsstelle übermittelt werden können, benötigt das KAS eine Schnittstelle zu Anwendungssystemen der Leistungsstellen, z. B. zum RIS.

Auf Ebene der technischen Interoperabilität ist dies einfach möglich, da beide Anwendungssysteme (KAS und RIS) bereits über das Netzwerk (LAN bzw. WLAN) des Krankenhauses kommunizieren können.

Auf der syntaktischen Ebene wird entschieden, HL7 V2 als Kommunikationsstandard einzusetzen, da beide Anwendungssysteme eine entsprechende HL7-V2-Schnittstelle zum Senden bzw. Empfangen von Leistungsanforderungen mitbringen, wenn auch in leicht unterschiedlichen Dialekten, sodass ein paar Programmierungen an der Schnittstelle notwendig sind (natürlich kostenpflichtig).

Auf Ebene der semantischen Interoperabilität wird zunächst von der Radiologie ein Leistungskatalog mit den möglichen radiologischen Leistungen definiert, welche im KAS hinterlegt und dort bei der Leistungsanforderung ausgewählt werden können. Damit ist inhaltlich eindeutig klar, welche Leistung angefordert wird.

Auf Ebene der organisatorischen Interoperabilität werden einige generelle Festlegungen zum Prozess der Leistungsanforderungen vereinbart, z. B. zu welchen Zeiten überhaupt Anforderungen von der Radiologie angenommen und bearbeitet werden (nur tagsüber), wie die Informierung des Transportdienstes erfolgt (über eine separate Schnittstelle zwischen RIS zum Transportsystem), ob eine im KAS erfasste Leistungsanforderung noch vom behandelnden Arzt freigegeben werden muss (nein, seine Anordnung in der Fieberkurve genügt) und wie der Status der Anforderung (z. B. gestellt, bestätigt, in Arbeit, abgeschlossen, befundet) im KAS angezeigt wird (über eigene HL7-Nachrichten wird die Information über den Status vom RIS an das KAS übermittelt und dort allen Nutzern angezeigt).

Besonders kompliziert wird es, wenn ein Anwendungssystem auf einer Ebene keine etablierten Protokolle oder Standards verwendet, sondern quasi »seine eigene Sprache« spricht. Man spricht hier auch von einer »proprietären« (also herstellerspezifischen) Schnittstelle, wobei dieser Begriff noch nicht klarmacht, ob diese »eigene« Sprache auf der technischen, der syntaktischen oder der semantischen Ebene verwendet wird – oder auf allen Ebenen. Damit Anwendungssysteme trotzdem kommunizieren können, müsste in diesem Fall einer der beiden Partner eine neue »Sprache« lernen, es müsste also eine neue Schnittstelle implementiert werden – dies ist zeitaufwändig und sehr teuer. Besser ist, es wird ein Dolmetscher hinzugezogen, der »übersetzen« kann. Einen solchen Dolmetscher lernen wir jetzt kennen: den Kommunikationsserver.

2.6.3 Kommunikationsserver als Dolmetscher

Ein Kommunikationsserver ist ein spezialisiertes Anwendungssystem, welches die Kommunikation zwischen anderen Anwendungssystemen unterstützt. Er funktioniert zum einen wie ein Postverteilungszentrum – er nimmt Nachrichten von einem sendenden Anwendungssystem entgegen und leitet sie an eines oder mehrere empfangende Anwendungssysteme weiter. Zum anderen kann er auch als Dolmetscher auf der Ebene der syntaktischen Interoperabilität fungieren. Zwei Anwendungssysteme können also Nachrichten austauschen, auch wenn sie verschiedene »Sprachen« sprechen.

Definition

Ein Kommunikationsserver ist ein spezialisiertes Anwendungssystem, welches den Austausch von Nachrichten zwischen anderen Anwendungssystemen unterstützt.

Ein Kommunikationsserver kann dabei sowohl Nachrichten zentral entgegennehmen und verteilen als auch Nachrichten, wo notwendig, zur Unterstützung der syntaktischen Interoperabilität übersetzen. Durch seine Rolle als Postverteilungszentrum reduziert der Kommunikationsserver die Anzahl der notwendigen Schnittstellen zwischen den Anwendungssystemen. Ohne den Kommunikationsserver müsste jedes Anwendungssystem mit vielen anderen Anwendungssystemen Schnittstellen haben, was zu einem großen Wirrwarr bei der Kommunikation führen würde – man spricht hier auch von Spaghetti-Architektur (► Abb. 2.3).

Wird ein Kommunikationsserver eingesetzt, benötigt jedes Anwendungssystem nur noch eine Schnittstelle (► Abb. 2.4). Das macht die Architektur übersichtlicher und einfacher zu managen. Auch Fehler in der Kommunikation (z. B. verlorene Nachrichten) können einfacher gefunden und gelöst werden. Zudem ist es in dieser sogenannten Stern-Architektur auch einfacher, ein Anwendungssystem durch ein Neues abzulösen. Falls z. B. das alte Laborinformationssystem (LIS) durch ein neues LIS abgelöst werden soll, muss nur eine Schnittstelle neu eingerichtet werden.

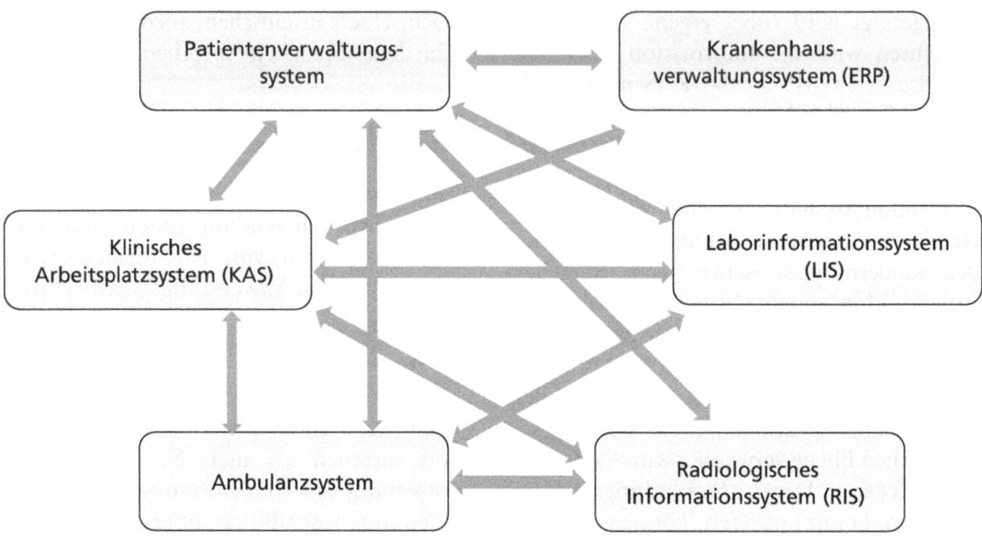

Abb. 2.3: Kommunikation zwischen Anwendungssystemen in einer Spaghetti-Architektur (eigene Darstellung)

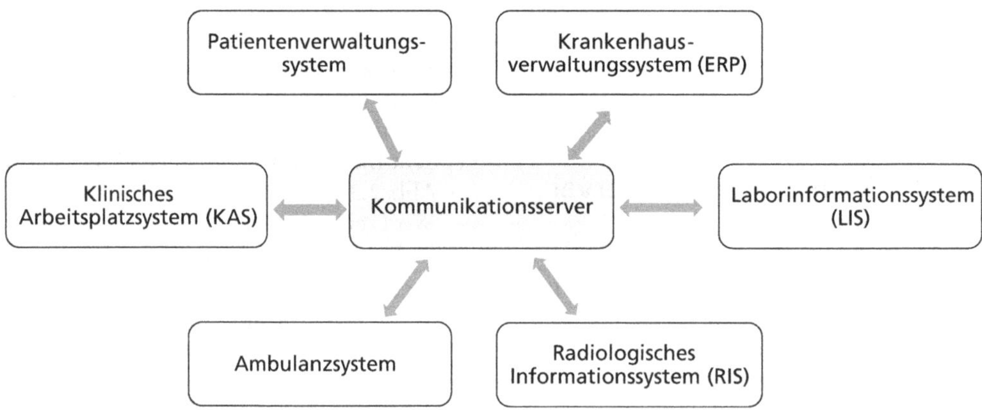

Abb. 2.4: Kommunikation zwischen Anwendungssystemen in einer Stern-Architektur mit Kommunikationsserver (eigene Darstellung)

Beispiel

Nachdem im Krankenhaus Einhornberg immer mehr digitale Anwendungssysteme eingeführt werden, die auch immer mehr Schnittstellen benötigen, wird entschieden, schrittweise eine Stern-Architektur aufzubauen. Für den Kommunikationsserver wird das Produkt ComServ der Firma eVernetzt ausgewählt und eingeführt.

Als erster Schritt werden Patientenverwaltungssystem, Klinisches Anwendungssystem (KAS) und Radiologieinformationssystem (RIS) an den Kommunikationsserver angebunden. So können nun (über entsprechende HL7-V2-Nachrichten) Patientenstammdaten sowie alle Aufnahmen, Verlegungen und Entlassungen aus der Patientenverwaltung sowohl an das KAS als auch an das RIS einfach übermittelt werden. Darüber können auf allen Stationen und in der Radiologie zeitnah korrekte Patientenstammdaten genutzt werden.

Anschließend wird im Zuge der Einführung der digitalen Leistungserfassung das KAS und das RIS an den Kommunikationsserver angebunden. Im KAS erfasste Röntgenanforderungen werden so mittels HL7-V2-Nachricht an das RIS übermittelt und Textbefunde aus dem RIS wieder an das KAS zurückgeschickt (ebenfalls über HL7 V2). Nachdem KAS und RIS hier einen leicht anderen HL7-V2-Dialekt sprechen, kann der Kommunikationsserver hierfür die Übersetzung übernehmen. So übermittelt das KAS das Geschlecht mit »m/w/d«, während das RIS nur »m/f« versteht. Eine entsprechende Mapping-Tabelle wird im Kommunikationsserver hinterlegt und erspart damit teure Programmierungen an der Sendeschnittstelle des KAS.

Die radiologischen Bilddaten werden im Bildarchivsystem PACS abgelegt, welches direkt mit dem RIS kommuniziert. Hierfür wird als Standard DICOM verwendet. Der Kommunikationsserver wird hierfür nicht benötigt.

Neben Kommunikationsservern gibt es auch andere Architekturformen in (digitalen) Informationssystemen, wie z. B. service-orientierte Architekturen, auf die wir an dieser Stelle aber nicht weiter eingehen wollen. Vielmehr möchten wir jetzt diskutieren, wie man in diesen heterogenen Architekturen eine elektronische Patientenakte aufbauen kann.

2.6.4 Elektronische Patientenakte: Konzept, nicht Produkt

Vielleicht ist schon aufgefallen, dass wir die elektronische Patientenakte (auch EPA abgekürzt) noch nicht diskutiert haben. Nun gibt es Hersteller, die angeben, ein Softwareprodukt zum Aufbau einer elektronischen Patientenakte zu verkaufen. Wieso haben wir die elektronische Patientenakte nicht bei den Anwendungssystemen aufgelistet (► Kap. 2.5)? Die Antwort hier ist einfach und nach dem gründlichen Lesen des Buches bis hierhin sicher auch einleuchtend: Eine elektronische Patientenakte ist eine Vision oder ein Konzept, aber kein Produkt, welches man so einfach kaufen kann. Warum dies so ist, erläutern wir nun ausführlicher.

Die Bezeichnung »elektronische Patientenakte« impliziert durch das Bild der Akte, dass in dieser Akte elektronische (digitale) Informationen zu einem Patienten gesammelt und bereitgestellt werden. Hierbei handelt es sich vor allem um Patienteninformationen, welche für den Kernprozess der Patientenversorgung zentral sind. Eine elektronische Patientenakte sollte also sinnvollerweise unter anderem z. B. folgende Informationen sammeln: administrative Stammdaten, Aufnahmediagnosen, Anordnungen, Laborbefunde, Röntgenbefunde, Röntgenbilder, EKGs, Behandlungspläne, Pflegeberichte, OP-Berichte, Beatmungsprotokolle, Wundprotokolle, Medikationsanordnungen, Vitalwerte, Entlassdokumente und noch viele mehr.

Wo kommen diese Informationen her? Die bisherigen Ausführungen im Buch haben verdeutlicht, dass diese Vielzahl an Informationen selten in *einem* Anwendungssystem vorliegen, sondern typischerweise auf viele verschiedene Anwendungssysteme verteilt sind. So verteilen sich die o. g. Informationen z. B. auf folgende Anwendungssysteme: Patientenverwaltungssystem, KAS, LIS, RIS, PACS, Ambulanzsystem, Fieberkurve usw. Nur in kleinen Einrichtungen (wie z. B. einem ambulanten Pflegedienst) werden wir eine Situation finden, wo alle relevanten Patienteninformationen genau in einem einzigen Anwendungssystem vorliegen. In diesem Fall haben wir automatisch eine elektronische Patientenakte – vorausgesetzt, alle relevanten Patienteninformationen liegen digital – nicht nur auf Papier – vor.

Der Normalfall ist aber, dass eine Einrichtung eine Vielzahl an digitalen Anwendungssystemen im Einsatz hat. In derartigen heterogenen Informationssystemen liegen die Patienteninformationen also verteilt vor. Ziel einer guten Informationslogistik muss es also sein, diese verteilt vorliegenden Informationen logisch zusammenzuführen. Die Betonung liegt auf »logisch«. Unabhängig davon, wo die Informationen physisch bzw. technisch abgelegt sind, sollte ein Nutzer (eine Ärztin, eine Pflegefachperson) die relevanten Informationen »integriert« an einer Stelle, eben der elektronischen Patientenakte, einsehen können – ohne die Notwendigkeit, gleichzeitig in sehr vielen verschiedenen Anwendungssystemen nachschauen zu müssen. In der elektronischen Patientenakte finden sich also alle relevanten Patienteninformationen, unabhängig davon, in welchem Anwendungssystem sie ursprünglich erfasst und primär gespeichert werden.

Dies bedeutet, dass man eine elektronische Patientenakte nicht einfach kaufen kann. Ähnlich wie eine Papierakte wäre diese nur eine »Hülle ohne Inhalt«. Viel wichtiger ist es zu entscheiden, welche Informationen in die Akte übernommen werden sollen und woher, also aus welchen Anwendungssystemen und über welche Schnittstellen. Damit ist die Patientenakte eine Vision, die eine Einrichtung schrittweise aufbauen kann, und kein Produkt, welches einfach gekauft wird. In jedem Fall ist sie mehr als eine digitalisierte Form der Papierakte. Wir wollen sie daher wie folgt definieren:

Definition

Eine elektronische Patientenakte beschreibt die Fähigkeit eines Informationssystems in einer Einrichtung, relevante Informationen über einen Patienten logisch zusammenzuführen und einem Nutzer integriert darzustellen, sodass alle relevanten Patienteninformationen an einer Stelle gesucht, gefiltert und aggregiert genutzt werden können.

Fortgeschrittene Formen von elektronischen Patientenakten ermöglichen einen digitalen Workflow zur Unterstützung der Informationslogistik und schließen weitere Anwendungssysteme, wie beispielsweise Vorschläge für Untersuchungen auf Basis einer Verdachtsdiagnose, ein.

Für die technische Umsetzung einer elektronischen Patientenakte in einer Gesundheitseinrichtung gibt es verschiedene Möglichkeiten. Eine davon stellen wir jetzt kurz vor. Für Details und Alternativen dürfen wir auf die vertiefende Literatur verweisen.

In vielen Einrichtungen wird das klinische Arbeitsplatzsystem (KAS) zum Aufbau einer elektronischen Patientenakte genutzt. Das KAS beinhaltet bereits sehr viele klinische und administrative Daten aus der Patientenversorgung (z. B. typischerweise Inhalte aus der ärztlichen und pflegerischen Aufnahme, Behandlungsplanung und Behandlungsevaluation). Durch die Einrichtung von Schnittstellen, insbesondere zu Anwendungssystemen aus den Leistungsstellen (Labor, Radiologie, Herzkatheterlabor), können die dort erstellten (digitalen) Befunde ebenfalls in das KAS übernommen und dort angezeigt werden. Damit wird das KAS zur elektronischen Akte – eine Pflegefachperson sucht also die Laborwerte im KAS und eben nicht im LIS.

Wie sieht es mit Bildbefunden (Fotos, Computertomographie-Bilder, OP-Videos etc.) aus, welche im PACS abgelegt sind? Diese sind zu groß, um sie einfach in das KAS aufzunehmen. Sinnvoller ist hierbei, nur einen Verweis (»Pointer«) auf diese Befunde in das KAS zu übernehmen. Die Bildbefunde bleiben daher im PACS als dem zentralen Anwendungssystem zur Ablage von Bildern und Videos. Vom KAS können dann über einen Pointer einzelne Fotos oder Videos angeschaut werden.

Auf ähnliche Weise kann auch ein Langzeitarchivsystem mit dem KAS integriert werden. So können z. B. Verweise auf langfristig archivierte, frühere Arztbriefe oder andere Dokumente, welche sicher im Langzeitarchivsystem liegen, im KAS übernommen werden. Dadurch kann das Behandlungssystem einfach aus dem KAS heraus die gesamte Patientengeschichte einsehen.

Der Aufbau einer elektronischen Patientenakte ist eine Vision, die langfristig geplant und (z. B. durch Einrichtung geeigneter Schnittstellen) vorangetrieben werden muss. Dies ist damit eine wichtige Aufgabe für das Management des Informationssystems, welches wir im Folgenden noch kurz betrachten möchten.

Noch ein Hinweis: Wir haben in diesem Abschnitt über die elektronische Patientenakte (EPA) gesprochen. Unter diesem Begriff wird üblicherweise die Akte verstanden, die *innerhalb* einer Einrichtung oder Praxis geführt wird. Soll eine einrichtungsübergreifende Akte aufgebaut werden, kann sie je nach Kontext als elektronische Fallakte (EFA) oder als elektronische Gesundheitsakte (EGA) bezeichnet werden. Die elektronische Fallakte unterstützt dabei den Informationsaustausch zwischen Einrichtungen bei der gemeinsamen Versorgung eines komplexen Patientenfalles. Die elektronische Gesundheitsakte fokussiert stärker auf die Rolle des Patienten und ermöglicht dem Patienten, auf seine Daten zuzugreifen und ggf. sogar selbst Daten einzustellen. Wir werden diese Themen später weiter diskutieren (► Kap. 3).

2.7 Management von Informationssystemen

Das Informationssystem einer Einrichtung umfasst, wie bereits definiert, alle informationsverarbeitenden Prozesse, mit allen Menschen und Werkzeugen, die beteiligt sind. Wir haben auch diskutiert, dass wir in Gesundheitseinrichtungen eine Vielfalt an (zunehmend digitalen) Anwendungssystemen finden, welche von einer Vielzahl an Berufsgruppen für viele verschiedene Aufgaben der Informationsverarbeitung verwendet werden.

Damit patientenbezogene Daten und Informationen reibungslos »fließen«, benötigen die Anwendungssysteme Schnittstellen und Vereinbarungen auf allen vier Ebenen der Interoperabilität. Je mehr Anwendungssysteme miteinander kommunizieren müssen, desto wichtiger ist es, sinnvolle Architekturformen, wie die beschriebene Stern-Architektur (mit Kommunikationsserver), zu gestalten. Dies muss strategisch geplant und konsequent umgesetzt werden, um »Wildwuchs« zu vermeiden und um die Vision einer elektronischen Patientenakte überhaupt möglich zu machen. Nur dann kann die Informationslogistik störungsfrei und effektiv ablaufen.

Dies bedeutet: Das gesamte Informationssystem einer Einrichtung (mit allen Aufgaben der Informationsverarbeitung, den digitalen und papierbasierten Anwendungssystemen, den Schnittstellen und den Nutzergruppen) muss kontinuierlich und sorgfältig geplant, überwacht und gesteuert werden. Dies ist die Aufgabe des Managements von Informationssystemen.

Definition

Das Management des Informationssystems umfasst die Aktivitäten, welche das Informationssystem einer Einrichtung planen, steuern und überwachen. Ziel ist die Unterstützung der Informationslogistik und die Unterstützung der strategischen Ziele der Einrichtung.

Das Management des Informationssystems kann auf drei Ebenen beschrieben werden: Das strategische Management des Informationssystems betrachtet das Informationssystem als Ganzes. Zuständig hierfür ist eine Person, die z. B. als IT-Leiterin oder CIO (Chief Information Officer) bezeichnet wird. Manchmal ist auch eine Gruppe von Personen für das strategische Management zuständig, die Personen aus der Geschäftsführung und aus dem ärztlichen und pflegerischen Bereich einschließt. Man spricht dabei von dem Chief Medical Information Officer (CMIO) oder dem Chief Nursing Information Officer (CNIO). Das strategische Management definiert Strategien, wie das Informationssystem sich entwickeln soll. Eine wichtige Methode für strategisches Informationssystemmanagement ist ein IT-Strategieplan. Dieser beschreibt z. B. die wichtigsten informationsverarbeitenden Aufgaben und die jeweils eingesetzten Anwendungssysteme, zeigt Probleme und Lösungsansätze auf und plant das Informationssystem für einen Zeitraum von drei bis fünf Jahren.

Das taktische Management des Informationssystems betrachtet einzelne Anwendungs- oder Rechnersysteme. Zuständig ist jeweils die Projektleitung der einzelnen Projekte. Das taktische Management plant (IT-)Projekte zur Auswahl, Einführung oder zum Austausch von (digitalen) Anwendungssystemen in einer Einrichtung. Die Basis für diese Projekte ist der IT-Strategieplan, der beschreibt, welche Veränderungen angedacht sind. Hieraus werden konkrete IT-Projekte abgeleitet und durchgeführt. Wir werden einige Themen des taktischen Managements von Informationssystemen später weiter beleuchten (► Kap. 5).

Das operative Management des Informationssystems kümmert sich um den Tagesbetrieb aller digitalen Werkzeuge in einer Einrichtung. Zuständig ist hier typischerweise die IT-Abteilung. Hier geht es z. B. um Updates und Fehlerbehebungen an Anwendungssystemen oder Schnittstellen, um den Betrieb der Server und Arbeitsplatzrechner, um die Betreuung des Netzwerks, um die Betreuung der Hotline, bei der IT-Benutzer Probleme melden können, aber auch um die Organisation von IT-Schulungen für neue Mitarbeiter. Folgendes Beispiel verdeutlicht die Aufgaben des strategischen Managements des Informationssystems:

Beispiel

Im Krankenhaus Einhornberg leitet Dr. Maren Becker als CIO (Chief Information Officer) seit vielen Jahren die IT-Abteilung. Zurzeit aktualisiert sie die IT-Strategie, welche die geplanten Entwicklungen des Informationssystems für die nächsten fünf Jahre beschreibt. Da es im Krankenhaus Einhornberg auch eine leitende IT-Pflegefachperson (Chief Nursing Information Officer) und eine leitende IT-Ärztin (Chief Medical Information Officer) gibt, kann sich Dr. Maren Becker mit ihnen abstimmen. Dies ist gerade deshalb so notwendig, da die klinischen Prozesse verbessert werden sollen.

Das Krankenhaus hat sich als Unternehmen strategisch vorgenommen, eine möglichst patientenzentrierte Versorgung anzubieten und die Arbeitsprozesse möglichst schlank zu gestalten. Dr. Maren Becker leitet in Absprache mit der leitenden IT-Ärztin und der leitenden IT-Pflegefachperson daraus konsequent Ziele für das Informationssystem ab, z. B. die Notwendigkeit, dass die klinischen Arbeitsprozesse möglichst gut durch digitale Anwendungssysteme unterstützt werden und dass der (automatische) Austausch von

Informationen zwischen Anwendungssystemen möglichst gut funktioniert.

Unter anderem planen sie daher, dass das Krankenhaus und das angeschlossene Medizinische Versorgungszentrum in Zukunft besser vernetzt werden. Aktuell verwenden beide Einrichtungen zwar ein gemeinsames Patientenverwaltungssystem, aber zwei unterschiedliche Klinische Anwendungssysteme (KAS) ohne Schnittstelle, sodass der Austausch von klinischen Informationen aktuell nicht möglich ist bzw. nur papierbasiert erfolgt. Dabei gehen derzeit viele Informationen verloren.

Zur Verbesserung der Informationslogistik überlegen sie sich nun zwei Alternativen: Zum einen könnten beide Einrichtungen nur noch ein gemeinsames KAS verwenden, was allerdings ein größeres Projekt zum Austausch des KAS im MVZ erfordern würde. Zum anderen könnte eine Schnittstelle zwischen beiden KAS eingerichtet werden, damit klinische Dokumente (natürlich über den Kommunikationsserver) in Zukunft im HL7-CDA-Format übermittelt werden können.

Dr. Maren Becker wird jetzt zunächst einmal eine Zeit- und Kostenkalkulation für beide Varianten erarbeiten und dann die Entscheidung, nach Rücksprache mit der Geschäftsführerin (Chief Executive Officer, CEO) des Krankenhauses, im nächsten IT-Strategieplan festhalten, der mit den leitenden IT-Kräften aus der Medizin und der Pflege eng koordiniert ist.

Da das Informationsmanagement eine Vielzahl von unterschiedlichen klinischen Anwendungssystemen zu betreuen hat, welche ein Verständnis von Medizin und Pflege verlangen, arbeiten zunehmend Pflegefachpersonen auch im taktischen und operativen Informationsmanagement und übernehmen so wichtige Aufgaben zur Sicherstellung der klinischen Informationslogistik. So können sie in IT-Projekten sicherstellen, dass durch die Auswahl und Konfiguration der Anwendungssysteme tatsächlich die relevanten informationsverarbeitenden Aufgaben optimal unterstützt und Patienteninformationen auch über Berufsgrenzen hinaus zu einer elektronischen Patientenakte zusammengeführt werden können. Sie können die ärztlichen und pflegerischen Mitarbeiter einer Station auf neue Funktionen aufmerksam machen und diese darin anweisen und schulen. Dies sind nur ein paar Beispiele von Aufgaben an der Schnittstelle von Technik und Informatik sowie Medizin und Pflege. Diese Zusammenarbeit liefert die Grundlage für ein gutes Informationsmanagement im Gesundheitswesen und eröffnet Pflegefachpersonen darüber hinaus neue berufliche Perspektiven auf der strategischen, taktischen und operativen Ebene.

2.8 Lernerfolgsfragen

- *Frage 2.1:*
  Erklären Sie an einem Beispiel den Unterschied zwischen einem »Informationssystem« und einem »Anwendungssystem«! Was von beidem kann man von einem Hersteller käuflich erwerben?
- *Frage 2.2:*
  Erläutern Sie an einem Beispiel, wie der Einsatz digitaler Anwendungssysteme zu einer »Effektivitätssteigerung und verbesserten Prozessorganisation« beitragen kann!
- *Frage 2.3:*
  In Tabelle 2.2 wurde erwähnt, dass ein Pflegedokumentationssystem in größeren

Einrichtungen (z. B. Krankenhäusern) häufig integraler Bestandteil eines Klinischen Arbeitsplatzsystems (KAS) ist (▸ Tab. 2.2). Was sind die Vorteile dieser Integration?

- *Frage 2.4:*
  Ein Pflegedokumentationssystem in einem Krankenhaus soll pflegerische Leistungsdaten an ein Patientenverwaltungssystem schicken. Welcher Kommunikationsstandard könnte hier wohl eingesetzt werden?
- *Frage 2.5:*
  Ein Kommunikationsserver kann die Anzahl der benötigten Schnittstellen zwischen Anwendungssystemen deutlich reduzieren. Erläutern Sie diese Aussagen, indem Sie die zugehörigen Abbildungen gegenüberstellen (▸ Abb. 2.3; ▸ Abb. 2.4).
- *Frage 2.6:*
  Überlegen Sie, ob der Anwender z. B. eines Pflegedokumentationssystems bemerken wird, wenn ein Kommunikationsserver eingesetzt wird!

Literatur

Folgende Literatur ermöglicht eine Vertiefung der Kapitelinhalte:

Ammenwerth, E., Haux, R., Knaup-Gregori, P., Winter, A. (2015). *IT-Projektmanagement im Gesundheitswesen: Lehrbuch und Projektleitfaden: taktisches Management von Informationssystemen*. 2. Aufl. Stuttgart: Schattauer. *Einführung in das Projektmanagement und alle Projektphasen, mit zahlreichen Beispielen aus IT-Projekten im Gesundheitswesen.*

Dickhaus, H. & Knaup-Gregori, P. (Hrsg.) (2015). *Biomedizinische Technik – Medizinische Informatik (Band 6). Berlin: De Gruyter*. Insbesondere Kapitel 2 und 11. *Vertiefung zu Informationssystemen im Gesundheitswesen sowie zu Interoperabilität und Kommunikationsstandards.*

Krcmar, H. (2015). *Einführung in das Informationsmanagement.* Berlin: Springer. *Einführung zum Informationsmanagement aus Sicht der Wirtschaftsinformatik.*

3 Einrichtungsübergreifende Informationssysteme

Mareike Przysucha

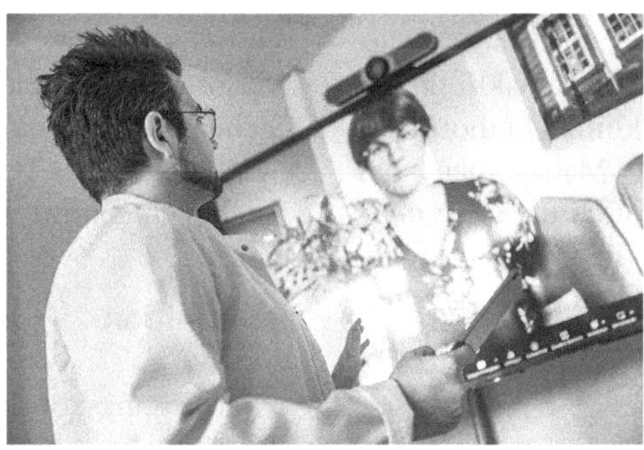

Digitalisierung unterstützt Vernetzung über geographische Räume hinweg und ermöglicht Telekonsultationen mit den Patienten. (Hochschule Osnabrück/Oliver Pracht)

3.1 Lernziele

1. Die Bedeutung der Vernetzung von Gesundheitseinrichtungen unter dem Aspekt der Versorgungskontinuität erläutern können
2. Den Begriff eHealth definieren und typische Anwendungsbereiche an Beispielen erläutern können
3. Aspekte der Interoperabilität beim Informationsaustausch zwischen Gesundheitseinrichtungen erläutern und zugehörige Standards nennen können
4. Beispiele von einrichtungsübergreifenden Akten (Gesundheitsakten) kennen und ihre Eigenschaften beschreiben können
5. Einsatzmöglichkeiten und Herausforderungen patientenzentrierter mHealth-Anwendungen darstellen können
6. Einsatzmöglichkeiten und Herausforderungen von TeleHealth-Anwendungen darstellen können

3.2 Einrichtungsübergreifende Vernetzung

Beispiel – wenn es nicht so gut läuft

Aufgrund einer offenen Oberschenkelhalsfraktur rechts wird Helga Blume im Krankenhaus Einhornberg stationär versorgt. Durch die Fraktur ist das rechte Bein in seiner Bewegung stark eingeschränkt und jede Bewegung ist schmerzhaft. Helga Blume soll daher in eine Rehaklinik verlegt werden. Die Rehaklinik Dreihornberg wird durch das Case Management des Krankenhauses telefonisch über die neue Patientin informiert. Am Tag der Aufnahme in der Rehaklinik Dreihornberg unterhalten sich Pflegefachperson Aysun Demir und Pflegehelfer Claus Ostholthoff.

Claus Ostholthoff: »Wie war dein Aufnahmegespräch gestern mit Helga Blume?«
Aysun Demir: »So weit gut. Wir konnten auch recht zügig absprechen, was alles gemacht werden soll. Aber ich war schon etwas überrascht, als Helga Blume mir ihre Wunde am linken Fuß zeigte. Ich wusste vorher schon, dass sie ein diabetisches Fußsyndrom hat, aber ich hatte keine Ahnung, dass es so schlimm ist. Komisch, sie hatte auch sonst keine Dokumente für uns dabei.«
Claus Ostholthoff: »Na super, das bedeutet ja mal wieder, dass wir hinterhertelefonieren müssen, um alle relevanten Informationen zu erhalten. Hätte man diese Informationen nicht irgendwie vorab mitteilen können?!«

Dieses Eingangsbeispiel zeigt, wie wichtig einrichtungsübergreifende Kommunikation ist. Bei der Rehaklinik Dreihornberg liegen kaum Informationen zur neuen Patientin vor. Die fehlenden Informationen müssen nach dem Gespräch von Aysun Demir und Claus Ostholthoff telefonisch zusammengetragen werden. Aber auch nach der Entlassung in die häusliche Versorgung werden Pflegefachpersonen des ambulanten Pflegediensts, Ärztinnen und Ärzte des MVZ Einhornberg und weitere Gesundheitsfachberufe zusammenarbeiten müssen, um Helga Blume bestmöglich versorgen zu können. Das Eingangsbeispiel zeigt auch, wie wichtig bei einem Wechsel der Einrichtung bzw. bei der Koordination der Versorgung komplexer Krankheitsbilder die Sicherstellung der Versorgungskontinuität ist. Wir hatten dieses Thema bereits zu Beginn des Buches eingeführt (▸ Kap. 1).

Definition

Versorgungskontinuität ist die zielgerichtete und kontinuierliche Versorgung eines Patienten auch über Sektorengrenzen hinweg, interdisziplinär und interprofessionell.

Bei Versorgungskontinuität spielen drei Teilaspekte der »Kontinuität« eine wichtige Rolle (Haggerty et al., 2003):

- *Informationskontinuität:* Dies umfasst die Weiternutzung von vorhandenen Informationen bei der Weiterversorgung eines Patienten auch über Sektorengrenzen hinweg. Ziel ist es, die aktuelle Versorgung eines Patienten in einem Team verschiedener Gesundheitsfachberufe optimal gestalten zu können.
- *Management-Kontinuität:* Diese beschreibt, dass alle Beteiligten (inkl. Patient und nächste Angehörige) bei der Versorgung von Patienten und ihrer sich ggf. ändernden Bedürfnisse gut abgestimmt sind. Dies bedingt neben der Verfügbarkeit der gleichen Informationen (Informationskontinuität) auch das gemeinsame Verständnis, wie der Patient versorgt werden soll, gerade über Einrichtungsgrenzen hinweg.

- *Beziehungskontinuität:* Diese beschreibt eine längerfristige therapeutische Beziehung zwischen Patienten und Gesundheitsfachpersonen. Es sollte daher aus Sicht des Patienten möglichst wenig Wechsel bei den an der Versorgung beteiligten Gesundheitsfachpersonen geben.

Von diesen drei Punkten kann Informationskontinuität am besten durch Informationstechnologie und Informationslogistik unterstützt werden. Alle drei Aspekte hängen aber zusammen. So erfordert Management-Kontinuität, dass organisatorisch-technische Absprachen getroffen werden, an die sich die Beteiligten halten. Diese organisatorischen Absprachen sind eine Voraussetzung dafür, dass der Informationsaustausch nicht nur technisch gelingt, sondern auch organisatorisch. Doch auch für das technische Gelingen müssen Voraussetzungen getroffen werden. So muss festgelegt werden, wie die Interoperabilität der verschiedenen bei den beteiligten Einrichtungen eingesetzten Anwendungssysteme sichergestellt werden soll, aber auch, wie die Informationen übermittelt werden sollen. Wir werden dieses Thema noch vertiefen (► Kap. 3.4).

In Kapitel 2 haben wir uns mit der Informationsverarbeitung und dem Informationsaustausch *innerhalb* einer Gesundheitseinrichtung beschäftigt (► Kap. 2). Jetzt konzentrieren wir uns auf den Informationsaustausch *zwischen* verschiedenen Gesundheitseinrichtungen. Dieser einrichtungsübergreifende Austausch wird allgemein als »eHealth« bezeichnet.

Jahrelang haben Gesundheitseinrichtungen Briefe, Telefonate und Telefaxe verwendet, um Informationen auszutauschen. In den letzten Jahren sind einfache digitale Möglichkeiten zum Informationsaustausch (wie E-Mail oder Messenger-Dienste) hinzugekommen, welche aber, u. a. aus Gründen des Datenschutzes, ohne zusätzliche technische Maßnahmen nicht empfehlenswert sind. Daher brauchen wir moderne und sichere Möglichkeiten, Informationen zwischen Gesundheitseinrichtungen zu übermitteln. Dieser Fragestellung widmet sich dieses Kapitel. Zunächst wollen wir daher den Begriff »eHealth« näher betrachten.

3.3 eHealth und seine Anwendungsbereiche

In diesem Kapitel geht es um eHealth-Anwendungen. Das »e« bedeutet elektronisch (wie z. B. bei E-Mail). eHealth bedeutet also zunächst »elektronische Gesundheit«. Dies ist aber keine sehr präzise Definition. Für unseren Kontext wollen wir folgende Definition verwenden:

Definition

eHealth bezeichnet die einrichtungsübergreifende Verwendung von Informations- und Kommunikationstechnologie im Bereich Gesundheit mit Schwerpunkt auf der Vernetzung der einzelnen Akteure im Gesundheitswesen inklusive des Patienten, um die gesundheitsbezogene Versorgung lokal, regional und weltweit zu verbessern.

Somit sind die Einsatzmöglichkeiten, welche mit »eHealth« überschrieben sind, sehr umfassend. Tatsächlich gibt es eine Vielzahl von eHealth-Anwendungen, die jeweils mindestens einem Anwendungsbereich zugeordnet werden können (► Abb. 3.1).

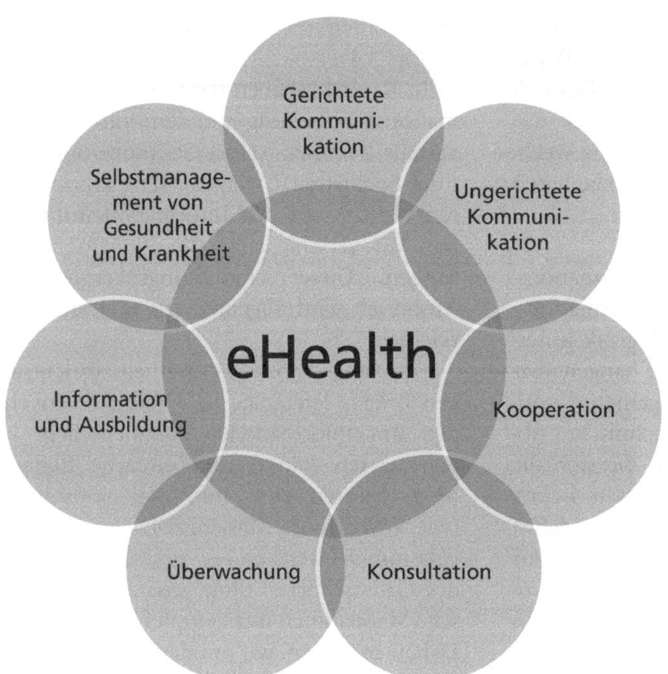

Abb. 3.1: Anwendungsbereiche von eHealth (eigene Darstellung)

Wir wollen nun die verschiedenen Anwendungsbereiche von eHealth kurz vorstellen: Unter *gerichteter Kommunikation* fällt Kommunikation, die sich nur an wenige, im Voraus meist bekannte Empfänger richtet, z. B. Kommunikation per Telefon oder per E-Mail mit dezidiert genannten Empfängern. Anwendungen in diesem Bereich umfassen z. B. die Übermittlung von elektronischen Arztbriefen, digitale Pflegeüberleitungsbögen oder eRezepte. Außerdem gehören hierzu Plattformen wie sichere Befundnetzwerke, welche die datenschutzkonforme Versendung klinischer Inhalte an ausgewählte Einrichtungen oder einen kleinen Personenkreis ermöglichen.

Im Gegensatz dazu umfasst *ungerichtete Kommunikation* die Kommunikation, bei der eine Nachricht gesandt wird, ohne den Adressaten genauer zu benennen. Beispiele sind Online-Foren, in denen Fragen diskutiert werden, oder Chats mit einer großen Zahl an Teilnehmern. Im Gesundheitsbereich fallen hierunter beispielsweise die einrichtungsübergreifenden Gesundheitsakten auf regionaler oder nationaler Ebene, welche wir noch genauer vorstellen werden (▸ Kap. 3.5). Aber auch der Austausch von Versichertenstammdaten zwischen Versicherungen und Gesundheitseinrichtungen oder das Abrufen von allgemeinen Informationen zu Gesundheitseinrichtungen (z. B. Verzeichnis von Krankenhäusern) gehören zur ungerichteten Kommunikation.

In den Bereich der *Kooperation* fallen alle Anwendungen, welche gezielte patientenzentrierte Kooperationen über Einrichtungsgrenzen hinweg in einem bestimmten Kontext unterstützen. Hierzu gehören Einweiserportale, welche die Terminvereinbarung oder die Übermittlung digitaler Patienteninformationen im Umfeld einer stationären Patientenaufnahme unterstützen. Auch Anwendungen zur Unterstützung des Case Managements gehören dazu, also zur koordinierten Betreuung von Menschen mit komplexen Krankheitsbildern durch verschiedene Gesundheitseinrichtungen.

Zum Bereich *Konsultation* gehört die Telekonsultation, also die Einholung eines Konsils oder einer fachlichen Zweitmeinung durch Übermittlung von Patientenbefunden oder Patientenbildern. Aber auch Videokonferenzen zwischen Gesundheitsfachpersonen zur Diskussion bestimmter Fragestellungen zählen hierzu.

Der Bereich *Überwachung* umfasst insbesondere das Telemonitoring, also die betreute Fernüberwachung von Patienten (z. B. Telemonitoring der Vitalparameter von Herzinsuffizienzpatienten). Aber auch sogenannte assistierende Gesundheitstechnologie kann hierunter zusammengefasst werden, also Technologien, welche ein selbstbestimmtes Leben von Patienten zu Hause ermöglichen (▸ Kap. 4).

Der Bereich *Information und Ausbildung* umfasst Anwendungen im Bereich des eLearning, also digital unterstütztes Lehren und Lernen, ebenso wie den Wissenszugriff über Literaturdatenbanken wie MEDLINE oder krankheitsbezogene Wissensportale im Internet. Derartige eHealth-Anwendungen unterstützen also Pflegefachpersonen und andere Gesundheitsberufe sowie den Patienten bei der Informationssuche bzw. kontinuierlichen fachlichen Weiterentwicklung und bei der Nutzung von Forschungsergebnissen im Sinne einer evidenzbasierten Pflege.

Im letzten Bereich, dem *Selbstmanagement* von Gesundheit und Krankheit, sind Anwendungen zusammengefasst, die den Patienten in der Wahrung und Verbesserung seiner Gesundheit unterstützen und ihm in dem Management seiner Erkrankung eine stärkere Rolle zuweisen. Hierzu gehören z. B. persönliche elektronische Akten, von Gesundheitseinrichtungen angebotene elektronische Patientenportale, Fitness-Apps zur Messung des Pulses oder der gelaufenen Meter pro Tag sowie digitale Gesundheitstagebücher, die auch durch Messwerte, z. B. des Blutzuckers, angereichert werden können. Durch derartige eHealth-Anwendungen wird die Rolle des Patienten und seiner Angehörigen gestärkt. Auch diese Art von eHealth-Anwendungen werden wir näher beleuchten (▸ Kap. 4).

3.4 Interoperabilität in der einrichtungsübergreifenden Vernetzung

Die Anwendungen im Bereich eHealth und somit in der vernetzten, einrichtungsübergreifenden Versorgung sind – wie wir gesehen haben – zahlreich. Um eHealth zu ermöglichen, sind aus Sicht der Pflegeinformatik eine Reihe von Voraussetzungen notwendig, welche sich unter dem Stichwort »Interoperabilität« zusammenfassen lassen.

Wir werden die folgende Darstellung an den bereits beschriebenen Ebenen der Interoperabilität orientieren (▸ Kap. 2), wobei wir auf die einrichtungsübergreifende Interoperabilität fokussieren. Wir betrachten also technische, syntaktische, semantische und organisatorische Interoperabilität von eHealth-Anwendungen, welche Informationsaustausch und Kooperation zwischen verschiedenen Gesundheitseinrichtungen unterstützen.

3.4.1 Technische Interoperabilität

Technische Interoperabilität bezeichnet die Fähigkeit zweier oder mehrerer Anwendungssysteme, einen Zeichenstrom fehlerfrei austauschen zu können (▸ Kap. 2.6). Innerhalb einer Einrichtung bedeutet dies, dass unter

Verwendung eines einheitlichen Protokolls die Daten in einem internen, in sich geschlossenen und abgesicherten Netzwerk ausgetauscht werden können. Dies stellt sich bei einrichtungsübergreifender Kommunikation schwieriger dar. Hier existiert per se kein in sich geschlossenes, gesichertes Netzwerk. Dies bringt Herausforderungen im Bereich Datenschutz und Datensicherheit mit sich, da gesundheitsrelevante personenbezogene Daten nach aktueller Gesetzgebung zu den besonders schützenswerten Daten gehören.

Nachdem wir bereits mehrfach die Begriffe »Datenschutz« und »Datensicherheit« verwendet haben, wollen wir sie jetzt einmal genauer anschauen.

Definition

Datenschutz bezeichnet das Recht, dass ein Mensch grundsätzlich selbst darüber entscheiden darf, wem wann welche seiner persönlichen Daten zugänglich sein sollen.

Diese Sicht auf Datenschutz ist damit Teil des Schutzes der Privatsphäre und des Schutzes der Persönlichkeitsrechte von Menschen. Datensicherheit ist dagegen eher ein technischer Begriff und fokussiert auf ein anderes Ziel.

Definition

Datensicherheit umfasst technische und organisatorische Maßnahmen gegen Verlust, Manipulation, unberechtigte Kenntnisnahme und andere Bedrohungen von (personenbezogenen und nicht personenbezogenen) Daten.

Datensicherheit umfasst z. B. regelmäßige Sicherungen von Daten, sichere Authentifizierung von Anwendern durch Passwörter, Serverräume mit Zutrittskontrolle oder Verschlüsselung von Daten. Hinreichende Datensicherheit ist damit eine Voraussetzung für einen effektiven Datenschutz, beide Begriffe sollten aber nicht vermischt werden.

Wir werden uns jetzt vor allem den Aspekt der sicheren Datenübermittlung näher anschauen, der ein Aspekt der Datensicherheit ist und damit wichtige Voraussetzung für die sichere Übermittlung sensibler patientenbezogener Daten.

Grundsätzlich kann bei der Übermittlung von Daten im Internet das Protokoll HTTPS (Hypertext Transfer Protocol Secure) eingesetzt werden, welches Daten abhörsicher überträgt. Doch dies genügt zur Übermittlung besonders schützenswerter Gesundheitsdaten nicht. Es müssen daher weitere Vorsichtsmaßnahmen getroffen werden, wenn zwei Gesundheitseinrichtungen Daten austauschen wollen. Hierzu gehört die gesonderte Verschlüsselung von Daten mit geeigneten Verfahren, welche zusätzlich zu der Verschlüsselung mittels HTTPS erfolgt. Daneben kann ein Virtuelles Privates Netzwerks (VPN) zwischen zwei Gesundheitseinrichtungen aufgebaut werden. Ein VPN beschreibt ein geschlossenes, abgesichertes »virtuelles« Netzwerk, welche den sicheren Datenaustausch zwischen zwei Einrichtungen ermöglicht.

Bei jeder sicheren Kommunikation, auch unabhängig von der Nutzung eines VPNs, stellt die notwendige Authentifizierung von Teilnehmenden eine Herausforderung dar. Mit Authentifizierung ist eine Art »Identitätsprüfung« gemeint. Ein Teilnehmer muss gegenüber dem Kommunikationspartner nachweisen, dass er der Teilnehmer ist, der er zu sein behauptet. Im privaten Umfeld kennen wir dies bei jedem Login in Mail-Accounts oder beim Onlineshopping, wo wir uns jeweils bei einem Dienst anmelden, also authentifizieren. Die »Identitätsprüfung« beruht im strengsten Fall darauf, dass ein Anwender sich mit einem öffentlichen Dokument, wie dem Personalausweis, einmalig registriert hat. Weniger strenge Formen verlangen nur Angaben wie Name oder Adresse, die ohne Prüfung eingetragen werden. Im eHealth-Bereich erfolgt die Authentifizierung ebenfalls durch entsprechende »Identitätsprüfungen« in den einzelnen Gesundheitseinrichtungen und ergänzend durch digitale Berufsregister, sodass die Identität eines Senders auch über die Grenzen einer Einrichtung hinaus immer sicher geprüft werden kann.

Im Kontext der Zugriffe auf einzelne gesundheitsbezogene Informationen wird das Thema Autorisierung relevant. Mit Autorisierung ist gemeint, dass die Rechte, die ein Benutzer bei Verwendung eines Anwendungssystems hat, festgelegt sind. So stehen einem Angestellten, der Waren in einen Onlineshop einträgt, andere Funktionen zur Verfügung als einem Kunden, der diese Waren auswählt und bestellt. Im eHealth-Umfeld ist hier z. B. technisch sicherzustellen, dass Pflegefachpersonen beim Zugriff auf eine Gesundheitsakte nur die Daten der Patienten sehen, die sie auch betreuen. Die Klärung dieser Punkte ist eher der organisatorischen Interoperabilität zuzuordnen, jedoch müssen diese dann auf technischer Ebene umgesetzt und daher bei der technischen Interoperabilität mitgedacht werden.

3.4.2 Syntaktische Interoperabilität: HL7 V2, CDA und FHIR

Syntaktische Interoperabilität beschreibt die Fähigkeit zweier oder mehrerer Anwendungssysteme, sinnhafte Informationseinheiten in ausgetauschten Nachrichten fehlerfrei erkennen und extrahieren zu können (► Kap. 2.6). Mehrere Organisationen haben Standards für syntaktische Interoperabilität entwickelt. Die international bedeutsamsten Standardisierungsorganisationen für das Gesundheitswesen sind HL7 und openEHR, wobei gerade HL7 in den Ländern der D-A-CH-Region (Deutschland, Österreich, Schweiz) eine entscheidende Rolle spielt.

HL7 steht für Health Level Seven und bezeichnet sowohl die Standardisierungsorganisation als auch die von HL7 International herausgegebenen Standards. Alle folgenden Informationen zu den Standards beruhen auf Angaben von HL7 International und den jeweiligen Mitgliedsorganisationen. Diese Standards, vor allem der HL7 FHIR Standard, entwickeln sich schnell weiter, entsprechend finden sich aktuelle Informationen am besten auf den Webseiten von HL7 International.

HL7 Version 2

Der älteste Standard aus der HL7-Familie ist HL7 V2 (Version 2), der seine Ursprünge 1989 nahm. Ziel bei der Entwicklung von HL7 V2 war die einrichtungsinterne Weiterleitung von Informationen. HL7 V2 beschreibt den Aufbau und Inhalt typischer Nachrichten, welche Anwendungssysteme in einer Gesundheitseinrichtung üblicherweise untereinander austauschen (z. B. Nachricht über eine stationäre Patientenaufnahme, über eine Laboranforderung, über einen Laborbefund oder über eine Entlassung).

Die einzelnen Inhalte einer HL7-V2-Nachricht werden in einer vorgegebenen Reihenfolge und in vorgegebenen Formaten hintereinandergeschrieben, wobei einzelne Teile einer Nachricht durch das Symbol »|« (auch »Pipe« genannt) getrennt werden (► Abb. 3.2). Jede Nachricht ist dabei einheitlich aufgebaut. Eine Nachricht beginnt mit einem Nachrichtenkopf. Hier wird kommuniziert, welches Anwendungssystem welche Art von Nachricht und an welches empfangende Anwendungssystem schickt. Je nach Nachrichtentyp können weitere Inhalte folgen, wie

- Angabe zum Auslöser der Nachricht (z. B. »Patient X wurde stationär aufgenommen«),
- eine Patienteninformation (um wen geht es eigentlich, also Stammdaten des Patienten),
- einen Patientenkontext (in diesem Kontext fand die Erhebung der Daten statt, z. B. stationäre Aufnahme) und dann

- die eigentlichen Informationen (z. B. Diagnosen, Befunde).

Die genauen Vorgaben können der HL7-V2-Spezifikation entnommen werden.

Beispiel

```
MSH|^~\&|KAS^0123^L||ERP^4567^L||202204260920||BAR^P12^BAR_P12|MCID_01
|P|2.8|||AL|ne||ASCII|||
EVN||202204260920
PID|1||123^4^M10^SA^PI||Blume^Helga^^^^L|||F||
DG1|1|CE|E11.74^Diabetes mellitus, Typ 2 Mit multiplen Komplikationen
Mit diabetischem Fußsyndrom, nicht als entgleist bezeichnet^I10-
2020||202204260915|ED
```

Abb. 3.2: Diagnose als HL7 V2 in der Version HL7 V2.8 (eigene Darstellung)

In diesem vereinfachten Beispiel wird exemplarisch eine HL7-V2-Nachricht dargestellt, die zeigt, wie eine abrechnungsrelevante Diagnose übermittelt wird. Der Nachrichtenkopf, eingeleitet mit MSH für Message Header, besagt, dass das klinische Anwendungssystem (KAS) an das Enterprise Resources Planning System (ERP) am 26.04.2022 um 09:20 Uhr eine Nachricht vom Typ »Add/change Billing account« (BAR) sendet. Das dazugehörige Ereignis (EVN), also z. B. die stationäre Entlassung des Patienten, fand zur gleichen Zeit statt. Das nächste Segment (PID) gibt Informationen über die Patientin an, in unserem Fall Helga Blume. Einige Felder wurden vom Sender leer gelassen, daher folgen oft mehrere »|« direkt aufeinander. Die eigentlichen Informationen zur Diagnose sind im Segment DG1 hinterlegt. Dort wird eine Diagnose vom Typ ICD10 übermittelt, nämlich ein »Diabetes mellitus Typ 2 mit multiplen Komplikationen, mit diabetischem Fußsyndrom, nicht als entgleist bezeichnet« (E11.74). Diese wurde am 26.04.2022 um 09:15 Uhr dokumentiert.

HL7 Clinical Document Architecture

Ein zweiter wichtiger Standard aus der HL7-Familie ist die Clinical Document Architecture (HL7 CDA). Dieser Standard definiert die Struktur klinischer Dokumente, die einrichtungsübergreifend für einen Patienten übermittelt werden. Beispiele für diese klinischen Dokumente sind Arztbriefe oder Pflegeüberleitungsbögen.

Ein CDA-Dokument besteht aus einem Header (Dokumentkopf) und einem Body (Dokumentkörper). Der Header enthält Metainformationen wie die Art des Dokuments, den Sender, den oder die Empfänger und den Patienten, um den es in dem Dokument geht. Der Body enthält die eigentlichen klinischen Informationen zu dem Patienten. Bei einem Pflegebericht können hier z. B. Informationen zum Pflegeprozess, zu Patientenverfügungen oder zu Betreuungen übermittelt werden.

Informationen im Body können dabei auf drei unterschiedlichen Ebenen der Strukturierung dargestellt werden, welche auch »Level« genannt werden. Die erste Ebene (CDA Level 1) ist dabei die unstrukturierteste Art der Darstellung. Hier werden die Informationen also im reinen Freitext dargestellt – sie sind damit für einen Menschen als Empfänger gut lesbar, für ein digitales Anwendungssystem aber nicht inhaltlich auswertbar. In der zweiten Ebene (CDA Level 2) werden die Art der übermittelten Informationen mittels eines Codes eindeutig beschrieben, der eigentliche Inhalt jedoch ist noch Freitext. So kann in einem Arztbrief z. B. mit maschinenlesbaren Codes (z. B. LOINC-Codes) klar ausgedrückt werden, dass der folgende Freitext die Anamnese oder aber einen Laborbefund enthält. Den höchsten Strukturierungsgrad haben wir in der dritten Ebene (CDA Level 3). Hier wird nicht nur die Art der übermittelten Information, sondern auch die Information selbst maschinenlesbar codiert. So kann beispielsweise eine pflegerische Diagnose mit NANDA und eine pflegerische Maßnahme mit NIC dargestellt werden. Somit kommen hier auf dieser dritten Ebene pflegerische Klassifikationssysteme zum Einsatz, wodurch CDA Level 3 neben syntaktischer Interoperabilität auch gleichzeitig semantische Interoperabilität unterstützt. Pflegerische Klassifikationssysteme werden wir noch vertieft behandeln (▸ Kap. 6; ▸ Kap. 7).

Technisch werden CDA-Dokumente mit der eXtensible Markup Language (XML) dargestellt (▸ Abb. 3.3). Das folgende Beispiel zeigt ausschnittsweise die Darstellung der Diagnose »Diabetes mellitus Typ 2«, wie sie im HL7-CDA-Pflegebericht für Helga Blume stehen könnte.

Beispiel

```
<section>
  <code code="29308-4" codeSystem="2.16.840.1.113883.6.1">
  <title>Diagnose</title>
  <text>
    Diabetes mellitus, Typ 2 Mit multiplen Komplikationen Mit diabetischem
    Fußsyndrom, nicht als entgleist bezeichnet
  </text>
  <entry>
    <observation classCode="OBS" moodCode="EVN">
      <code code="29308-4" codeSystem="2.16.840.1.113883.6.1"/>
      <statusCode code="active"/>
      <value code="E11.74" codeSystem="1.2.276.0.76.5.486"
          codeSystemName="icd10gm2020" displayName="Diabetes mellitus, Typ 2
          Mit multiplen Komplikationen Mit diabetischem Fußsyndrom, nicht als
          entgleist bezeichnet"/>
      <effectiveTime>
        <low value="2017"/>
      </effectiveTime>
    </observation>
  </entry>
</section>
```

Abb. 3.3: Diagnose als HL7 CDA im XML-Format (eigene Darstellung)

Der Auszug aus einem CDA-Dokument stellt auf den unterschiedlichen Strukturierungsebenen die Diagnose »Diabetes mellitus Typ 2 mit multiplen Komplikationen, mit diabetischem Fußsyndrom, nicht als entgleist bezeichnet« (E11.74) dar. Genutzt wird die Klassifikation ICD10.

Im oberen Teil wird die Information entsprechend der CDA-Level 2 als Freitext übermittelt. Über den Code »29308-4«, hier ein LOINC-Code, wird maschinenlesbar informiert, dass eine Diagnose übermittelt wird; diese Information wird auch über den »title« menschenlesbar übermittelt. Dass »29308-4« ein LOINC-Code ist, ist an dem Object identifier (OID) 2.16.840.1.113883.6.1 im Feld »codeSystem« maschinenlesbar erkennbar. Der »text« enthält dann die eigentliche Diagnose in einem menschenlesbaren Format.

Der »entry« enthält die strukturierten Informationen auf CDA-Level 3, hier dargestellt in einer »observation«. Das Feld »code«, der gleiche LOINC-Code wie oben, besagt wiederum, dass es sich um eine Diagnose handelt. Die codierte Diagnose »E11.74« wird im »value« hinterlegt. Der OID-Code 1.2.276.0.76.5.486 im Feld »codeSystem« besagt in diesem Fall, dass es sich um einen ICD10-Code in der deutschen Modifikation (GM = German Modification) aus dem Jahr 2020 handelt.

Zusammenfassend lässt sich sagen, dass in diesem Beispiel die Diagnose sowohl menschen- als auch maschinenlesbar übermittelt wird.

HL7 Fast Healthcare Interoperability Resources (FHIR)

Der dritte Standard der HL7-Familie sind die Fast Healthcare Interoperability Resources (HL7 FHIR). HL7 FHIR verfolgt den Ansatz, die Übermittlung von gesundheitsbezogenen Informationen neu zu denken und dabei die Erkenntnisse aus den beiden älteren Standards sowie Webtechnologien wie Client-Server-Architekturen einfließen zu lassen. Die Grundidee dabei ist, dass die zu übermittelnden Informationen in kleine »Informationshäppchen«, sogenannte Ressourcen, unterteilt werden, die über Referenzen miteinander verbunden werden. Jede Ressource bildet dabei eine einzelne klinische Information ab, z. B. einen Blutdruck, eine medizinische Diagnose, einen Patienten oder eine Pflegeeinrichtung. Die Ressourcen können dabei einzeln verwendet, aber auch zu Dokumenten zusammengesetzt werden. Somit ist der Einsatzbereich von HL7 FHIR, im Gegensatz zu HL7 V2 und HL7 CDA, wesentlich breiter, da er modularer ist.

HL7 FHIR ist ein Standard, der von Anfang an primär strukturierte Daten enthalten sollte. Während HL7 CDA je nach Level auch Freitext ermöglicht, ist bei HL7 FHIR vorgesehen, Informationen möglichst strukturiert zu übermitteln. Bei HL7 FHIR spielt damit die semantische Interoperabilität in Form von Klassifikationen und Terminologien wie ICD, SNOMED CT, ICNP, NANDA I, NIC und NOC eine wichtige Rolle.

Für die Definition eines Dokumentes in HL7 FHIR wird eine Ressource vom Typ Composition benötigt. Diese kann man sich wie eine Art Inhaltsverzeichnis vorstellen. Die Composition gibt die Struktur des Dokumentes vor und referenziert die Inhalte. Über Codes, z. B. LOINC-Codes, werden diese Informationen in den Gesamtkontext einsortiert, z. B. Primär- und Sekundärdiagnose im Kontext des Dokumentes. Die einzelnen inhaltlichen Ressourcen sowie die Composition werden in einer Bundle-Ressource zusammengefasst. Technisch repräsentiert werden HL7 FHIR-Ressourcen in der XML oder in der JavaScript Object Notation (JSON, sprich: Jason) (► Abb. 3.4).

Beispiel


```
{
  "resourceType": "Condition",
  "code": {
    "coding": [
      {
        "system": "http://fhir.de/CodeSystem/bfarm/icd-10-gm",
        "version": "2020",
        "code": "E11.74",
        "display": "Diabetes mellitus, Typ 2 Mit multiplen Komplikationen
                    Mit diabetischem Fußsyndrom, nicht als entgleist
                    bezeichnet"
      }
    ]
  },
  "subject": {
    "reference": "Patient/HelgaBlume"
  },
  "onsetDateTime": "2017",
  "recordedDate": "2022-04-26T09:15"
}
```


Abb. 3.4: Diagnose als HL7 FHIR in der Version R4 im JSON-Format (vereinfacht) (eigene Darstellung)

Auch dieses vereinfachte Beispiel zeigt die ICD-10-Diagnose des »Diabetes mellitus Typ 2 mit multiplen Komplikationen, mit diabetischem Fußsyndrom, nicht als entgleist bezeichnet« (E11.74), hier dargestellt in der HL7 FHIR-Ressource »Condition« in der Version R4. Neben der Information, dass es sich um eine Condition, also eine Diagnose, handelt, enthält das Feld »code« die ICD-10-Codierung des Diabetes. Im Gegensatz zur CDA wird hier nicht mit OIDs gearbeitet, um die verwendeten Ordnungssysteme zu benennen, sondern mit sogenannten kanonischen URLs. Die hier verwendete URL im Feld »system« besagt, dass es sich um einen ICD-10-Code in der deutschen Modifikation handelt. Über das Feld »version« wird hier hinterlegt, dass die ICD 10 GM in der Version aus dem Jahr 2020 verwendet wird. HL7 FHIR ermöglicht es, neben der ICD-10-Codierung auch andere Codierungen zu nutzen, z. B. SNOMED CT. Des Weiteren ist hier eine Referenz auf die Patientin hinterlegt, auf die sich die Diagnose bezieht. Dies ist in unserem Fall Helga Blume. Das Feld »onsetDateTime« gibt an, wann die Diagnose festgestellt wurde. Als letzte Information enthält dieses Beispiel das Datum, wann diese Diagnose dokumentiert wurde, hier der 26.04.2022, 09:15 Uhr.

3.4.3 Semantische Interoperabilität: Klassifikationen, SNOMED CT und LOINC

Semantische Interoperabilität beschreibt die Fähigkeit von zwei oder mehreren Anwendungssystemen, aus Nachrichten extrahierte Informationseinheiten auch inhaltlich korrekt interpretieren zu können (▸ Kap. 2.6). Wie im vorherigen Abschnitt beschrieben, unterstützen sowohl HL7 CDA als auch HL7 FHIR die semantische Interoperabilität.

Beide Standards legen dabei zunächst die Struktur von Dokumenten und Informationen fest. Um diese auch inhaltlich automatisch auswertbar zu machen (semantische Interoperabilität) müssen die beiden Standards aber um Klassifikationen aus dem Gesundheitsbereich ergänzt werden. Beim Austausch von pflegerischen Informationen zwischen Gesundheitseinrichtungen können dabei die bereits eingeführten Klassifikationssysteme (▸ Kap. 2.6) wie ICNP (▸ Kap. 6.6.1), ICF (▸ Kap. 6.6.2), NANDA-I (▸ Kap. 7.3), NOC (▸ Kap. 7.4) oder NIC (▸ Kap. 7.5) zum Einsatz kommen.

Professions- und disziplinübergreifend haben daneben SNOMED CT und LOINC eine hohe Relevanz. Diese werden daher im Folgenden kurz beschrieben.

SNOMED CT

Bei der Systemized Nomenclature of Medicine – Clinical Terms (SNOMED CT), die von SNOMED International herausgegeben wird, handelt es sich um eine sehr umfangreiche Nomenklatur (▸ Kap. 6.5), die fast alle im Gesundheitsbereich vorkommenden Sachverhalte und Beschreibungen aufgreift (SNOMED International 2017). Dazu werden Konzepte definiert. Beispiele für Konzepte sind das *Herz*, Angaben zur *Mobilität* oder die *Hemiplegie*. Jedes Konzept hat einen eindeutigen Identifier, über den es identifiziert werden kann. Dieser besteht typischerweise aus einer Reihe von Zahlen. So definiert beispielsweise die SNOMED CT ID 50582007 das Konzept der Hemiplegie. Um menschenlesbar zu sein, hat jedes Konzept mindestens eine textuelle Beschreibung, es sind aber auch mehrere Beschreibungen möglich. Insgesamt gibt es über 300.000 Konzepte in SNOMED CT.

SNOMED CT wird in englischer Sprache entwickelt. Eine deutschsprachige Übersetzung wird länderübergreifend und anwendungsfallbezogen vorgenommen und kann im Community Browser von SNOMED International eingesehen werden.

Jedes Konzept ist einer Hierarchie zugeordnet. Zu diesen Hierarchien gehören u. a.:

- Körperstrukturen (Body Structure) – Hier befinden sich Konzepte für die anatomischen Strukturen im Körper, also Knochen, Muskeln, Adern, aber auch Körperregionen allgemein.
- Beobachtbare Entitäten (Observable Entity) – In dieser Hierarchie befinden sich Konzepte für alle Sachverhalte, die gemessen oder beobachtet werden können. Dazu gehören beispielsweise der Wundrand und die Augenfarbe.
- Klinische Funde (Clinical Finding) – In dieser Hierarchie befinden sich primär die Inhalte zu den beobachtbaren Entitäten, z. B. Beschreibungen für den Wundrand (z. B. glatt) und die unterschiedlichen Augenfarben.
- Prozeduren (Procedure) – Diese Hierarchie enthält alle konkreten Maßnahmen, die im Rahmen der Gesundheitsversorgung durchgeführt werden können.

Begriffe können zueinander in Beziehung stehen. So ist beispielsweise in SNOMED CT hinterlegt, dass sich eine Pneumonie in der Lunge abspielt. Dies wird über die Beziehung »finding site« (Fundort) spezifiziert. Außerdem kann der Pneumonie über die Beziehung »causative agent« (Erreger) mitgegeben werden, ob ein Bakterium oder ein Virus die Pneumonie verursacht hat, und wenn ja, welches.

SNOMED CT stellt aufgrund seines Umfangs und der klar definierten Beziehungen zwischen Konzepten eine geeignete Referenzterminologie für den länderübergreifenden, nationalen oder regionalen Einsatz von eHealth in Europa dar (ASSESS CT Consortium, 2016). Pflegerische Inhalte sind in SNOMED CT durch die Integration der ICNP (Internationale Klassifikation der Pflegepraxis, ▸ Kap. 7) enthalten.

Beispiel

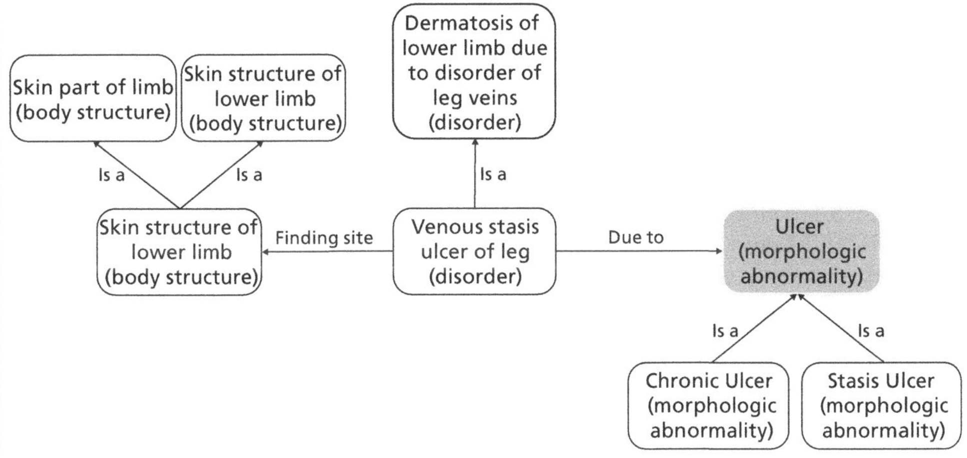

Abb. 3.5: Beispiel für die Struktur in SNOMED CT (eigene Darstellung)

Ein Beispiel der Struktur und von Beziehungen ist oben zu sehen (▸ Abb. 3.5). Zentrales Konzept ist hier das venöse Stauungsulkus am Bein (»venous stasis ulcer of leg«), auch Ulcus cruris venosum genannt. Dies ist eine Hauterkrankung der unteren Gliedmaßen aufgrund einer Erkrankung der Beinvenen, auf Englisch »Dermatosis of lower limb due to disorder of leg veins«. Der Ulcus cruris wird bedingt durch die morphologische Abnormität »Ulcus«, die beispielhaft die Unterpunkte chronisches Ulcus (»chronic ulcer«) und Stauungsulcus (»stasis ulcer«) hat. Dies wird ausgedrückt durch die »due to«-Beziehung zwischen den entsprechenden Konzepten. Außerdem befindet sich das Ulcus cruris an einer Hautstruktur der unteren Gliedmaßen (»skin structure of lower limb«), dargestellt durch die Beziehung »finding site«. Diese Hautstruktur gehört sowohl zu den Hautteilen von Gliedmaßen (»skin part of limb«) als auch zu den Hautstrukturen der unteren Gliedmaßen (»skin structure of lower limb«). Dass das Konzept der Hautstruktur der unteren Gliedmaßen Unterkonzept von zwei anderen Konzepten ist, ist ein Beispiel für die multihierarchische Struktur in SNOMED CT.

Sofern also die Information übermittelt werden soll, könnte dies mit dem SNOMED CT-Term »Venous stasis ulcer of leg« (Concept ID: 402863005) und »Skin structure of left lower limb« (Concept ID: 720402002) beschrieben werden.

Vertiefende Aufgabe

Suchen Sie mit Hilfe eines SNOMED CT-Browsers (einfach auffindbar durch Suche nach »SNOMED CT Browser« in einer Suchmaschine) folgende Konzepte resp. deren Codes heraus:

- alle »Finding«-Konzepte, mit denen ein Wundrand (englisch: Wound edge) beschrieben werden kann,
- den Code zur »Body structure« Steißbein (englisch: Coccyx),
- den Code zur »Procedure« Unterstützung bei der Haarwäsche (englisch: Assistance with washing hair),

- alle »Observable Entity«-Konzepte, die zu einer Wunde (englisch: Wound) beobachtet werden können, und
- die ersten zehn direkten »Children«-Konzepte des Konzepts 302147001.

Nehmen Sie sich dann einen Arztbrief oder einen Pflegeüberleitungsbogen. Annotieren Sie den enthaltenen Text mit SNOMED CT-Codes. Was fällt Ihnen dabei auf?

LOINC (Logical Observation Identifiers Names and Codes)

LOINC steht für »Logical Observation Identifiers Names and Codes« und ist eine Nomenklatur, die ursprünglich für die Einordnung von Laborwerten entwickelt wurde. Sie wird vom LOINC-Komitee des Regenstrief Instituts in Indianapolis, USA gepflegt. Für die Einordnung der Laborwerte umfasst LOINC ein sechsachsiges System, in dem folgende Bereiche definiert sind:

- Komponente: Welcher Inhalt soll gemessen werden?
- Messgröße: Was soll bei dieser Komponente gemessen werden?
- Zeit: In welcher Zeitspanne soll gemessen werden (zu einem bestimmten Zeitpunkt oder z. B. der Urin aus 24 Stunden)?
- System: Was für eine Art Probe liegt vor?
- Skala: Was sind meine Antwortmöglichkeiten und wie genau sollen die Daten erhoben werden?
- Methode: Wie wurde das Ergebnis erzielt?

Aus diesen sechs Achsen wird für eine bestimmte Laboruntersuchung ein numerischer Code erstellt in der Form XXXXX-X oder XXXX-X.
Mit der Entwicklung und Verbreitung von HL7 CDA wurde es nötig, die einzelnen Abschnitte in CDA-Dokumenten zu identifizieren. LOINC übernahm dabei die Aufgabe, Codes für die einzelnen typischen Abschnitte in klinischen Dokumenten bereitzustellen. Somit erweiterte sich der Fokus von LOINC über die Identifizierung von Laboranalysen hinaus auf weitere klinische Themen.

Vertiefende Aufgabe

Suchen Sie mittels einer webbasierten Suchmaschine Antworten zu folgenden Fragen!

- Welche Möglichkeiten werden in LOINC exemplarisch vorgeschlagen, um den Wundrand (wound edge) zu beschreiben?
- Auf welchen Achsen unterscheiden sich die LOINC-Codes 75305-3 und 28316-8 für den Ernährungsstatus?

3.4.4 Organisatorische Interoperabilität: IHE

Organisatorische Interoperabilität beschreibt die Fähigkeit zweier oder mehrerer Anwendungssysteme, ihren Informationsaustausch effektiv und effizient organisieren zu können (► Kap. 2.6). Diese Form der Interoperabilität ist am schwierigsten herzustellen, da sie bedingt, dass Prozesse abzustimmen sind, welche festlegen, wie die Zusammenarbeit funktionieren soll. Als einen Ansatz hierfür werden wir jetzt IHE vorstellen.

IHE steht für »Integrating the Healthcare Enterprise« und ist eine internationale, gemeinnützige Initiative mit nationalen Niederlassungen. Sie definiert Standards zur Unterstützung klinischer Prozesse. Hierfür definiert IHE sogenannte Anwendungsfälle. Gemeinsam mit Anwendern von Anwendungssystemen werden dabei wichtige IT-gestützte Abläufe ausgewählt und beschrieben. Basierend darauf erstellt IHE ein Integrationsprofil. In diesem ist neben der schriftlichen Beschreibung des Anwendungsfalls eine Prozessdefinition enthalten. Diese kann auch in mehrere Teilprozesse untergliedert werden, die wiederum definiert werden. Die (Teil-)Prozesse können z. B. mit der Business Process Modelling Notation (BPMN) visualisiert werden (► Kap. 5).

Der Vorteil der Integrationsprofile ist, dass jedem Anwendungssystem bestimmte Aufgaben zugewiesen werden können, sodass jeder Hersteller eines Anwendungssystems weiß, welche Aufgaben sein Anwendungssystem im Gesamtprozess wahrnehmen muss. Im Anschluss an die Erstellung des Integrationsprofils folgt die Erstellung der Transaktionsspezifikation. In diesem Prozessschritt werden die einzelnen Nachrichten, die im Rahmen des definierten Prozesses ausgetauscht werden sollen, spezifiziert. Dazu werden, je nach Vorgaben, u. a. die vorherigen Standards, wie z. B. HL7 CDA oder HL7 FHIR, genutzt. Die Transaktionsspezifikationen zusammen mit dem Integrationsprofil werden allgemein auch »Profil« genannt. Diese werden national und auch international in sogenannten Connectathons von Herstellern von Anwendungssystemen getestet.

Wichtig ist an dieser Stelle zu vermerken, dass IHE keine Vorgaben macht, welche Funktionalitäten ein Anwendungssystem dem Benutzer bereitstellt. Es macht nur Vorgaben, in welcher Form Anwendungssysteme für bestimmte, klar definierte Anwendungsfälle Informationen austauschen.

Für den speziellen Fall des einrichtungsübergreifenden Austauschs von Dokumenten hat IHE das Profil XDS (Cross-Enterprise Document Sharing) aus dem Standard Electronic Business using XML (ebXML) übernommen. Für den mobilen Zugriff auf Dokumente wurde das Profil MHD (Mobile access to Health Documents) entwickelt. Diese Profile gehen davon aus, dass die Einrichtungen, zwischen denen ein Dokumentenaustausch stattfinden soll, zu einer Gruppe von Gesundheitseinrichtungen gehören, die zusammenarbeiten möchten, sich auf gemeinsame Regeln der Zusammenarbeit geeinigt haben und eine gemeinsame Infrastruktur teilen. Die Dokumente werden von einem Anwendungssystem in einer Registry angemeldet und in einem Repository hinterlegt. Von dort aus können sie, bei entsprechender Berechtigung, von einem anderen Anwendungssystem gesucht und ausgelesen werden.

3.5 Elektronische Gesundheitsakten

Wie zu Beginn erläutert, ist die ungerichtete Kommunikation zwischen Gesundheitseinrichtungen ein wichtiger Anwendungsbereich von eHealth. Einrichtungsübergreifende elektronische Patientenakten sind ein wichtiges Beispiel für ungerichtete Kommunikation.

Wir haben bereits den Begriff der elektronischen Patientenakte als logische Zusammenführung relevanter Patienteninformationen innerhalb einer Einrichtung kennengelernt (► Kap. 2.6.4). Wir haben dort auch kurz auf einrichtungsübergreifende Akten wie die elektronische Fallakte oder die elektronische Gesundheitsakte hingewiesen. Diese einrichtungsübergreifenden Akten möchten wir nun näher betrachten.

Definition

Eine elektronische Gesundheitsakte beschreibt eine einrichtungsübergreifende elektronische Patientenakte. Sie dient dem Informationsaustausch zwischen Einrichtungen, ermöglicht aber auch dem Patienten eine aktivere Rolle.

Elektronische Gesundheitsakten können z. B. dem Patienten ermöglichen, auf seine Daten zuzugreifen und ggf. sogar selbst Daten einzustellen.

Es gibt viele Typen von einrichtungsübergreifenden elektronischen Gesundheitsakten. Zur besseren Darstellung werden wir folgendes Raster nutzen, welches auf einer von Peter Haas entwickelten Kurzbeschreibung aufbaut (Haas, 2017) (► Tab. 3.1).

Tab. 3.1: Raster zur Beschreibung elektronischer Gesundheitsakten (vgl. Haas, 2017)

Name der elektronischen Gesundheitsakte	
Reichweite	Lokal, regional oder national
Fokus	Patient oder Fall
Führung	Patient (ggf. vertreten durch Angehörige) oder Behandler
Moderation	Patient (ggf. vertreten durch Angehörige) oder Behandler
Beteiligte Einrichtungen	Arztpraxen, Krankenhäuser/Spitale/Kliniken, Reha-Einrichtungen, Pflegeeinrichtungen, Therapiepraxen, Apotheken, Labore, Hospize etc.
Inhalte	Arztbriefe, Pflegeentlassbriefe, Medikation, Impfungen, Bilder, Notfalldatensatz etc.
Strukturierungsgrad	Eher unstrukturierte, teilweise strukturierte oder hochstrukturierte Dokumente und Informationen
Technische Datenhaltung	Unizentral, multizentral oder verteilt
Syntaktische Interoperabilität	Ja, unter Nutzung internationaler Standards (Nennung), ja, unter Nutzung nationaler Standards (Nennung), ja, unter Nutzung eigener Standards (Nennung der Anwendungsbereiche) oder nein
Semantische Interoperabilität	Ja, unter Nutzung internationaler Standards (Nennung), ja, unter Nutzung nationaler Standards (Nennung), ja, unter Nutzung eigener Standards (Nennung der Anwendungsbereiche) oder nein
Beteiligungsmodus	Opt-In Opt-Out

Reichweite: Manche Gesundheitsakten sind auf nationaler Ebene angesiedelt. Dazu werden wir im Folgenden einige Beispiele aus den D-A-CH-Ländern darstellen. Daneben gibt es auch regionale Gesundheitsakten oder auch lokale Gesundheitsakten, welche die ungerichtete Kommunikation zwischen einer kleineren Zahl an Einrichtungen unterstützen.

Fokus: Gesundheitsakten können sich auf den gesamten Patienten beziehen (elektronische Gesundheitsakten) oder nur auf die Informationen in Bezug auf einen bestimmten Fall (z. B. ein bestimmter Krankenhausaufenthalt oder eine bestimmte Erkrankung). Letzerer Typ von Gesundheitsakten wird auch als elektronische Fallakten bezeichnet.

Führung und Moderation: Gesundheitsakten unterscheiden sich darin, wer sie führt und moderiert. Führung meint das aktive Einstellen und ggf. das Löschen von Inhalten in eine Gesundheitsakte. Moderation beschreibt die Vergabe von Zugriffsrechten. Oft wird ein Gesundheitsdienstleister (Einzelperson oder Einrichtung) die Führung der Gesundheitsakten und der Patient die Moderation der Gesundheitsakten übernehmen. Teilweise wird der Patient seine Gesundheitsakte auch selber führen und moderieren. In anderen Fällen wird der Patient weder die Führung noch die Moderation übernehmen, da dies beides von einer Gesundheitseinrichtung übernommen wird.

Beteiligte Einrichtungen: An der Füllung und Nutzung einer einrichtungsübergreifenden Gesundheitsakte können verschiedene Typen von Gesundheitseinrichtungen (z. B. Krankenhäuser, Arztpraxen) beteiligt sein.

Inhalte: Hier werden die wesentlichen Inhalte der Gesundheitsakten beschrieben. Welche Informationen oder Dokumente enthält die Gesundheitsakte? So gibt es Gesundheitsakten, welche sich auf bestimmte Informationen (z. B. zur Medikation) konzentrieren, während andere Gesundheitsakten vor allem aggregierte Informationen aus stationären Aufenthalten (also Entlassbriefe, aber z. B. keine Bilder) enthalten können.

Strukturierungsgrad: Die Beschreibung des Grads der Strukturierung der Informationen in der Gesundheitsakte kann oft nur recht grob durchgeführt werden, da oft vollstrukturierte Inhalte (z. B. HL7 CDA Level 3, CDA FHIR, oder einzelne FHIR-Ressourcen), teilstrukturierte Inhalte (z. B. HL7 CDA Level 2) und unstrukturierte Inhalte (PDF, Bilder, HL7 CDA Level 1) in einer Gesundheitsakte gemischt vorliegen.

Technische Datenhaltung: Aus Datenschutz-Sicht ist interessant, wo die Daten der Gesundheitsakte technisch gespeichert werden. Dies kann an einem einzigen zentralen Ort der Fall sein (unizentral), an wenigen zentralen Orten (multizentral) oder verteilt. Unizentral bedeutet, dass alle Daten der Gesundheitsakten von allen Patienten an einem Ort gespeichert werden, z. B. in einem nationalen Rechenzentrum. Eine multizentrale Datenhaltung bedeutet hingegen, dass Daten verschiedener Patienten an verschiedenen Orten gespeichert sein können (Beispiel: Jede Krankenkasse bietet ihren Patienten eine eigene Gesundheitsakte, die bei der Krankenkasse gespeichert ist). Verteilte Datenhaltung bedeutet, dass die Gesundheitsakte eines Patienten an verschiedenen Speicherorten verteilt vorliegt. So kann bei verteilter Datenhaltung der Krankenhaus-Entlassbrief von Helga Blume in Rechenzentrum A liegen und der Reha-Entlassbrief im Rechenzentrum B. Über geeignete technische Mechanismen muss dann sichergestellt werden, dass alle diese verteilt liegenden Dokumente in der Gesundheitsakte von Helga Blume gemeinsam angezeigt werden können.

Syntaktische und semantische Interoperabilität: Hier wird beschrieben, ob beim Informationsaustausch nationale oder internationale Standards zur syntaktischen oder semantischen Interoperabilität (▸ Kap. 3.4) eingesetzt werden oder ob z. B. nur eine proprietäre Daten- bzw. Dokumentenstruktur verwendet wird.

Beteiligungsmodus: Schließlich unterscheiden sich Gesundheitsakten darin, ob der Patient sagen muss: »Ich möchte die Gesundheitsakte nutzen« (Opt-In) oder ob er sagen muss: »Ich möchte die Gesundheitsakte *nicht* nutzen« (Opt-Out). Dies wird im »Beteiligungsmodus« angegeben.

Wir werden jetzt drei Beispiele für einrichtungsübergreifende Gesundheitsakten aus Deutschland, Österreich und der Schweiz darstellen und anhand des beschriebenen Rasters analysieren und vergleichen.[1]

3.5.1 Deutschland: Die elektronische Patientenakte im Rahmen der Telematikinfrastruktur

In Deutschland wird die einrichtungsübergreifende Vernetzung mittels der Telematikinfrastruktur (TI) realisiert, einem virtuellen privaten Netzwerk (VPN) mit verschiedenen digitalen Angeboten. Die Telematikinfrastruktur wird von der gematik GmbH spezifiziert und betrieben.

Zu den digitalen Angeboten, die im Rahmen der TI angeboten werden, gehört u. a. die elektronische Patientenakte, die dem Teilbereich »ungerichtete Kommunikation« der eHealth-Anwendungen zuzurechnen ist, sowie Dienste aus dem Bereich der gerichteten Kommunikation. Letztgenannte Dienste werden hier jedoch nicht genauer betrachtet.

Die Patientenakte im Rahmen der TI wird von der gematik GmbH spezifiziert und von den Krankenkassen bereitgestellt. Sie wird in mehreren Stufen entwickelt, mit jeder Stufe sind weitere Funktionalitäten verfügbar. So wurde zunächst mit einer ersten Version begonnen, die nach und nach um die Möglichkeit erweitert wird, strukturierte Daten aufzunehmen, ein feingranulares Berechtigungssystem zu integrieren oder strukturierte Daten mit Einwilligung des Patienten für die Forschung freizugeben.

Die Inhalte der Patientenakte werden als sogenannte medizinische Informationsobjekte (MIOs) definiert, welche dazu dienen, gesundheitsbezogene Informationen (wie z. B. »Impfpass« oder »Medikation«) strukturiert zu dokumentieren. MIOs beruhen dabei auf internationalen Standards wie HL7 FHIR, SNOMED und LOINC. Dadurch kann ein Patient beim Wechsel der Krankenkasse die Inhalte seiner bisherigen elektronischen Patientenakte auch einfach zur neuen Krankenkasse »mitnehmen«. Tabelle 3.2 stellt die wichtigsten Informationen zur elektronischen Patientenakte in Deutschland vor (▸ Tab. 3.2).

Tab. 3.2: Die elektronische Patientenakte im Rahmen der Telematikinfrastruktur in Deutschland (eigene Zusammenstellung)

Elektronische Patientenakte (D)	
Reichweite	National
Fokus	Patient (lebenslange Patientenakte, nicht nur auf einen Fall bezogen)
Führung	Behandler in Absprache mit dem Patienten, später auch Patient selber geplant
Moderation	Patient (ggf. auch vertreten durch Angehörige), Behandler nur mit Genehmigung des Patienten

1 Die in den folgenden Abschnitten beschriebenen Informationen stellen den Stand von Anfang 2022 dar. In allen Ländern ist mit einer raschen Weiterentwicklung zu rechnen.

Tab. 3.2: Die elektronische Patientenakte im Rahmen der Telematikinfrastruktur in Deutschland (eigene Zusammenstellung) – Fortsetzung

Elektronische Patientenakte (D)	
Beteiligte Einrichtungen	Leistungserbringenden Einrichtungen, z. B. Krankenhäuser, Arztpraxen, Pflegeeinrichtungen, Apotheken (diese stellen Dokumente ein und erhalten vom Patienten Leserechte)
Inhalte	Alle Art von Befunden, Medikation, Notfalldaten, Impfungen, Mutterpässe, Röntgenbilder etc.
Strukturierungsgrad	Zunehmend strukturierte Dokumente
Technische Datenhaltung	Multizentral bei den Krankenkassen
Syntaktische Interoperabilität	Ja, unter Nutzung internationaler Standards (HL7 FHIR)
Semantische Interoperabilität	Ja, unter Nutzung internationaler Standards (u. a. SNOMED CT, LOINC)
Beteiligungsmodus	Opt-In

Vertiefende Aufgabe

Recherchieren Sie, wie für deutsche Bürger/Patienten aktuell der Zugang zur Telematikinfrastruktur ermöglicht wird, welche Informationen dort aktuell zu finden sind und welche Funktionen die Bürger/Patienten haben. Bedenken Sie, dass eine derartige patientengeführte Akte die Patientensouveränität wirksam unterstützen kann, also die Fähigkeit des Patienten, seine Gesundheit und Krankheiten in Absprache mit den Leistungserbringern selbst zu managen.

3.5.2 Österreich: Die elektronische Gesundheitsakte (ELGA)

In Österreich gibt es seit 2015 zur Unterstützung der einrichtungsübergreifenden Kommunikation die elektronische Gesundheitsakte, kurz ELGA. Zur Koordination der technischen und organisatorischen Umsetzung wurde die ELGA GmbH beauftragt.

Die ELGA unterteilt sich in zwei Hauptfunktionen, die e-Medikation und die e-Befunde, und unterstützt damit insbesondere die ungerichtete Kommunikation. Zu Letzteren gehören diverse Dokumente, beispielsweise die ärztlichen und pflegerischen Entlassbriefe der Krankenhäuser, wichtige Labor- und Radiologiebefunde sowie Patientenverfügungen und Vorsorgevollmachten. Diese Dokumente werden bei der ausgebenden Gesundheitseinrichtung verwaltet, in der ELGA wird ein Verweis auf diese Daten hinterlegt. Anders sieht es aus bei der e-Medikation, diese Daten werden zentral bei den jeweiligen Sozialversicherungen gespeichert. Die beschriebenen Dokumente werden mittels HL7 CDA strukturiert, die Inhalte werden u. a. mittels SNOMED CT codiert. In Zukunft wird auch der e-Impfpass Teil der ELGA sein.

Alle Gesundheitseinrichtungen, welche den Patienten behandeln, haben Zugriff auf die Daten; im Kontext der ELGA werden diese Gesundheitsdiensteanbieter (GDA) genannt. Damit ein GDA Zugriff auf die ELGA eines Patienten erhält, sind zwei Voraussetzungen notwendig: die eindeutige Authentifizierung des GDA (z. B. über das Einstecken einer Ordinationskarte in der Arztpraxis) sowie der Nachweis eines aufrechten Behandlungsverhältnisses (nachgewiesen z. B. über das Einstecken der e-Card, also der Versichertenkarte). Innerhalb eines bestätigten Behandlungskontextes und für eine bestimmte Zeit danach (z. B. bis 28 Tage für einen niedergelassenen Arzt) kann ein GDA die ELGA-Daten einsehen. Dies erfolgt beim GDA üblicherweise über das jeweils verwendete klinische Arbeitsplatzsystem (KAS) oder das Arztpraxissystem direkt, seltener über ein Webportal.

Der Patient kann alle Dokumente oder Informationen über ein Webportal, dem ELGA-Portal, einsehen. Der Patient kann dabei bestimmte Dokumente oder Informationen auch für seine GDAs sperren. Der Patient kann ebenfalls bestimmte GDAs komplett vom Lesen sperren oder aber bestimmten GDAs einen längeren Zugriff auf die ELGA auch außerhalb eines Behandlungskontextes gewähren (z. B. kann ein Patient seinem Hausarzt bis zu einem Jahr Zugriff gewähren). Wir stellen nun die wichtigsten Informationen zur elektronischen Gesundheitsakte in Österreich vor (► Tab. 3.3).

Tab. 3.3: Die elektronische Gesundheitsakte in Österreich (eigene Zusammenstellung)

Elektronische Gesundheitsakte (AT)	
Reichweite	National
Fokus	Patient (lebenslange Akte)
Führung	Behandler in Absprache mit dem Patienten
Moderation	Patient (ggf. auch vertreten durch Angehörige)
Beteiligte Einrichtungen	Arztpraxen, Apotheken, Krankenhäuser, Pflegeeinrichtungen
Inhalte	Arztbriefe, radiologische Befunde, Laborbefunde, Medikation, Impfungen
Strukturierungsgrad	Zunehmend strukturierte Dokumente
Technische Datenhaltung	Befunde: dezentral bei den GDAs Medikation: zentral bei dem Hauptverband der Sozialversicherungen
Syntaktische Interoperabilität	Ja, unter Nutzung internationaler Standards (HL7 CDA)
Semantische Interoperabilität	Ja, unter Nutzung internationaler Standards (u. a. SNOMED CT, LOINC)
Beteiligungsmodus	Opt-Out

Vertiefende Aufgabe

Recherchieren Sie die Möglichkeiten, dass der Bürger/Patient in der ELGA einzelne Medikamente von der Aufnahme in die ELGA ausschließen kann oder auch Befunde sperren lassen kann. Welche Vorteile hat dies (z. B. für die Patientensouveränität), aber welche Nachteile können auch daraus entstehen (z. B. was die Vollständigkeit der bereitgestellten Informationen angeht)? Welche Auswirkungen kann dies auf die Akzeptanz der ELGA bei GDAs haben?

3.5.3 Schweiz: Das elektronische Patientendossier (EPD)

In der Schweiz vernetzen sich Gesundheitsfachpersonen mit dem elektronischen Patientendossier, kurz EPD, welches insbesondere die ungerichtete Kommunikation unterstützt. Die EPD wird von zertifizierten EPD-Anbietern im Auftrag sogenannter Stammgemeinschaften bereitgestellt. Dabei handelt es sich um Zusammenschlüsse mehrerer Gesundheitsfachpersonen und deren Organisationen. Stammgemeinschaften können auch kantonübergreifend entstehen. Jeder EPD-Anbieter kann über das Gesetz hinausgehende Funktionalitäten bereitstellen, jedoch ist durch ein Bundesgesetz ein Minimum definiert, das es ermöglicht, Informationen auch zwischen EPD-Anbietern sicher und datenschutzkonform auszutauschen.

Gesundheitsfachpersonen können mittels eines Zugangsportals oder aus ihrem Primärsystem (z. B. dem Klinischen Arbeitsplatzsystem) auf die Daten im EPD zugreifen, und auch Patienten ist der Zugriff mittels eines Webportals von zu Hause aus möglich. Mögliche Inhalte des Patientendossiers sind Röntgenbefunde, Impfausweise, Medikationslisten oder Entlassungsberichte, auch Austrittsberichte genannt. Diese Dokumente werden mittels HL7 CDA strukturiert, die Inhalte werden u. a. mittels SNOMED CT codiert. Der Patient kann die Zugriffe auf die Inhalte steuern, da es drei Zugriffsstärken gibt (geheim, eingeschränkt, normal) und der Zugang zeitlich befristet werden kann. Den behandelnden Gesundheitsfachpersonen teilt der Patient dann die entsprechenden Zugriffsrechte zu. Im Notfall können Gesundheitsfachpersonen immer auf die Daten zugreifen, allerdings wird der Patient über diesen Zugriff informiert.

Am EPD müssen alle Krankenhäuser, Geburtshäuser und Pflegeheime teilnehmen, allen anderen Gesundheitsfachpersonen steht es frei, ob sie sich am EPD beteiligen möchten. Wir stellen nun die wichtigsten Informationen zum elektronischen Patientendossier in der Schweiz vor (► Tab. 3.4).

Tab. 3.4: Das elektronische Patientendossier in der Schweiz (eigene Zusammenstellung)

Elektronisches Patientendossier (CH)	
Reichweite	National
Fokus	Patient
Führung	Gesundheitsdienstleister (Einzelpersonen und Organisationen)
Moderation	Patient (ggf. auch vertreten durch Angehörige)
Beteiligte Einrichtungen	Akutspitäler, Reha-Kliniken, psychiatrische Kliniken, Geburtshäuser und Pflegeheime müssen, alle anderen Gesundheitsfachpersonen, z. B. niedergelassene Ärzte, dürfen teilnehmen
Inhalte	Klinische Befunde, Röntgenbefunde, Impfausweise, Medikationslisten, Entlassungsberichte
Strukturierungsgrad	zunehmend strukturierte Dokumente
Technische Datenhaltung	Multizentral bei den EPD-Anbietern
Syntaktische Interoperabilität	Ja, unter Nutzung internationaler Standards (HL7 CDA, HL7 FHIR)

Tab. 3.4: Das elektronische Patientendossier in der Schweiz (eigene Zusammenstellung) – Fortsetzung

Elektronisches Patientendossier (CH)	
Semantische Interoperabilität	Ja, unter Nutzung internationaler Standards (u. a. SNOMED CT, LOINC)
Beteiligungsmodus	Opt-In

3.5.4 Fallbezogen: Elektronische Fallakte (EFA)

Einen anderen Ansatz als die nationalen Akten verfolgt die elektronische Fallakte, die EFA. Im Vergleich zu den nationalen Ansätzen, die wir vorher betrachtet haben, steht hier nicht der Patient, sondern ein klinischer Fall eines Patienten im Fokus. Die Fallakte wird in Deutschland vom Verein »elektronische FallAkte e. V.« spezifiziert und vorangetrieben.

Eine ärztliche Gesundheitsfachperson kann auf Wunsch des Patienten eine elektronische Fallakte anlegen. Sie entscheidet in Abstimmung mit dem Patienten, welche Dokumente in der Akte hinterlegt werden. Die EFA-Spezifikation gibt, im Vergleich zu den bisher betrachteten nationalen Akten, keine Vorgaben, *wie* die Dokumente aussehen sollen. Daher sind sowohl unstrukturierte Dokumente (wie z. B. Arztbriefe im PDF-Format) als auch strukturierte Dokumente im HL7 CDA- oder HL7 FHIR-Format möglich.

Der Zugriff auf die Fallakte kann über ein Webportal oder, falls entsprechende Schnittstellen vorhanden sind, über das Primärsystem (z. B. das Arztpraxissystem) erfolgen. Zugriff auf eine Akte erhält eine Gesundheitsfachperson durch die Freischaltung durch eine andere bereits berechtigte Gesundheitsfachperson, in Absprache mit dem Patienten. Primäre Anwender sind Arztpraxen und Krankenhäuser. Der Patient selbst kann nur über eine Gesundheitsfachperson die hinterlegten Daten ändern. Wir stellen nun die wichtigsten Informationen zur elektronischen Fallakte vor (▸ Tab. 3.5).

Tab. 3.5: Die elektronische Fallakte in Deutschland (eigene Zusammenstellung)

Elektronische Fallakte (D)	
Reichweite	Regional
Fokus	Fall
Führung	Gesundheitsfachpersonen, in Absprache mit dem Patienten
Moderation	Gesundheitsfachpersonen, in Absprache mit dem Patienten
Beteiligte Einrichtungen	Arztpraxen, Krankenhäuser
Inhalte	Alle den Fall betreffenden klinischen Dokumente
Strukturierungsgrad	Unstrukturierte und strukturierte Dokumente
Technische Datenhaltung	Multizentral bei den jeweiligen EFA-Providern
Syntaktische Interoperabilität	Keine Vorgaben

Tab. 3.5: Die elektronische Fallakte in Deutschland (eigene Zusammenstellung) – Fortsetzung

Elektronische Fallakte (D)	
Semantische Interoperabilität	Keine Vorgaben
Beteiligungsmodus	Opt-In

3.5.5 Anwendungsbeispiel

In dem Eingangsbeispiel zu Beginn dieses Kapitels hatte Pflegehelfer Claus Ostholthoff aus der Rehaklinik Dreihornberg die Frage gestellt: »Hätte man das nicht irgendwie vorab mitteilen können?« Diese Frage konnte man noch vor wenigen Jahren wohl nur mit einem »ja, aber nicht rein elektronisch« beantworten. Doch durch die Entwicklungen in den letzten Jahren ist inzwischen viel mehr möglich. Hier also noch einmal das Eingangsbeispiel, wie es beim Einsatz von eHealth-Anwendungen aussehen könnte.

Beispiel: Neu gedacht – wenn es sehr gut läuft

Helga Blume soll nach ihrem Aufenthalt im Krankenhaus Einhornberg in der Rehaklinik Dreihornberg weiterversorgt werden. Der ambulante Pflegedienst Einhornberg (APE) wird telefonisch informiert. Am Tag der Ankunft von Helga Blume in der Rehaklinik unterhalten sich die Pflegefachperson Aysun Demir und Pflegehelfer Claus Ostholthoff.

Claus Ostholthoff: »Wie war dein Gespräch gestern mit Helga Blume?«
Aysun Demir: »Das lief sehr gut. Das Krankenhaus hat uns vorab digital den Arztbrief, den Pflegebericht und einen Wundbericht zur Verfügung gestellt. Die konnte ich schon gleich in unser eigenes Dokumentationssystem übernehmen, sodass ich vorab schon ein gutes Bild hatte und nur noch wenig ergänzen musste. Aus den übermittelten Dokumenten wurden dabei auch automatisch die aktuelle Medikation und die medizinischen Diagnosen extrahiert und separat angezeigt. Ich konnte auch gleich alle Praxen herausfinden, mit denen ich bzgl. der Wunde zusammenarbeiten werde. Von daher: keine Probleme.«
Claus Ostholthoff: »Super, das läuft ja wie geschmiert. Da ist Digitalisierung ja wirklich zu etwas gut.«

Helga Blume kann in vielen Situationen von der Vernetzung von Gesundheitseinrichtungen profitieren. So wird sie vom Krankenhaus in die Rehaklinik Dreihornberg verlegt. Hier folgt nun die Darstellung, wie bei guter Vernetzung diese Verlegung ablaufen kann.

Beispiel: Verlegung von Krankenhaus Einhornberg in die Rehaklinik Dreihornberg

Nach der Operation unterhält sich die angehende Pflegefachperson Emma Wohlfahrt aus dem Krankenhaus Einhornberg mit Helga Blume und bespricht mit ihr die poststationäre Versorgung. Nach Rückmeldung der Krankenkasse von Helga Blume ist bestätigt, dass die anschließende Rehabilitation in der Rehaklinik Dreihornberg durchgeführt werden soll und dass hinterher der ambulante Pflegedienst Einhornberg (APE) weiterhin die Versorgung übernehmen kann.

Das Krankenhaus Einhornberg stellt einen Arztbrief, eine Medikationsübersicht und einen Pflegebericht in eine regionale elektronische Patientenakte und erlaubt in Absprache mit und im Auftrag von Helga Blume der Rehaklinik Dreihornberg sowie dem APE den Zugriff auf die Dokumente.

In der Rehaklinik greift die Pflegedienstleitung auf die elektronische Patientenakte zu. Einige strukturierte Daten werden automatisch extrahiert und in das Pflegeinformationssystem übernommen. Basierend auf diesen Informationen sowie den Angaben und Zielsetzungen von Helga Blume wird ein Therapieplan entwickelt.

Beispiel: Überleitung von der Rehaklinik zum ambulanten Pflegedienst

Bevor die Entlassung aus der Rehaklinik in die Häuslichkeit ansteht, werden in der einrichtungsübergreifenden elektronischen Patientenakte die entsprechenden Dokumente für den APE in Absprache mit Helga Blume aktualisiert. Das Case Management bzw. der Sozialdienst der Rehaklinik organisiert den Krankentransport und informiert den Pflegedienst APE über die anstehende Entlassung sowie die neuen Dokumente. Somit ist der APE frühzeitig über die aktuelle Situation informiert und erkennt, dass Helga Blume hauswirtschaftliche Unterstützung benötigt, da sie vermutlich am ersten Tag noch nicht einkaufen gehen kann. Daher bittet der ambulante Pflegedienst eine Nachbarin von Helga Blume, die als Ansprechpartnerin hinterlegt ist, für sie das Nötigste einzukaufen, um ihr so mit diesem hauswirtschaftlichen Dienst einen guten Start in ihrem Zuhause zu ermöglichen.

Vertiefende Aufgabe

Betrachten Sie noch einmal die letzten Beispiele. Welche der vorher beschriebenen einrichtungsgreifenden Akten in Deutschland, Österreich und der Schweiz würden diese Szenarios aus Ihrer Sicht am besten unterstützen?

Sehen Sie noch an irgendeiner Stelle weitere Möglichkeiten, durch digitale Vernetzung die Prozesse zwischen Einrichtungen noch besser zu unterstützen, insbesondere dort, wo die vorgestellten Gesundheitsakten dies aktuell nicht unterstützen?

3.6 mHealth – mobile Anwendungen für Patienten

Bisher haben wir uns mit den elektronischen Akten aus dem Bereich der ungerichteten Kommunikation beschäftigt. Wir haben dort gesehen, dass bei vielen Ansätzen der Patient – z. B. als Nutzer und durch die Vergabe von Zugriffsrechten – bereits eine wichtige Rolle einnimmt. Wir möchten uns daher jetzt noch weitere patientenzentrierte eHealth-Anwendungen anschauen und diskutieren, wie diese Anwendungen Patientinnen und Patienten unterstützen können, selbst Verantwortung für sich und ihre Gesundheit zu übernehmen.

Patientenzentrierte eHealth-Anwendungen sind heutzutage meistens auf mobilen Endgeräten wie Smartphones verfügbar, oft ergänzt durch Nutzungsmöglichkeiten auf Laptop, Notebook oder Desktop-PC. Derartige mobile patientenzentrierte Anwendungen werden auch Patienten-Apps genannt. Dieser Teilbereich von eHealth wird als mHealth (mobile Health) bezeichnet.

Definition

mHealth beschreibt den Teilbereich von eHealth, welcher patientenzentrierte, mobile Anwendungen umfasst.

Vereinfacht können sieben Typen mobiler patientenzentrierter Anwendungen unterschieden werden (Knöppler et al., 2016). Diese sind im Folgenden dargestellt (▶ Abb. 3.6), werden kurz vorgestellt und den eHealth-Anwendungsbereichen zugeordnet (▶ Kap. 3.3).

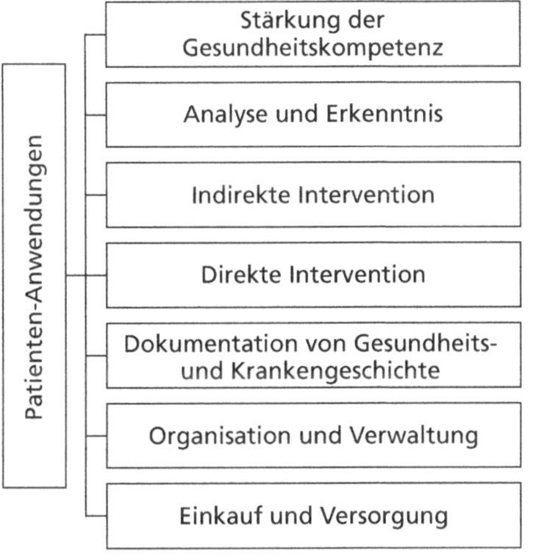

Abb. 3.6: Unterteilung von mobilen patientenzentrierten Anwendungen (mHealth) (nach Knöppler et al., 2016, S. 66)

Zum ersten Segment »Stärkung der Gesundheitskompetenz« gehören mHealth-Anwendungen, die den Bürgerinnen und Bürgern Informationen z. B. zu bestimmten Krankheitsbildern bereitstellen. Auch ein Fitnessarmband kann hierunter gezählt werden. Diese sind den eHealth-Kategorien »Information und Ausbildung« sowie insbesondere »Selbstmanagement von Gesundheit und Krankheit« zuzuordnen.

Das zweite Segment »Analyse und Erkenntnis« umfasst mHealth-Anwendungen, die kontextbezogen gesundheits- und umweltbezogene Daten punktuell erheben und auswerten. Ein Beispiel sind hier Fitness-Apps mit Darstellung des Pulsverlaufs. Aufbauend auf diesen Daten wird ein Analyseergebnis angezeigt und möglicherwiese eine Empfehlung ausgesprochen, z. B. über die individuelle Ernährung und Bewegungseinheiten. Ein anderes Beispiel sind Anwendungen, welche nach Abfrage von Symptomen eine Empfehlung zur weiteren Behandlung vorschlagen. Anwendungen dieses Segments fallen in die eHealth-Kategorie »Selbstmanagement von Gesundheit und Krankheit«.

Im dritten Segment »Indirekte Interventionen« sind mHealth-Anwendungen zusammengefasst, die erfasste Informationen zum Patienten im Zeitverlauf darstellen. Beispiele für derartige Informationen sind einzelne Vitalwerte oder Tagebucheinträge zu einer Erkrankung, wie sie z. B. in Diabetes-Apps oder Kopfschmerz-Tagebüchern realisiert sind. Ziel dieser Anwendungen ist es, Selbstwirksamkeit, Adhärenz und Sicherheit der Patientinnen und Patienten zu erhöhen. Diese Anwendungen sind ebenfalls der eHealth-Kategorie »Selbstmanagement von Gesundheit und Krankheit« zuzuordnen. Wenn Gesundheitsfachpersonen auf diese Daten zugreifen und diese auswerten können, sind diese Anwendungen auch der Kategorie »Überwachung« zuzuordnen.

Zum vierten Segment »Direkte Interventionen« gehören mHealth-Anwendungen, die zum Ziel haben, Verhaltensweisen und Gesundheitszustände des Patienten zu verändern. Dazu zählen z. B. Online-Kurse oder Tutorials, die Übungen anleiten oder die Durchführung mittels interner Sensoren überwachen. Beispiele sind Anwendungen zur Behandlung von Angststörungen oder Übungen zur Stärkung des Gleichgewichts. Diese Anwendungen fallen in die eHealth-Kategorie »Selbstmanagement von Gesundheit und Krankheit«.

Das fünfte Segment »Dokumentation von Gesundheits- und Krankheitsgeschichte« umfasst mHealth-Anwendungen mit einer dahinterliegenden elektronischen Patientenakte. Beispiele sind hier die Anwendungen zur Einsichtnahme in die eigene elektronische Akte, die von den jeweiligen Anbietern der Akten herausgegeben werden und einen sicheren Zugriff auf die Inhalte ermöglichen. Diese Anwendungen werden auch Patientenportale genannt. Derartige Anwendungen sind den eHealth-Kategorien »Selbstmanagement von Gesundheit und Krankheit« und »ungerichtete Kommunikation« zuzuordnen.

Im sechsten Segment »Organisation und Verwaltung« sind mHealth-Anwendungen zu finden, die der Organisation des Patienten dienen. Beispiele sind hier Anwendungen, die die Kommunikation mit den Krankenkassen (z. B. Hochladen von Erstattungsanträgen) erlauben, aber auch Anwendungen zur Terminvereinbarung (z. B. in einer Ambulanz). Diese Anwendungen sind der eHealth-Kategorie der »gerichteten Kommunikation« zuzuordnen.

Das siebte Segment »Einkauf und Versorgung« umfasst mHealth-Anwendungen, die es Patienten ermöglichen, benötigte gesundheitsbezogene Produkte zu erwerben, insbesondere aus Online-Shops. Anwendungen dieses Segments sind der eHealth-Kategorie »gerichtete Kommunikation« zuzuordnen.

Herausforderungen bei mHealth

Diese Unterteilung zeigt, wie vielfältig mHealth-Anwendungen sein können. Je nach Segment ist der Nutzen aus Sicht der Patientinnen und Patienten kurzfristig, mittelfristig oder langfristig ersichtlich. Jedoch müssen die Anbieter derartiger Anwendungen auch einige Herausforderungen angehen, die im Rahmen der Entwicklung und Vermarktung entstehen.

Eine Herausforderung bei mHealth-Anwendungen sind Datenschutz und Datensicherheit. Im Kontext von mHealth-Anwendungen werden gesundheitsbezogene Daten verarbeitet, die in den deutschsprachigen Ländern als besonders schützenswert angesehen werden (siehe Art. 9, Satz 1 EU-DSGVO für Österreich und Deutschland bzw. Art. 3 Abs. c DSG für die Schweiz). Daher müssen Hersteller sicherstellen, dass die Daten nicht ohne Einwilligung des Patienten eingesehen oder verändert werden. Dies gilt auch für den Hersteller der Anwendung selbst. So darf z. B. eine Krankenkasse, die eine Fitness-Anwendung herausgibt, die Fitness-Werte des Versicherten nicht ohne dessen explizite Einwilligung einsehen. Wir greifen das Thema Datenschutz und Datensicherheit später noch einmal auf (► Kap. 8.5, ► Kap. 8.6).

Wichtig ist ebenso, dass dem Patienten transparent gemacht wird, wo seine Daten gespeichert werden, wie auf sie zugegriffen werden kann und wie sie gelöscht werden können. Die Datenhoheit muss also bei dem Patienten liegen. Ferner müssen die Hersteller verdeutlichen, welche Algorithmen, z. B. Berechnungsformeln, sie anwenden, um einen Wert zu berechnen oder eine Empfehlung auszusprechen. Der Patient muss so in die Lage versetzt werden, die dargestellten Informationen auf Plausibilität zu prüfen.

mHealth-Anwendungen, welche im Kontext der Diagnostik oder Therapie verwendet werden, können ein Medizinprodukt darstellen. Wann dies der Fall ist und welche Konsequenzen die Einordnung hat (z. B. besondere Qualitätsanforderungen in der Softwareentwicklung, Schulung der Anwender im Umgang mit Medizinprodukt), ist europaweit in der Medizinprodukte-Verordnung der EU geregelt. Diese Verordnung sieht für Software, die als Medizinprodukt eingestuft wird, u. a. vor, dass eine klinische Bewertung und bei höheren Klassen eine klinische Studie zum Nachweis des Nutzens der Anwendung durchgeführt werden muss. Diese Anforderungen führen zu einem erhöhten Entwicklungsaufwand und steigenden Kosten. Ähnliche Regelungen gibt es auch in der Schweiz.

Bei jeder Softwareentwicklung und insbesondere bei der Entwicklung und Zertifizierung von Medizinprodukten entstehen Kosten. Zu klären ist, wie diese Kosten aus Sicht der Hersteller refinanziert werden können, vor allem bei mHealth-Anwendungen, die eine eher geringe Zielgruppe ansprechen (z. B. Anwendungen, die sich mit speziellen, seltenen Krankheitsbildern beschäftigen).

Eine weitere Herausforderung ist die technische Interoperabilität (▸ Kap. 2.6.2) von mHealth-Anwendungen und notwendigen Messgeräten. Manche mHealth-Anwendungen benötigen Daten von speziellen Messgeräten zur Messung von physiologischen Parametern, z. B. zur Messung von Blutzuckerwerten oder Blutdruckwerten. Nicht immer sind die mHealth-Anwendung und das vorhandene Messgerät technisch interoperabel, können also Daten austauschen. In diesem Fall muss der Patient entweder ein neues Messgerät mit passenden Schnittstellen kaufen oder aber Daten händisch übertragen (was zeitaufwändig und fehleranfällig ist).

Für viele mHealth-Anwendungen fehlt schließlich noch eine klare wissenschaftliche Evidenz, welchen Nutzen sie zeigen und welche Risiken mit ihrer Anwendung verbunden sind. In Deutschland wird die Qualität von mHealth-Anwendungen (insbesondere der sogenannten Digitalen Gesundheitsanwendungen, DiGA) inzwischen teilweise durch das Bundesministerium für Arzneimittel und Medizinprodukte (BfArM) geprüft. Nach Prüfung und Freigabe können derartige DiGAs von Ärzten und Psychotherapeuten verordnet werden. Die Kosten werden in diesem Fall von der Krankenversicherung übernommen (»App auf Rezept«). Wir werden später noch einmal auf das Thema mHealth eingehen und einige Hinweise zur Bewertung der Qualität einer mHealth-Anwendung vorstellen (▸ Kap. 7.7).

Beispiel

Helga Blume leidet schon seit Jahren an Diabetes mellitus Typ II. Nach einer Neueinstellung möchte ihre Hausärztin Dr. Vera Kraus vom MVZ Einhornberg, dass sie ein Diabetestagebuch führt. Ihre Freundin hatte ihr schon vor einem Jahr ein Smartphone zum Geburtstag geschenkt, mit dem sie gut klarkommt. Sie installiert eine spezielle, von ihrer Hausärztin empfohlene App, die sich automatisch mit ihrem Blutzuckermessgerät via Bluetooth verbindet. Die von ihr gemessenen Blutzuckerwerte werden also direkt in die App übernommen. Der Pflegedienst APE kann sich die Werte vor Ort bei Helga Blume anschauen. Vor jedem Arztbesuch sendet Helga Blume die Werte aus der App an Dr. Vera Kraus, die die Werte vor dem Gespräch anschaut und dann gemeinsam mit ihr prüft, ob die Werte von Helga Blume in Ordnung sind.

Diese Diabetestagebuch-App ist eine Anwendung des Segments »Indirekte Interventionen«. Da hier die Hausärztin Dr. Vera Kraus auch auf die Daten zugreifen kann, kann diese App den eHealth-Kategorien »Selbstmanagement von Gesundheit und Krankheit«, »Überwachung« und »ungerichtete Kommunikation« zugeordnet werden.

Vertiefende Aufgabe

Recherchieren Sie mindestens drei mHealth-Anwendungen in den einschlägigen App Stores. Schauen Sie dazu auch, ob es Patienten-Anwendungen gibt, die von Ihrer Krankenversicherung bereitgestellt oder finanziert werden. Welche Art von Patienten-Anwendung halten Sie persönlich für besonders sinnvoll?

3.7 TeleHealth – Versorgung aus der Ferne

Ein weiterer Zweig der eHealth-Anwendungen sind Angebote im Bereich TeleHealth. Oftmals wird TeleHealth noch in Telepflege und Telemedizin, also in pflegerische und ärztliche Angebote, unterschieden. Da die Anwendungen sich jedoch mitunter überlappen, sprechen wir allgemein von TeleHealth.

Definition

TeleHealth ist ein Teilbereich von eHealth, welcher das Anbieten oder Durchführen von gesundheitsbezogenen Dienstleistungen unter Anwendung von Informations- und Kommunikationstechnologie zur Überbrückung räumlicher Distanz umfasst.

Eine der bekannteren Anwendungen im Bereich TeleHealth ist die Telekonsultation. Dabei werden Befunde mittels Informationstechnologie einem räumlich entfernten Experten angezeigt, der nun seinen Rat gibt. So kann eine Probe, die in Flensburg im Labor untersucht wurde, von einem Experten in München begutachtet und der Befund mit diesem Experten diskutiert werden.

Beispiel

Ein halbes Jahr nach dem Krankenhausaufenthalt führt die gerade examinierte Pflegefachperson Maria Hagen im Rahmen der regulären ambulanten Versorgung durch den Pflegedienst APE bei Helga Blume einen Verbandswechsel bei deren diabetischen Fußsyndrom durch. Es ist ihr erster Besuch bei Helga Blume und sie hat noch nicht viele chronische Wunden gesehen. Ihr fällt aber auf, dass der Wundgrund gelblich aussieht. Sie kontaktiert den Wundmanager Peter Hillebrandt vom Sanitätshaus Kunz. Dieser hat gerade Zeit und beide nutzen ein sicheres Videokonferenzsystem für ein kurzes Gespräch. Maria Hagen sendet Peter Hillebrandt ein aktuelles Foto der Wunde und berichtet von ihrer Befürchtung, dass es sich um eine gelbe Nekrose handeln könnte.

Peter Hillebrandt bittet sie, einen Kompressentest zu machen, und leitet sie dabei aus der Ferne an. Aufgrund der Ergebnisse kann er Maria Hagen beruhigen: Es handelt sich um einen einfachen Fibrinbelag. Er berät Maria Hagen, wie sie diesen sicher entfernen kann, verspricht aber, bei seinem nächsten Versorgungstermin bei Helga Blume die Wunde im Detail anzuschauen.

Diese Form des Kontakts zwischen Gesundheitsfachpersonen ist nicht die einzige Form von TeleHealth, auch Kontakte zwischen Patienten und Gesundheitsfachpersonen sind eine Anwendungsmöglichkeit. Im Zuge der Coronapandemie konnten Patienten in Deutschland zum Beispiel Videosprechstunden ihrer Ärzte nutzen, statt in die Arztpraxis zu fahren. Auch nach der Pandemie kann diese Möglichkeit des Kontakts z. B. für den ländlichen Raum interessant sein, da lange Anfahrtswege vermieden werden können. Auch können medizinische Fachangestellte, ausgestattet mit verschiedenen Messgeräten, Hausbesuche bei Patienten durchführen und nach Bedarf Messungen tätigen. Sollte Bedarf bestehen, kann eine Ärztin elektronisch zugeschaltet werden oder der Patient gebeten werden, persönlich in der Praxis vorstellig zu werden.

Auch bei der Koordination von komplexen Krankheitsbildern kommen TeleHealth-Anwendungen zum Tragen. So können Case Manager außerhalb des Krankenhauses durch entsprechende Anwendungen unterstützt werden, z. B. durch die bereits vorgestellte elektronische Fallakte (► Kap. 3.5). Auch können die einrichtungsübergreifenden Fallakten um weitere Funktionalitäten erweitert werden, z. B. einen Kalender oder ein Tagebuch.

All diese Szenarien bringen einige Herausforderungen mit sich, die geklärt sein müssen. Einige sind deckungsgleich mit denen der patientenzentrierten Anwendungen. So müssen auch hier Datenschutz und Datensicherheit sichergestellt sein. Auch Fragen der Interoperabilität verschiedener beteiligter Anwendungssysteme spielen eine große Rolle. So müssen Daten für die TeleHealth-Anwendungssysteme mit den Anwendungssystemen z. B. im Krankenhaus, der Arztpraxis oder des ambulanten Pflegedienstes kommunizieren können, damit diese die erfassten Informationen weiterverarbeiten können.

3.8 Lernerfolgsfragen

- *Frage 3.1:*
  Erläutern Sie die Bedeutung von Informationskontinuität im Kontext von Versorgungskontinuität. Warum ist Interoperabilität für Informationskontinuität generell wichtig?
- *Frage 3.2:*
  Ordnen Sie folgende Beispiele den sieben Kategorien von eHealth-Anwendungen zu (▶ Kap. 3.3).
  - Elektronische Entlassbriefe, die von einer Einrichtung direkt an eine weiterversorgende Einrichtung gesendet werden
  - Elektronisches Diskussionsforum, in dem Bürgerinnen und Bürger Erfahrungen zu bestimmten Erkrankungen austauschen können
  - Hausnotrufsysteme, mit denen ein Patient im Notfall rasch Hilfe anfordern kann
  - Unterstützung von Rettungssanitätern durch einen Notarzt, der zu einer Notfallsituation per Video dazugeschaltet wird und auf dieser Basis die Sanitäter vor Ort unterstützen kann
- *Frage 3.3:*
  Erläutern Sie, wie die vier Ebenen der Interoperabilität die Informationskontinuität unterstützen.
- *Frage 3.4:*
  Auf dem digitalen Gesundheitsmarkt wird eine mobile Anwendung für Schmerzpatienten beworben – mit umfangreichen Informationen zu Ursachen von konkreten Schmerzen, einem Schmerztagebuch und Beschreibung von Verfahren zur nichtmedikamentösen Schmerzreduktion inkl. Erklärvideos und Entspannungsaudios. In welche Arten von mobiler patientenzentrierter Anwendung (▶ Kap. 3.6) fällt dieses Beispiel?
- *Frage 3.5:*
  Erläutern Sie die Anwendung von TeleHealth anhand des oben genannten Fallbeispiels des Rettungssanitäters etwas mehr im Detail. Wie läuft der Prozess ab?

Literatur

Folgende Literatur wurde zitiert, kann aber auch zur Vertiefung der Kapitelinhalte herangezogen werden:

ASSESS CT Consortium (2016). *Assessing SNOMED CT for Large Scale eHealth Deployments in the EU: ASSESS CT Recommendations.* Herausgegeben von der Europäischen Union. Zugriff am 21.09.2022 unter: https://tinyurl.com/bdddyedk. *Empfehlungen zur Nutzung von SNOMED, u. a. beim internationalen Austausch von Gesundheitsdaten.*

Haas, P. (2017). *Elektronische Patientenakten: Einrichtungsübergreifende Elektronische Patientenakten als Basis für integrierte patientenzentrierte Behandlungsmanagement-Plattformen.* Gütersloh: Bertelsmann Stiftung. *Übersicht über Patientenakten, inkl. einem internationalen Vergleich.*

Haggerty, J.L., Reid, R.J., Freeman, G.K. et al. (2003). *Continuity of care: A multidisciplinary review.* BMJ (Clinical Research Ed.), 327(7425), 1219–1221. *Übersicht zum Thema Versorgungskontinuität.*

Knöppler, K., Neisecke, T., Nölke, L. (2016). *Digital-Health-Anwendungen für Bürger: Kontext, Typologie und Relevanz aus Public-Health-Perspektive. Entwicklung und Erprobung eines Klassifikationsverfahrens.* Gütersloh: Bertelsmann Stiftung. *Einordnung von patientenzentrierten Anwendungen.*

SNOMED International (2017). *SNOMED CT Starter Guide.* Zugriff am 21.09.2022 unter: http://snomed.org/sg. *Übersichtsdokument für SNOMED CT.*

Folgende Internetseiten dienen als Informationsquelle für einzelne Abschnitte und ermöglichen eine Vertiefung der Inhalte bzw. stellen aktuelle Informationen bereit. (Wir weisen darauf hin, dass sich die Internetseiten seit dem letzten Zugriff am 21.09.2022 natürlich ändern können. Sollten einzelne URLs sich verändern, bitten wir um eine Suche in einer entsprechenden Suchmaschine):

http://snomed.org *Vertiefende Informationen zu SNOMED CT.*

https://loinc.org *Vertiefende Informationen zu LOINC.*

https://hl7.org *Vertiefende Informationen zu den Standards von HL7 International.*

https://hl7.de, https://wiki.hl7.de, https://hl7.at, https://wiki.hl7.at, https://hl7.ch *Homepages und Wiki-Seiten von HL7 Deutschland, HL7 Austria und HL7 Schweiz mit vertiefenden Informationen zu nationalen HL7-Implementierungsleitfäden.*

https://www.ihe-d.de, https://www.ihe-austria.at, https://www.ihe-suisse.ch/de *Internetseiten von IHE Deutschland, IHE Austria und IHE Suisse mit vertiefenden Informationen zu IHE-Profilen.*

https://www.gematik.de *Vertiefende Informationen zur Telematikinfrastruktur und den angebotenen Diensten in Deutschland.*

https://www.elga.gv.at, https://www.elga.gv.at/faq/wissenswertes-zu-elga *Vertiefende Informationen zur ELGA in Österreich.*

https://www.e-health-suisse.ch/startseite.html *Vertiefende Informationen zum elektronischen Patientendossier in der Schweiz.*

http://www.fallakte.de *Vertiefende Informationen zur elektronischen Fallakte.*

4 Personenzentrierte assistierende Technologien im pflegerischen Handeln

Regina Schmeer

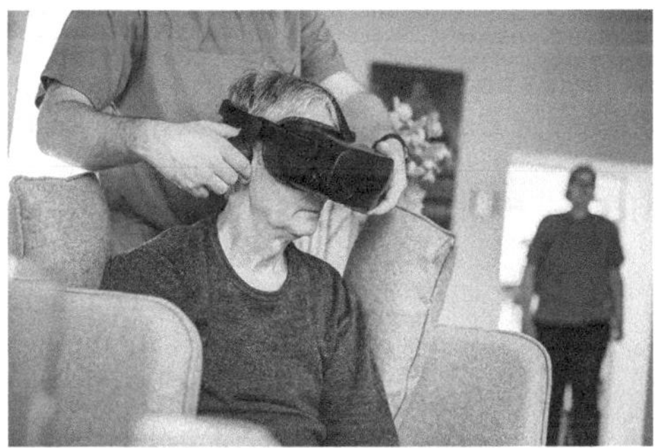

Virtuelle Realität – über eine Brille übermittelt – kann Menschen in andere Welten eintauchen lassen und dort auch interagieren lassen. (Hochschule Osnabrück/Oliver Pracht)

4.1 Lernziele

1. Verschiedene assistierende Technologien zur Unterstützung der Pflegebedürftigen kennen und diese bestimmten Unterstützungsbedarfen zuordnen können
2. Verschiedene assistierende Technologien zur Unterstützung pflegerischer Arbeitsprozesse kennen
3. Nutzen und Grenzen von personenzentrierten assistierenden Technologien im pflegerischen Handeln kritisch reflektieren können

4.2 Personenzentrierte assistierende Technologien

In diesem Kapitel stellen wir personenzentrierte assistierende Technologien vor, die bereits in Pflegesituationen im Einsatz sind oder es vermutlich bald sein werden. Generell bezeichnen wir mit personenzentrierten assistierenden Technologien Anwendungen, welche eine bestimmte Person in ihren Tätigkeiten gezielt unterstützen.

Definition

Personenzentrierte assistierende Technologien sind Anwendungen, welche menschennahe Hilfestellungen bei der Bewältigung von Alltagsaufgaben oder des Arbeitsprozesses anbieten.

Personenzentrierte assistierende Technologien bestehen in der Regel aus Sensoren, aus einer datenverarbeitenden Software, einem Aktor sowie einer Möglichkeit zur Datenausgabe (▶ Abb. 4.1).

Der Sensor dient der Messung bestimmter physikalischer Größen.

Definition

Ein Sensor wandelt eine physikalische Größe (z. B. Temperatur) mit Hilfe eines physikalischen Effekts in ein elektrisches Signal um.

Dabei übernimmt der Sensor drei Funktionen: Aufnehmer, Wandler und Verstärker. Ein Drucksensor in einer Matratze kann z. B. den Druck in ein elektrisches Signal umwandeln, welches von einer Anwendung als datenverarbeitendes System weiterverarbeitet wird. Die Anwendung kann die verarbeiteten Daten ausgeben, also aufbereitet präsentieren. So kann der Anwender z. B. graphisch das Ergebnis und den Verlauf der Druckmessungen einsehen. Die Anwendung kann darüber hinaus mit einem Aktor gekoppelt sein.

Definition

Ein Aktor ist ein Antriebselement, welches elektrische Signale (z. B. eines Sensors) in mechanische Bewegung (z. B. Bettneigung) bzw. in andere Größen (z. B. Schall, Temperatur) umwandelt.

Ein Aktor nutzt z. B. Daten der Drucksensoren und veranlasst zur Druckentlastung eine automatische Seitenneigung des Bettes.

Bei den personenzentrierten assistierenden Technologien spielen neben sensorgestützten Systemen auch mobile Anwendungen (Apps) wegen ihrer weiten Verbreitung eine wichtige Rolle. Gerade im Umgang mit Gesundheitsstörungen können Apps helfen, ein gesundheitsförderliches Verhalten zu lernen und Wissen über die Gesundheitsstörung zu erlangen. Auf dem Markt sind inzwischen mehr als 100.000 Gesundheitsapps zu verschiedensten Themen – von Fitness bis zu konkreten Gesundheitsstörungen wie Adipositas und Depression – vertreten. Wir haben bereits Apps auf mobilen Endgeräten als mHealth-Anwendungen vorgestellt, eine Einordnung der Apps präsentiert und Beispiele genannt (▶ Kap. 3.6). Die Abgrenzung von mHealth und personenzentrierten assistierenden Technologien ist dabei nicht immer einfach.

Wir werden nun zunächst personenzentrierte assistierende Technologien zur Unterstützung von Pflegebedürftigen und ihrer Angehörigen diskutieren (▶ Kap. 4.3), bevor wir dann assistierende Technologien für Pflegefachpersonen präsentieren (▶ Kap. 4.4). Einige der nun im Folgenden vorgestellten Technologien mögen futuristisch anmuten. Die meisten vorgestellten Lösungen haben aber bereits Marktreife erlangt, haben also das Forschungsstadium bereits verlassen. Alle vorgestellten Anwendungen sind als Beispiele gedacht, da sich dieser Markt ständig erweitert und neue Produkte hinzukommen.

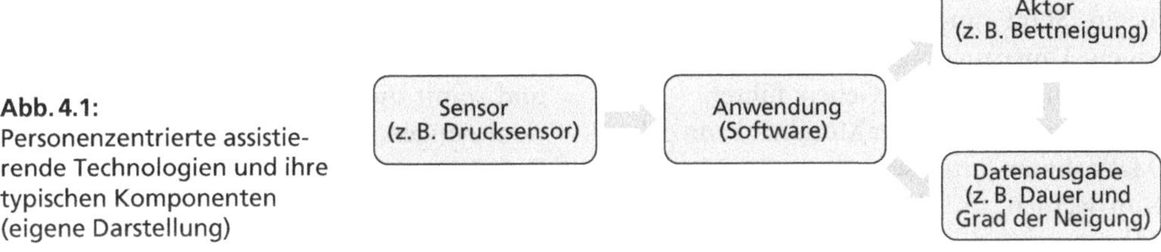

Abb. 4.1: Personenzentrierte assistierende Technologien und ihre typischen Komponenten (eigene Darstellung)

4.3 Assistierende Technologien zur Unterstützung der Pflegebedürftigen

Pflegebedürftige Menschen benötigen Unterstützung bei ihrer Bewältigung des Alltags und bei der Erlangung oder Bewahrung einer größtmöglichen Autonomie. Hierbei ist ein Paradigmenwechsel zu beobachten: von einem defizitär orientieren Verständnis von pflegeempfangenden Patienten hin zu einem ressourcenorientierten Verständnis einer mündigen Person, welche nur in bestimmten Belangen pflegebedürftig ist.

Als Untergliederung für unsere Ausführungen verwenden wir das in Deutschland zur Beschreibung der Pflegebedürftigkeit genutzte Neue Begutachtungs-Assessment (NBA) des Spitzenverbandes der gesetzlichen Krankenversicherungen. Dieses beschreibt Pflegebedürftigkeit in Bezug auf sechs Aktivitäten. Da diese Untergliederung sich eher an der ambulanten und langzeitstationären Versorgung orientiert, haben wir die Übersicht um die akute Überwachung erweitert, welche vor allem in der stationären Versorgung eine besondere Bedeutung hat. Deshalb beschreiben wir die personenzentrierten assistierenden Technologien, bezogen auf die Unterstützungsfunktionen, in den folgenden sieben Aktivitäten:

1. Mobilität,
2. Kognitive und kommunikative Fähigkeiten,
3. Verhaltensweisen und psychische Problemlagen,
4. Selbstversorgung,
5. Umgang mit gesundheitsstörungs- und therapiebedingten Belastungen,
6. Gestaltung des Alltagslebens und sozialer Kontakte sowie
7. Akute Überwachung.

Vertiefende Aufgabe

Lesen Sie bitte das Fallbeispiel von Helga Blume noch einmal (▸ Kap. 1.4). Überlegen Sie, in welchen der genannten sieben Bereichen Helga Blume einen Unterstützungsbedarf hat. Überlegen Sie dann für jeden Unterstützungsbedarf, welche personenzentrierten assistierenden Technologien Ihnen hierzu einfallen. Welche Bereiche sind aus Ihrer Sicht bereits recht gut technisch unterstützt, welche weniger?

4.3.1 Unterstützung der Mobilität

Im pflegerischen Handeln gilt es, die Mobilität von Pflegebedürftigen so lange wie möglich zu erhalten bzw. bei eingeschränkter Mobilität Unterstützung zu gewährleisten und Risiken einzudämmen. Einschränkungen der Mobilität können beispielsweise u. a. zu einem höheren Sturz- und Dekubitusrisiko und zu einem Unterstützungsbedarf bei bestimmten Bewegungen, wie z. B. Gehen, führen.

Unterstützung in der Mobilität kann daher Maßnahmen umfassen, die präventiv wirksam werden, um die Mobilität zu erhalten. Hierzu zählt die Sturzprophylaxe. Andererseits können durch bereits eingeschränkte Mobilität Probleme auftreten, die durch entsprechende Technologien erkannt und oder vermieden werden, wie z. B. bei der Dekubitusprophylaxe.

Um das Risiko eines Sturzes zu minimieren, sind Technologien verfügbar, die z. B. frühzeitig Sturzgefahren detektieren und darüber informieren. Sensoren zur Unterstützung der Mobilität können vielfältige Informationen liefern. Beispielsweise enthält ein sogenanntes Bed-Exit-System Sensoren (z. B. in einer Unterlage unter oder direkt in der Matratze), welche Druckveränderungen, die auf ein Verlassen des Bettes hinweisen, interpretieren und dann einen akustischen und/oder optischen Alarm auslösen. Derartige Sensoren können z. B. auch melden, wenn ein erhöhter, länger anhaltender Druck auf einer Dekubitus-gefährdeten Stelle (z. B. im Steißbereich) vorliegt. Diese Daten werden nun von Aktoren verwendet, um Risiken zu minimieren. So kann der Aktor reagieren, indem er eine Positionierungsmaßnahme durch Seitenneigung des Bettes einleitet und so die gefährdete Stelle entlastet.

Ein Beispiel für ein Sensor-Aktor-System ist eine Matratze, welche aus ca. 10 x 10 cm großen Schaumstoffwürfeln besteht. An der körpernahen (oberen) Seite der Schaumstoffwürfel sind Drucksensoren integriert und an der fußbodennahen (unteren) Seite sind Aktoren eingebaut. Der Aktor kann dann – basierend auf den aktuellen Sensordaten – eine Druckentlastung durch das »Herunterfahren« (Bewegung) von Schaumstoffwürfeln der Matratze vornehmen. Die erfolgte Druckentlastung wird anschließend über Schnittstellen (► Kap. 2.6.1) an das Pflegedokumentationssystem übermittelt. Zu bedenken ist, dass bei derartigen Technologien – wie bei jeder Technologie – Fehlfunktionen auftreten können und somit die Funktionalität, z. B. der Positionierungen, von Pflegefachpersonen und Personen anderer Gesundheitsberufe regelmäßig geprüft und überwacht werden muss.

Neben der Reduktion von Stürzen und Dekubitus als Folgen eingeschränkter Mobilität können intelligente Geräte auch die Mobilität selbst im Sinne einer Förderung dieser unterstützen. Zur Unterstützung beim Gehen werden häufig Rollatoren eingesetzt. Auch diese können mit Sensoren und Aktoren ausgestattet sein, die den Anschub bei einem Anstieg und eine Bremsung bei einem Gefälle des Weges unterstützen. Besonders für Menschen mit Parkinson ist das Gehen deutlich erleichtert. Zusätzlich kann noch ein GPS-System (GPS = Global Positioning System, das satellitengestützte Navigationssystem) eingebaut werden, sodass auch eine Navigation an einen unbekannten Ort erleichtert wird. Falls einmal Hilfe benötigt wird, kann so mit dem integrierten Notruf die genaue GPS-Position an die Helfer gesendet werden.

Beispiel

Helga Blume kommt nach der Operation wieder auf Station C1. Durch ihre Immobilität und weitere Einflussfaktoren hat sie ein hohes Dekubitusrisiko und erhält daher ein besonderes Matratzensystem, welches automatisch seitliche Positionierungen vornimmt, wenn der Druck an einer bestimmten Körperstelle zu hoch ist.

Als Helga Blume einige Zeit später in der Rehaklinik Dreihornberg ankommt, erwartet sie dort schon der zuständige Physiotherapeut mit einem besonderen Rollator. Dieser bewegt sich nur, wenn sie korrekt zwischen den Haltegriffen steht und geht. Auch den Weg in das nahegelegene Café der Rehaklinik kann der Rollator anzeigen und bietet damit eine Hilfestellung, sich zu orientieren.

Eine Unterstützung der Mobilität kann auch durch spezielle Übungen geschehen, die durch eine App angeleitet werden. So könnte eine App z. B. bei Rückenschmerzen bestimmte, vorab mit dem Physiotherapeuten eingeübte Trainingseinheiten vorschlagen. Über am Körper getragene Sensoren oder z. B. die Smartphone-Kamera kann die Haltung oder das Gangmuster überprüft werden. Der spielerische Charakter und das Sichtbarmachen des Fortschrittes, z. B. über die Gesamtnutzungsdauer der App, wirken oft sehr motivierend. Allerdings besteht das Problem, dass bei fehlender Kontrolle und Rückmeldung eventuell Übungen nicht korrekt durchgeführt und so Fehlhaltungen gefördert werden. In Deutschland können derartige digitale Anwendungen beim Bundesinstitut für Arzneimittel und Medizinprodukte angemeldet und geprüft werden. Wenn sie zugelassen und im Verzeichnis der digitalen Gesundheitsanwendungen (»DiGa«) aufgenommen sind, können sie von Ärzten und Psychotherapeuten verordnet werden. Die Kosten werden in diesem Fall von der Krankenversicherung übernommen (»App auf Rezept«).

4.3.2 Unterstützung der kognitiven und kommunikativen Fähigkeiten

Wir Menschen sind darauf angelegt mit anderen Menschen zu kommunizieren. Die Kommunikation dient dazu, dass wir uns verständigen, orientieren sowie Wissen aufnehmen oder weitergeben können. Wir kommunizieren sowohl verbal über Sprache als auch nonverbal durch Mimik und Gesten. Menschen können durch Gesundheitsstörungen, z. B. Demenz oder einen Schlaganfall, in der Kommunikation eingeschränkt sein oder auch durch einen fehlenden Sprachschatz, weil sie eine andere Sprache als ihr Gegenüber beherrschen.

Spracherkennungssysteme, Sprachroboter oder Chatbots können hier unterstützen. Derartige Technologien sind in der Lage, einfache Fragen (z. B. »Wie wird das Wetter heute?«) zu beantworten oder einfache Aufforderungen (z. B. »Bitte rufe meine Tochter an!«) auszuführen. Sie können darüber hinaus Aussagen auch in andere Sprachen, inklusive Gebärdensprache, übersetzen. Limitierend ist jedoch, dass der Sprachschatz und auch das Verständnis von Gesten oder Mimik davon abhängt, wie gut der Sprachroboter den Nutzenden versteht und auf diese Person trainiert wurde. Wenn der Sprachroboter oder die Sprachsteuerung als lernendes System entwickelt wurde, wachsen der Sprachschatz und die Wiedererkennung mit jeder Anwendung.

Auch um Menschen mit Lähmungen der Zungenmuskulatur oder der Stimmbänder wieder eine Kommunikationsmöglichkeit zu geben, können Sprechroboter eingesetzt werden. Falls Menschen auch andere Lähmungen haben, sind diese auch über Augenbewegungen steuerbar. Erste Forschungsansätze existieren, welche zeigen, dass auch schon Hirnaktivität in Sprache übersetzt werden kann (Anumanchipalli et al., 2019).

Zur Förderung von kognitiven Fähigkeiten, z. B. der Merk- oder Orientierungsfähigkeit, gibt es eine Vielzahl an Apps (z. B. Merkspiele) oder auch Virtual-Reality-Anwendungen. Derartige spielerische Lernprogramme werden auch »Serious Games« genannt, also »ernsthafte« Spiele.

Definition

Virtual-Reality-Anwendungen ermöglichen es, den Träger einer Virtual-Reality (VR)-Brille bzw. eines sogenannten Head-Mounted-Displays in eine virtuelle Welt zu versetzen.

Über die Virtual-Reality-Brille wird dem Anwender der Eindruck vermittelt, dass er sich in einer anderen (eben virtuellen) Welt befindet. So kann er sich völlig auf die virtuelle Situation konzentrieren, spielerisch Aufgaben lösen oder mit anderen Personen interagieren. Mit einer 3D-Maus, Datenhandschuhen oder anderen Geräten wird die Interaktion des Nutzers, beispielsweise dessen Bewegungen, in die virtuelle Welt übertragen.

Auch soziale Kompetenzen können gefördert werden. Durch das Erproben von Kommunikation und Interaktion in der virtuellen Welt kann z. B. Empathiefähigkeit gefördert werden. So wurden VR-Anwendungen bereits erfolgreich bei Kindern mit Autismus eingesetzt (Tsikinas & Xinogalos, 2019). Die Kinder können spielerisch verschiedene Handlungsoptionen ausprobieren und durch das Feedback des Systems lernen, welches die beste Option ist.

Bei den vielen Vorteilen derartiger Anwendungen und Spiele zur Förderung kognitiver und kommunikativer Fähigkeiten muss beachtet werden, dass derartige Ansätze das Lernen gemeinsam mit anderen Menschen nicht ersetzen können oder sollten, dies aber natürlich gut ergänzen können. Ebenso muss bedacht werden, dass nicht alle Menschen mit einem VR-System gut umgehen können, da sie manchmal Schwindel und Übelkeit (motion sickness) erleiden.

4.3.3 Unterstützung bei besonderen Verhaltensweisen und psychischen Problemlagen

Wenn Menschen unter Ängsten und damit verbundenen Aggressionen leiden, wird dies für die Betroffenen selbst und andere als belastend wahrgenommen. Menschen mit Demenz oder auch autistische Kinder sind hiervon besonders betroffen.

Sozialinteraktive oder auch emotionale Roboter, wie z. B. die Robbe Paro, können beruhigend und angstlösend wirken, indem sie zu einer Interaktion anregen. Diese Roboter sind häufig Tieren nachempfunden oder besitzen eine humanoide Anmutung, wie z. B. der Roboter Pepper, der mit den großen Augen das Kindchenschema bedient. Derartige sozialinteraktive Roboter können ausgeprägte Möglichkeiten zur Spracherkennung beinhalten. Allgemein gilt: Sollen humanoide Roboter, die aktuell mehrheitlich Prototypen sind, spezifisches pflegerisches Handeln unterstützen, muss dafür allerdings eigens Anwendungssoftware entwickelt werden, die die pflegerischen Anforderungen umsetzt.

Damit die Robbe Paro oder humanoide Roboter von pflegebedürftigen Menschen und ihren Angehörigen akzeptiert werden, sollte ihr möglicher Nutzen klar analysiert werden. Hierfür bedarf es einer entsprechenden Kompetenz der beratenden Pflegefachperson. Diese muss beurteilen können, ob eine solche Technologie für den einzelnen Pflegebedürftigen in seiner konkreten Situation sinnvoll ist und welche Risiken bestehen. Zudem fehlt es noch an marktreifen Robotern sowie an großen Studien, welche die Wirksamkeit derartiger Technologien nachweisen. Emotionale Roboter ersetzen auch nicht den menschlichen Kontakt und sind keine Kompensation für fehlende, gut ausgebildete Pflegefachpersonen. Sie dienen vielmehr der Unterstützung der Pflegefachpersonen und bilden ein zusätzliches Angebot.

Auch andere Technologien können mit dem Ziel eingesetzt werden, das Wohlbefinden zu steigern. So kann über Bilder eine angenehme Atmosphäre geschaffen werden. Besonders Krankenhauszimmer sind häufig sehr schlicht und ein fahrbarer Projektor kann Bilder (z. B. Landschaftsbilder) an Wände oder Decke projizieren. Erfahrungen zeigen, dass so je nach Bildauswahl sowohl Anregung als auch Entspannung erzeugt werden können.

4.3.4 Unterstützung der Selbstversorgung

Gerade ältere Patienten möchten möglichst lange ein selbstständiges Leben führen. Unterstützungssysteme wie z. B. Smart Home oder Assistenzroboter können dieses Ziel unterstützen. Sie sollen ermöglichen, so lange wie möglich in der gewohnten Umgebung bleiben zu können.

Definition

Smart Home bezeichnet Technologien in Wohnräumen, welche die Menschen in Alltagstätigkeiten unterstützen und so u. a. Sicherheit und Lebensqualität erhöhen sollen.

Smart Home basiert auf der Vernetzung von Haustechnik (z. B. Jalousien), Haushaltsgeräten (z. B. Herd) und Unterhaltungselektronik (z. B. Fernseher). Durch verschiedene Sensoren und Kameras, welche im Haushalt verteilt sind, können eine Vielzahl an Daten erhoben und dadurch bestimmte Situationen erkannt werden. Die Sicherheit der Person und des Eigentums sowie eine Erhöhung des Komforts stehen im Vordergrund von Smart Home.

So sorgt eine automatische Herdabschaltung, wenn anhand der Haustüröffnung oder anderer Sensorinformationen bekannt ist, dass keine Person mehr im Haus ist, für Sicherheit. Auch Wassersensoren oder Überwachungskameras, die Einbrüche oder Stürze erkennen, erhöhen die Sicherheit im Haus. Besonders wenn ein pflegebedürftiger Mensch allein lebt, kann es hilfreich sein, dass regelmäßig ein Lebenszeichen von dieser Person an eine Leitstelle übermittelt wird. Dies kann z. B. durch das Anschalten der Kaffeemaschine am Morgen erfolgen, durch deren Betätigung ein entsprechender Stromverbrauch registrierbar ist und signalisiert, dass die Person morgens aufgestanden ist. Bei Bedarf ist es auch möglich, diese Information z. B. an eine Angehörige auf eine App weiterzuleiten.

Bei einer Einschränkung der Beweglichkeit können Haushaltsroboter unterstützen, z. B. zum Staubsaugen oder Rasen mähen oder zur Übernahme von beschwerlichen Tätigkeiten, die z. B. ein Bücken verlangen. Geräte dieser Art sowie Lichtquellen, Heizungen und Jalousien können auch über eine App ferngesteuert werden. Solche Fernsteuerungen sind bereits vielfach im Einsatz. Gleiches gilt für Haushaltsroboter, die auch allgemein in Haushalten zunehmend zum Einsatz kommen.

Beispiel

Als Helga Blume wieder in ihrer Wohnung ist, sorgt die automatische Jalousiesteuerung dafür, dass die Sonneneinstrahlung vermindert wird und die Wohnung kühl bleibt, denn es sind außen inzwischen fast täglich mehr als 30 °C.
Da sie noch etwas unsicher beim Gehen ist, hat sie Angst, dass sie vielleicht stürzen könnte und trotz Hausnotrufsystem nicht in der Lage ist, Hilfe zu holen. Helga Blume erwähnt dies im Gespräch mit der Leitung des ambulanten Pflegedienstes, die daraufhin vorschlägt, das vorhandene Smart Home um eine videogestützte Sturzerkennung zu erweitern. So würde sofort, wenn ein Sturz erkannt wird, ein Alarm in der Hausnotruf-Leitstelle ausgelöst und Hilfe würde so bald wie möglich kommen. Helga Blume entscheidet sich nach Abwägen der Vor- und Nachteile für eine solche Lösung. Am nächsten Tag werden entsprechende Sensoren in den Räumen angebracht. Helga Blume nimmt dies als erhöhte Sicherheit für sich wahr.

Bei der Einführung von Smart-Home-Lösungen, die über Kameras oder Sensoren das Verhalten der Menschen registrieren, ist zu berücksichtigen, dass dadurch individuelle

Rechte der betroffenen Personen, z. B. das Recht auf Privatsphäre, verletzt werden können. Eine Technologie, welche die Autonomie eines Menschen stärken soll, indem sie den Menschen möglichst lange zu Hause leben lässt, kann die Autonomie auch einschränken, indem sie in die Privatsphäre eindringt. Diese und weitere ethische Dilemmata und datenschutzrechtliche Fragen sind mit den Anwendern anzusprechen und ihre Präferenzen sowie ihre Einwilligung im Vorfeld zu klären. Ein Abwägen des Nutzens für die pflegebedürftige Person im Vergleich zu den Risiken kann nur situativ entschieden werden. Insgesamt ist zu beachten, dass Smart-Home-Technologien für Sicherheit und Lebensqualität sorgen und nicht eine Reduzierung menschlicher (Betreuungs-) Kontakte herbeiführen sollen (vgl. hierzu auch ▶ Kap. 4.5).

Vertiefende Aufgabe

Recherchieren Sie aktuelle Angebote zu Smart Home. Welche Komponenten würden Sie für sich, falls Sie pflegebedürftig sind, in Ihrem Haus einrichten lassen? Welchen Vorteil erhoffen Sie sich jeweils? Sehen Sie auch mögliche Risiken?

Ein weiterer Bereich der Selbstversorgung betrifft die Nahrungsaufnahme. Hierfür gibt es Technologien in Form von Assistenzrobotern, die beispielsweise in Pflegeheimen Unterstützung bei der Nahrungsdarbietung leisten können. Solche Assistenzroboter, die als Medizinprodukt zugelassen wurden, sind in der Lage, Essen von einem Teller auf einen Löffel zu transferieren und diesen dann in die Nähe des Mundes zu platzieren. Eine Sprachsteuerung kann helfen, das Tempo oder die Beendigung der Mahlzeit zu steuern. Die tatsächliche Leistungsfähigkeit (Präzision der Bewegungen) und die realistischen Einsatzszenarien solcher Assistenzroboter gilt es von Seiten der Pflege zu prüfen und kritisch zu hinterfragen, bevor ein Einsatz angedacht wird.

Auch für die Körperpflege wurden Assistenzroboter entwickelt, die ähnlich wie eine sehr große Duschkabine mit integrierter Wasser- und Luftzufuhr bei der Körperpflege unterstützen. Solche Assistenzroboter stellen eine Weiterentwicklung der im asiatischen Raum verbreiteten intelligenten Toiletten mit Hygienefunktionen dar.

Gerade bei den körpernahen Assistenzrobotern ist neben der sicherheitstechnischen Überprüfung eine ethische Diskussion unumgänglich. Der aktuelle Mangel an gut ausgebildeten Pflegefachpersonen führt häufig dazu, dass die Nahrungsdarreichung oder Körperpflege in sehr kurzer Zeit und wenig individuell erfolgt. Dies ist jedoch der Mangelsituation geschuldet und Roboter wirken nur auf den ersten Blick als Lösung dieses Problems. Zu bedenken ist immer, dass die Würde des pflegebedürftigen Menschen gewahrt bleibt. Sinnvoll sind daher Assistenzroboter, die von der pflegebedürftigen Person selbst gesteuert werden und somit die Autonomie und Selbständigkeit erhalten bleiben.

4.3.5 Unterstützung beim Umgang mit gesundheitsstörungs- und therapiebedingten Belastungen

Gesundheitsstörungen können mit deutlichen Einschränkungen im Alltag der Betroffenen einhergehen. Zu diesen Einschränkungen gehören krankheitsbedingte Belastungen (z. B. Schmerzen), regelmäßig notwendige diagnostische oder therapeutische Maßnahmen oder Nebenwirkungen von Therapien.

Personenzentrierte assistierende Technologien können insbesondere Menschen mit chronischen Gesundheitsstörungen oder ältere Menschen unterstützen und zu mehr Lebensqualität führen. So können externe Messgeräte zunächst den Gesundheitsstatus erheben (z. B. Blutdruckmessgerät) und kabellos an ein mobiles Endgerät übermitteln. Andere Sensoren werden auf der Haut angebracht (z. B. Sensoren zur Messung der Blasenfüllung). Einige Geräte werden auch implantiert (z. B. Insulinpumpe).

Hierzu einige Beispiele: Für Menschen mit Diabetes Mellitus ist die Blutzuckermessung lebensnotwendig, um die Insulingabe sowie Nahrungsaufnahme anzupassen und damit Langzeitschäden zu minimieren. Über einen implantierten Sensor kann der Wert direkt in eine Diabetes-App (► Kap. 3.6) oder per Telemonitoring (► Kap. 3.7) auch an behandelnde Ärzte oder Pflegefachpersonen weitergeleitet werden. Allerdings misst der Sensor den Blutzucker meist zeitlich verzögert. Ein regelkreisbasiertes System kann helfen, den Wert direkt und automatisch, z. B. über eine Aktion der Insulinpumpe, einzustellen (sogenanntes Closed-Loop-System).

Merke

In einem Regelkreis wird eine Regelgröße kontinuierlich mit einem Sollwert verglichen und bei Abweichung über das sogenannte Stellglied so reguliert, dass Regelgröße und Sollwert zur Übereinstimmung kommen.

Beispielsweise kann aus dem Fakt, dass der Blutzuckerspiegel (Regelgröße) bei Helga Blume über 300 mg/dl liegt und somit stark erhöht ist, gefolgert werden, dass sie eine bestimmte Menge Insulin (z. B. sechs Einheiten) nach dem ärztlich festgelegten Nachspritzschema (Stellglied) benötigt, damit der Blutzuckerwert die angestrebten 120 mg/dl (Sollwert) erreicht.

Ein anderes Beispiel: Menschen mit Inkontinenz leiden häufig unter ihrer Gesundheitsstörung, weil sie oft schambehaftet ist. Ein Blasenfüllstandsensor, der außen auf der Haut über der Harnblase aufgeklebt wird, informiert sie über eine App frühzeitig über einen notwendigen Toilettenbesuch.

Müssen krankheitsbedingt mehrere Medikamente eingenommen werden – wie dies bei multimorbiden Patienten häufig der Fall sein kann –, ist auf korrekte Einnahmezeiten zu achten. Ein Medikamentenroboter kann hier eine Unterstützung sein. Der Roboter kann an eine Medikamenteneinnahme über Sprache erinnern und die Medikamente dann gezielt an Personen ausgeben. Per Gesichtserkennung wird sichergestellt, dass das Medikament nicht in die falschen Hände gerät.

Beispiel

Nach der Rückkehr aus der Rehaklinik muss Helga Blume nun fünf verschiedene Medikamente einnehmen. Einige davon muss sie zu bestimmten Zeiten oder vor den Mahlzeiten einnehmen. Als sie beim Besuch der Pflegefachperson Maria Hagen davon erzählt und dass sie doch mal die eine oder andere Tablette vergisst, informiert diese sie über einen Medikamentenroboter.

Zum Test stellt ihr der Pflegedienst APE für vier Wochen einen Medikamentenroboter zur Verfügung. Dieser erinnert sie pünktlich an ihre Medikamente. Helga Blume findet aber die automatische, schnarrende Stimme recht unfreundlich. Leider ist die Stimme in ihrem Roboter nicht konfigurierbar. Manchmal verhakt sich auch die Schublade für die Ausgabe der Medikamente und sie kann dies nicht selber korrigieren, sondern muss den Pflegedienst anrufen. Insgesamt ist die Gebrauchstauglichkeit aus Sicht von Helga Blume nicht ausreichend gegeben, sodass Helga Blume entscheidet, nach alternativen Modellen zu suchen.

Um weitere Belastungen durch Gesundheitsstörungen zu vermeiden, ist es wichtig, dass alle Personen, die in der Behandlung involviert sind, alle wichtigen Informationen miteinander zeitnah austauschen. Hierzu zählen auch die Angehörigen. Viele nationale elektronische Patientenakten bieten daher die Möglichkeit, dass Angehörige über eine Vertreterregelung unter klar definierten Bedingungen auf die elektronischen Informationen des Patienten zugreifen können. Wir haben bereits verschiedene Arten elektronischer Patientenakten diskutiert, welche sichere Lösungen zum Austausch von patientenbezogenen Informationen auch über die Grenzen einer Einrichtung hinaus ermöglichen (► Kap. 3.5).

Falls ein Besuch bei einer Gesundheitseinrichtung mit hohem Aufwand und einer höheren Belastung für pflegebedürftige Personen verbunden ist, können TeleHealth-Anwendungen für Entlastung sorgen (► Kap. 3.7). So kann eine Videokonsultation sinnvoll sein, falls ein hohes Spezialwissen, z. B. bei der Wundversorgung (Wundkonsil), benötigt oder eine zweite Meinung eingeholt wird. Auch interdisziplinäre und interprofessionelle Tumorboards per Videokonferenz sind schon häufig im Einsatz. Eine videogestützte Kommunikation kann auch zwischen Leistungserbringer und Patient bzw. Angehörigen erfolgen. So können frühgeborene Kinder früher mit ihren Eltern nach Hause entlassen werden, wenn die Eltern mit einer regelmäßigen Videokonsultation durch die betreuende Pflegefachperson betreut wurden, als ohne begleitende Beratung (Sarik et al., 2022). In Zeiten der Coronapandemie wurde auch vermehrt die virtuelle Sprechstunde zwischen Patient und Hausarzt über eine Videokonferenz in Anspruch genommen (Dubin et al., 2020).

Beispiel

Helga Blume nimmt Kontakt zu ihrem Neurologen auf, der das Vorgespräch als Videokonsultation anbietet. Da der Pflegedienst und der Neurologe in einem Parkinson-Netzwerk zusammenarbeiten, kennt Maria Hagen die Software für die Videosprechstunde und kann Helga Blume helfen, die App herunterzuladen, und ihr zeigen, wie sie sich anmelden muss.

4.3.6 Unterstützung der Gestaltung des Alltagslebens und sozialer Kontakte

Die Anzahl der Menschen, die allein leben und pflegebedürftig werden, steigt kontinuierlich. Viele möchten auch ohne fremde Hilfe den Alltag gestalten und soziale Kontakte pflegen. Durch eine Anbindung an eine geeignete technische Infrastruktur können außer mobilen Endgeräten (Smartphones und Tablets) auch Fernseher für Gespräche oder gemeinsame Spiele mit Angehörigen oder Freunden genutzt werden.

Falls die Orientierung außerhalb der Wohnung erschwert ist und daher Spaziergänge unterbleiben, kann eine GPS-Navigation, z. B. über eine Uhr, unterstützen. Die Uhr kann auch in ein Notrufsystem integriert sein und ermöglicht dann im Notfall sowohl den Anruf in der Notrufzentrale als auch den Anruf von Angehörigen.

Eine Vielzahl der bereits beschriebenen Smart-Home-Lösungen unterstützt ebenfalls die Alltagsgestaltung und bietet Möglichkeiten der Kommunikation auch außerhalb der eigenen Wohnung. Ebenfalls zu nennen sind die sozialen Medien wie beispielsweise Messenger-Dienste, über die eine Gruppe von Menschen erreicht werden kann und multimediale Inhalte ausgetauscht werden können. Derartige technologie-vermittelte Kontakte können aber die persönliche Interaktion zwischen Menschen nie ersetzen, allenfalls (z. B. bei räumlicher Distanz) sinnvoll ergänzen.

4.3.7 Ermöglichung der akuten Überwachung

In Krankenhäusern steht der Bedarf nach Überwachung in einer Akutsituation im Vordergrund. Hier gibt es verschiedene Einsatzbereich für assistierende Technologien. Sogenannte Sensorpflaster, die sowohl Druck-,

Bewegungs- als auch Chemiesensoren enthalten, können neben Blutdruck, Plus- und Atemfrequenz auch Blutwerte wie Blutzucker und andere Blutwerte über den Schweiß messen. Diese Daten können dann über Schnittstellen (▸ Kap. 2.6) in die elektronische Patientenakte übernommen werden. Sobald die Werte vorab eingestellte Alarmgrenzen überschreiten, können Pflegefachpersonen eine Meldung erhalten, welche z. B. wieder an ein mobiles Gerät (z. B. Stations-Smartphone) übermittelt wird.

Beispiel

Helga Blume kommt nach der Operation zur Überwachung auf die chirurgische Intensivstation des Krankenhauses Einhornberg. Dort erhält sie ein kabelloses Pflaster auf den Brustkorb zwischen Schlüsselbein und Herz. Somit wird die zuständige Intensivpflegefachperson über das Monitoringsystem sofort darüber informiert, wenn Vitalwerte den Normbereich unter- bzw. überschreiten. Helga Blume ist froh, dass nicht wie früher Kabel benutzt werden, weil sie da immer Sorge hatte, dass bei jeder Bewegung ein Alarm ausgelöst wird.

Die moderne Wundversorgung zielt darauf ab, die Wundheilung möglichst wenig zu stören und einen Verbandwechsel nur vorzunehmen, wenn er notwendig ist. Spezielle Feuchtigkeitssensoren, die in Wundauflagen eingearbeitet sind, messen die Exudatmenge und können so anzeigen, wann ein Verband gewechselt werden muss. Somit werden unnötige Verbandwechsel vermieden.

Ein Überwachungsbedarf im Krankenhaus ergibt sich häufig auch aus der Einfuhr- und Ausfuhrmessung. Der intelligente Trinkbecher misst sensorbasiert exakt die Menge an Flüssigkeit, die aus dem Trinkbecher entnommen wurde. Eine Ein- und Ausfuhrmessung mit dem intelligenten Trinkbecher erfordert aber einen kritischen Umgang durch Pflegefachpersonen. Denn die Trinkmenge im Becher kann nicht nur durch das Trinken des Patienten reduziert werden, sondern der Becher kann sich auch entleeren, weil er umgekippt ist.

Bei allen derartigen Überwachungsanwendungen ist sicherzustellen, dass die Informationen geeignet aggregiert in die elektronische Patientenakte fließen, um isolierte »Datensilos« zu vermeiden. Auch muss sichergestellt werden, dass generierte Warnmeldungen immer an die richtige Person gerichtet werden und nicht im »Daten-Nirvana« landen (z. B. weil die Warnmeldung von der zuständigen Pflegefachperson nicht wahrgenommen wird).

4.3.8 Zusammenfassung

Wir fassen nun noch einmal die beschriebenen Ansätze zur Unterstützung von Pflegebedürftigen zusammen (▸ Tab. 4.1).

Tab. 4.1: Beispiele von assistierenden Technologien für Pflegebedürftige (eigene Zusammenstellung)

Bedarf	Assistierende Technologien	Nutzen	Risiken
Mobilität	• Bed-Exit-System • Dekubituspräventionsmatratze • Intelligentes Pflegebett • Intelligenter Rollator • Apps zur Bewegungsförderung	• Gesundheitsschäden werden verhindert • Gesundheitsförderliches Verhalten und Autonomie werden unterstützt	• Unbemerkte Störungen, Bedienfehler, fehlende Interoperabilität
Kognitive und kommunikative Fähigkeiten	• Sprachassistenzsysteme • Sprachroboter • Virtual-Reality-Anwendungen	• Unterstützung der Kommunikation • Förderung der Autonomie	• Überwachung, Fehlfunktionen
Verhaltensweisen und psychische Problemlagen	• Emotionale Roboter • Geräte zur großflächigen Bildprojektion	• Beruhigende Wirkung	• Fehlfunktionen, fehlende Individualität
Selbstversorgung	• Smart-Home-Produkte • Haushaltsrobotik • Assistenzrobotik (z. B. Körperpflege)	• Förderung der Autonomie	• Überwachung, Fehlfunktionen
Umgang mit gesundheitsstörungs- und therapiebedingten Belastungen	• App zur Gesundheitsstörung, z. B. mit Tagebuchfunktion, Informationen oder Medikamentenerinnerung	• Unterstützung gesundheitsförderliches Verhalten • Unterstützung Autonomie	• Überwachung, Fehlfunktionen
Gestaltung des Alltagslebens und sozialer Kontakte	• Smart-Home-Produkte • Notruf-Uhr	• Erkennung kritischer Situationen	• Permanente Überwachung, fehlende Privatsphäre und Einschränkung der Selbstbestimmung
Akute Überwachung	• Vitalzeichenüberwachungspflaster • Intelligenter Trinkbecher • Intelligentes Wundpflaster	• Erkennung kritischer Situationen	• Unbemerkte Störungen und damit verbundene fehlerhafte Messungen, fehlende Interoperabilität

4.4 Assistierende Technologien zur Unterstützung der pflegerischen Arbeitsprozesse

Assistierende Technologien können nicht nur Patienten, sondern auch Pflegefachpersonen in ihrer täglichen Arbeit unterstützen. Wir werden dabei folgende vier Bereiche betrachten:

- physische Entlastung,
- psychische Entlastung,
- Unterstützung der Arbeitsprozesse sowie
- der Organisation und der Wissensvermittlung.

4.4.1 Physische Unterstützung

Pflegefachpersonen erleben eine sehr körpernahe Pflege häufig als physische Belastung. Mehr als jede Zweite von ihnen leidet daher an Rückenschmerzen, da besonders die Bandscheiben in der unteren Wirbelsäule durch die Belastung beansprucht werden. Seit vielen Jahren werden daher Liftersysteme eingesetzt, mit denen pflegebedürftige Menschen z. B. vom Bett in einen Stuhl transferiert werden können. Allerdings erleben viele Menschen das Anheben mit einem Lifter als beängstigend und gerade bei kognitiven Einschränkungen kann es auch zu Unfällen kommen.

Eine andere Möglichkeit ist daher, die pflegende Person zu stärken, z. B. durch ein Exoskelett. Diese schützen die Bandscheiben des unteren Rückens vor übermäßigem Druck. Sie sehen aus wie ein überdimensionaler Nierengurt, der über Sensoren die Bewegung wahrnimmt und unterstützt. Durch seitlich angebrachte Abstandshalter, die individuell eingestellt werden können, wird ein Zusammenpressen der Bandscheiben verhindert und so Rückenschmerzen vorgebeugt. Da Pflegefachpersonen besonders viel mit den Händen arbeiten, gibt es auch Handschuhe mit Kraftunterstützung.

Pflegefachpersonen können auch vermehrt unter Schlafstörungen leiden. Ständiger Wechsel der Schlafenszeiten im Schichtdienst kann mit Störungen des Biorhythmus einhergehen und zu Schlafstörungen führen. Pflegefachpersonen klagen daher nicht selten über Müdigkeit und Konzentrationsstörungen. Durch eine Beleuchtung aller Räume und Flure mit zirkadianem Licht können diese gemildert werden. Zirkadiane Lichtquellen geben tagsüber kurzwelliges, weißes Licht mit erhöhtem Blauanteil ab, damit die Cortisolausschüttung angeregt wird und die Aufmerksamkeit und Wachheit steigt. Die Melatoninrezeptoren auf der Netzhaut benötigen Lichtquellen mit mind. 2000 Lux, damit genügend Melatonin für die Schlafphase produziert wird. Zum Abend hin geben die zirkadianen Lichtquellen eher langwelliges, etwas dunkleres Licht ab und ermöglichen so, dass der Biorhythmus aufrechterhalten wird.

4.4.2 Psychische Unterstützung

Neben physischen Belastungen erleben Pflegefachpersonen zunehmend auch psychische Belastungen. So ist die Interaktion mit pflegebedürftigen Menschen mit viel Emotionalität verbunden. Zusätzlich müssen oft viele Aufgaben fast gleichzeitig erledigt werden und damit herrscht ein starker Termin- und Leistungsdruck. Dies führt zu dem Gefühl, sehr schnell arbeiten zu müssen und am Ende der Leistungsfähigkeit zu sein. Zudem kommt noch hinzu, dass die geplanten Arbeitsprozesse häufig unterbrochen werden müssen, weil z. B. das Telefon klingelt oder wieder eine automatische Alarmmeldung beantwortet werden muss (Bundesanstalt für Arbeitsschutz und Arbeitsmedizin, 2018).

Assistierende Technologien können diese psychischen Belastungen, welche auch aus der emotionalen Beziehung zwischen pflegebedürftiger Person und Pflegefachperson oder dem Arbeitsdruck entstehen, kaum direkt beeinflussen. Allerdings können in Einzelfällen, z. B. bei kognitiv eingeschränkten Menschen, die beschriebenen assistierenden Technologien unterstützen (▶ Kap. 4.3.2). Da die Unterstützung der Arbeitsprozesse entscheidend zu einer psychischen Entlastung beitragen kann, werden diese im nächsten Abschnitt ausführlich beschrieben.

4.4.3 Unterstützung von Arbeitsprozessen und der Arbeitsorganisation

Der pflegerische Prozess ermöglicht ein geplantes pflegerisches Handeln. Besonders im Krankenhaus kommt es allerdings häufig dazu, dass ungeplante Ereignisse ein sofortiges Handeln erfordern und somit die geplanten Tätigkeiten unterbrochen werden müssen. Beispielsweise klingelt eine Patientin, weil sie Schmerzen hat und eine Intervention erforderlich ist. Die Pflegefachperson reagiert auf das Klingeln, geht zum Patientenzimmer, spricht mit der Patientin und verlässt dann das Zimmer, um das Gewünschte zu holen. Messungen haben ergeben, dass Pflegefachpersonen bis zu 10 km in einer Schicht zurücklegen.

Technologien können es dem Patienten ermöglichen, z. B. mittels einer App einen Wunsch oder ein Problem mitzuteilen. Diese Information wird dann zu einer entsprechend qualifizierten Pflegefachperson (z. B. auf ihr Smartphone) geleitet. Dadurch können Wegestrecken reduziert werden. In der »analogen« Krankenhauswelt ist dieser Prozess teilweise bereits über ein dazwischen geschaltetes Callcenter optimiert, bei dem der Patient seinen Wunsch deponiert und welches die Information dann an Pflegefachpersonen weiterleitet.

Auch Dokumentationsprozesse können unterstützt werden. Eine Erfassung von Daten durch mobile Werkzeuge am point-of-care, also z. B. direkt am Patientenbett, dort, wo Daten entstehen, führt zu weniger Dokumentationsfehlern und zu einer besseren Qualität der Dokumentation. Auch eine Spracheingabe ist möglich, da dadurch schneller und hygienischer Berichte und Werte erfasst werden können. Eine Sprachdokumentation im Beisein des Patienten muss allerdings gut eingeführt werden und die Pflegefachpersonen müssen dafür sensibilisiert werden, welche Probleme auftreten können. So könnte dies besonders bei kognitiv eingeschränkten Menschen zu Missverständnissen führen, wenn plötzlich in ihrem Beisein nicht mit ihnen, sondern über sie gesprochen wird.

In vielen großen Einrichtungen ist eine aufwändige Logistik notwendig, damit z. B. Essen, Materialien und Medikamente angeliefert und Abfall und Schmutzwäsche zuverlässig abtransportiert werden. Einige Einrichtungen nutzen hierfür Logistikroboter, die autonom fahren und zentral gesteuert werden. Über Sensoren erkennen sie Hindernisse und weichen aus. Auch Pflegewagen mit unterschiedlichen Materialien, die in einem Zimmer gebraucht werden, sind als robotische Variante auf dem Markt.

Sehr zeitaufwändig ist im Krankenhaus besonders das Suchen von Geräten oder Hilfsmitteln wie Rollstühlen. Mittels eines Trackingsystems, bestehend aus einer Software und an Gegenständen befestigten Sendern (= aktive Sensoren), können diese geortet und gefunden werden, wodurch Suchaufwände gespart und Entwendungen erschwert werden.

Arbeitsprozesse im ambulanten Pflegedienst sind geprägt von einer hohen Mobilität und der Herausforderung, alle Informationen und Materialien zum richtigen Zeitpunkt am richtigen Ort zu haben. Eine digitale Tourenplanung, interoperabel vernetzt mit der elektronischen Patientenakte inklusive Medikamentenplan sowie mit dem Abrechnungssystem, kann dafür sorgen, dass die Arbeits- und

Informationsprozesse besser gesteuert und Doppeldokumentationen reduziert werden können. Die Unterstützung von Arbeitsprozessen ist durch eine Prozessanalyse geeignet vorzubereiten (► Kap. 5.5).

Vertiefende Aufgabe

Recherchieren Sie bitte, welche Logistikroboter aktuell zur Verfügung stehen und was damit transportiert wird. Welchen würden Sie für eine typische Krankenhausstation auswählen und warum? Was sind mögliche Herausforderungen bei der Einführung?

Die Frage, ob und wie Roboter das direkte pflegerische Handeln unterstützen können, ist noch nicht abschließend geklärt. Roboter, die z. B. Getränke bringen oder die Bedienung des Fernsehers erklären, können grundsätzlich die Arbeitsprozesse in akut- und langzeitstationären Einrichtungen durch Übernahme repetitiver Aufgaben unterstützen. Gleichzeitig vermindert sich dadurch die direkte menschliche Interaktionszeit. In vielen Situationen wünschen sich Patienten menschliche Aufmerksamkeit und Zuwendung und nicht nur roboter-übermittelte Getränke oder Informationen. Allerdings kann der Einsatz von Robotern dem Personal ggf. Zeit für derartige qualitative Begegnungen verschaffen.

4.4.4 Unterstützung der Wissensvermittlung

Pflegefachpersonen erwerben mit ihrer Ausbildung ein Grundwissen in fast allen pflegerischen Themen. Spezialwissen erwerben sie erst im Laufe ihrer beruflichen Karriere. Dabei muss auch aktuelles Wissen aus der Pflegeforschung in die Praxis des pflegerischen Handelns umgesetzt werden. Daher ist eine Unterstützung des Wissenstransfers im Sinne des »Lebenslangen Lernens« notwendig.

Entscheidungsunterstützende Systeme helfen bei diesem Wissenstransfer. Derartige Anwendungen können z. B. während der Pflegeanamnese, der Definition des Pflegeproblems oder der Auswahl einer geeigneten Intervention Hilfestellung bieten, also Vorschläge machen. Der Einsatz derartiger Systeme ermöglicht es Pflegefachpersonen, sich mit den hinterlegten pflegerischen Standards und mit wissenschaftlicher Evidenz kritisch auseinanderzusetzen. Dadurch können die Pflegefachpersonen diese Inhalte, bezogen auf eine konkrete Patientensituation, reflektieren.

Neben üblichen digitalen Lernformen (e-Learning) und (realen) Räumen mit Patientensimulatoren kann auch Augmented Reality (AR) eingesetzt werden. AR verbindet virtuelle Elemente mit der realen Welt. Hierzu werden Spezialbrillen benutzt, die beispielsweise zusätzliche Informationen im Brillenglas anzeigen. So können z. B. direkt im pflegerischen Alltagshandeln Hinweise für eine korrekte Ausführung z. B. einer pflegerischen Intervention direkt innerhalb der Spezialbrille eingeblendet werden.

Definition

Augmented Reality (AR, erweiterte Realität) meint die digitale Erweiterung der Realitätswahrnehmung von Menschen, z. B. durch Einblenden von Informationen innerhalb der AR-Spezialbrillen.

Beispiel

Nachdem Helga Blume auf die chirurgische Station C1 verlegt wurde, wird sie von der Pflegestudierenden Emma Wohlfahrt betreut. Da sie noch nie zuvor eine Patientin mit Morbus Parkinson betreut hat, ist Emma Wohlfahrt unsicher und lässt sich mittels AR-Brille die Verabreichungshinweise und Nebenwirkungen des verordneten Medikamentes anzeigen.

Tab. 4.2: Beispiele von assistierenden Technologien für Pflegefachpersonen (eigene Zusammenstellung)

Bedarf	Assistierende Technologien	Nutzen	Risiken
Physische Unterstützung	• Exoskelett • Zirkadianes Licht	• Physische Entlastung	• Fehlfunktionen
Psychische Unterstützung		• Nicht direkt, indirekt durch Unterstützung effizienter Arbeitsprozesse	
Unterstützung von Arbeitsprozessen und Arbeitsorganisation	• Kommunikation zwischen pflegebedürftiger Person und Pflegefachperson • Dokumentationsmöglichkeit am point-of-care • Logistikroboter • Trackingsoftware • Digitale Tourenplanung • Entscheidungsunterstützende Systeme	• Verringerung der Laufwege • Höhere Qualität der Dokumentation • Physische Entlastung • Steigerung der Effektivität • Sichere Begleitung von Arbeitsprozessen und klinischen Entscheidungen	• Bedienfehler, Missbrauch, Fehlfunktion • Risiko, sich nur auf das Urteil des Systems zu verlassen
Unterstützung der Wissensvermittlung	• e-Learning • Augmented-Reality-Brille • Virtual-Reality-Anwendungen • App zur Pflege bei bestimmten Gesundheitsstörungen • Entscheidungsunterstützende Systeme	• Situatives Lernen	• Unstrukturierte Wissensvermittlung, Lücken werden nicht erkannt

Auch eine Virtual-Reality-Brille kann für Wissensvermittlung genutzt werden, z. B. können Reanimationssituationen damit gefahrlos geübt werden. Im Notfall kann dann auf eingeübte Abläufe zurückgegriffen werden, die den Erfolg einer Reanimation verbessern.

Für pflegende Angehörige ist häufig besonders der Anfang der Pflegebedürftigkeit ihres Angehörigen eine Situation, in der sie große Unterstützung durch fehlendes Wissen und Fähigkeiten benötigen. Eine App, die sowohl gut verständlich als auch genau zum richtigen Zeitpunkt genau die richtigen Informationen bereithält, kann pflegenden Angehörigen helfen.

In der obenstehenden Tabelle werden die vorgestellten Ansätze zur Unterstützung der Pflegefachpersonen zusammengefasst (► Tab. 4.2).

4.5 Nutzen und Grenzen von personenzentrierten assistierenden Technologien

Wir haben im Verlauf dieses Kapitels bereits auf einige Herausforderungen und Risiken bei dem Einsatz personenzentrierter assistierender Technologien hingewiesen. Eine sorgfältige Abwägung ihres Nutzens gegenüber möglichen Risiken ist daher vor dem Einsatz notwendig. Eine Vielzahl an Aspekten sollte hierbei berücksichtigt werden, damit sie das pflegerische Handeln unterstützen und nicht zu unerwünschten Wirkungen auf Patienten, Angehörige oder Pflegefachpersonen führen. Wir wollen nun einige typische Herausforderungen bei der Einführung von assistierenden Technologien genauer betrachten. Wir unterscheiden dabei nach technischen, fachlichen, rechtlichen, ethischen und ökonomischen Herausforderungen.

Technische Herausforderungen

Viele der vorgestellten assistierenden Technologien können ihren vollen Wirkungsgrad nur entwickeln, wenn die von ihnen erzeugten oder aggregierten Daten in eine elektronische Patientenakte übernommen werden können bzw. wenn sie selbst auf Daten aus einer elektronische Patientenakte zugreifen können. So sollten Blutzucker-Messwerte in der Patientenakte gesammelt werden. Umgekehrt benötigt ein Medikations-Roboter Informationen über die aktuelle Medikation. Ohne eine derartige Interoperabilität zwischen den verschiedenen Anwendungssystemen (► Kap. 2.6) entstehen voneinander getrennte »Datensilos«, die wenig Nutzen bringen.

Die Vernetzung der Anwendungssystemen und die Integration in das Informationssystem der jeweiligen Einrichtung muss möglich sein, genauso wie ein Informationsaustausch über Einrichtungsgrenzen hinaus. Hier ist der Einsatz von IT-Standards gefordert, um Interoperabilität zwischen unterschiedlichen Anwendungssystemen herzustellen (► Kap. 2; ► Kap. 3).

Außerdem muss eine möglichst intuitive Bedienung möglich sein. Benutzeroberflächen, welche von Pflegebedürftigen, Angehörigen oder Pflegefachpersonen nicht einfach bedient werden können und nicht fehlertolerant sind, führen zu Qualitätsverlusten und erhöhten Aufwänden und können sogar zu einer Gefährdung der Patientensicherheit führen. Entsprechende Prüfungen der Gebrauchstauglichkeit (Usability) müssen daher im Vorfeld durchgeführt werden (► Kap. 8.2).

Fachliche Herausforderungen

Die Auswahl von assistierenden Technologien muss bedarfsgerecht erfolgen und Kernprozesse des pflegerischen Handelns berücksichtigen (► Kap. 5.5). Eine frühzeitige Einbindung der Expertise von Pflegefachpersonen sowie auch die Einbindung von Patienten und Angehörigen ist daher zwingend nötig bei ihrer Entwicklung bzw. Auswahl. Wir werden dieses Thema später näher beleuchten, dort wo wir die Rolle von Pflegefachpersonen bei der Systemauswahl diskutieren (► Kap. 5.6).

Pflegefachpersonen werden zukünftig pflegebedürftige Menschen und Angehörige bezüglich sinnvoller Einsatzgebiete der assistierenden Technologien beraten müssen. Welche Smart-Home-Lösung ist sinnvoll? Könnte eine sensorgestützte Matratze nützlich sein? Welche Lernspiele könnten den Demenzfortschritt verlangsamen? Hierzu müssen Pflegefachpersonen in der Lage sein, Qualität und Evidenz verschiedener Produkte einzuschätzen. Entsprechende Kompetenzen zur Beurteilung solcher Produkte sollten daher in die Aus-, Fort- und Weiterbildung von Pflegefachpersonen integriert werden.

Rechtliche Herausforderungen

Viele Assistenztechnologien sammeln, verarbeiten und speichern hochsensible Gesundheitsdaten. Entsprechende Regelungen zum Datenschutz, wie in der Datenschutzgrundverordnung (DSGVO) geregelt, müssen daher befolgt werden (► Kap. 8.5). Pflegebedürftige Menschen und ihre Angehörigen müssen in den Gebrauch der personenbezogenen und gesundheitsbezogenen Daten einwilligen. So soll einem Datenmissbrauch vorgebeugt werden.

Assistierende Technologien gehören häufig zu den Medizinprodukten und unterliegen damit der entsprechenden europäischen Medizinprodukt-Verordnung. Wir haben diese Verordnung bereits im Zusammenhang mit mHealth-Anwendungen vorgestellt (► Kap. 3.6).

Ethische Herausforderungen

Jede digitale Anwendung bietet Chancen, aber auch Risiken. Eine entsprechende Abwägung entlang der ethischen Grundsätze der Autonomie, Schadensvermeidung, Fürsorge und Gerechtigkeit ist daher notwendig.

Um die Autonomie zu gewährleisten ist eine Freiwilligkeit der Nutzung sicherzustellen. Es entsteht jedoch schnell ein Dilemma, wenn z. B. zum Schutz vor einem Sturz ein Bed-Exit-System sinnvoll wäre (Grundsatz der Fürsorge), dies aber von der pflegebedürftigen Person abgelehnt wird (Grundsatz der Autonomie).

Der Grundsatz der Gerechtigkeit, also der Gleichbehandlung von allen Personen, kann verletzt werden, wenn keine genügende Anzahl von entsprechenden Geräten vorhanden ist. Wenn also beispielsweise nur eine sensorgesteuerte Matratze zur Dekubitusprävention vorhanden ist, muss ein Vorgehen definiert sein, mit dem bei mehreren bedürftigen Patienten die Zuteilung der Matratze erfolgt.

Personenzentrierte assistierende Technologien dürfen nicht schaden. Entsprechende Schulungen von Patienten und Pflegefachpersonen sowie rechtliche Rahmenbedingungen zur Qualitätssicherung sind also sicherzustellen (► Kap. 8.8).

Die ethischen Implikationen sind komplex und es gibt keine einfachen Antworten, sondern nur situative Entscheidungsmöglichkeiten. Leitend können dabei folgende Fragen sein:

- Besteht das Risiko, dass Schaden verursacht wird? Und falls ja, wie kann dies minimiert werden?

- Welchen Nutzen hat vermutlich die pflegebedürftige Person?
- Welchen Nutzen hat vermutlich die pflegende Person?
- Sind die Autonomie (z. B. über die Wahrung der Privatsphäre) und Freiwilligkeit der Nutzung gesichert?
- Sind die Speicherung und der Transfer von personenbezogenen Daten gesetzeskonform?
- Sind alle Daten sicher vor Missbrauch und Manipulation?

Um eine ethische Bewertung (informations-) technischer Lösungen zu unterstützen, wurde das Framework MEESTAR (Manzeschke, 2015) entwickelt. Bewertet werden dabei sieben Dimensionen (Fürsorge, Selbstbestimmung und Autonomie, Sicherheit, Privatheit, Gerechtigkeit, Teilhabe, Selbstverständnis) auf drei Ebenen (individuell, organisatorisch und gesellschaftlich). Die Anwendung derartiger Frameworks erfordert eine entsprechende Fachkompetenz sowohl zum pflegerischen Kontext als auch zu ethischen Aspekten, fördert aber eine ethisch überlegte Anwendung innovativer Technologien in der pflegerischen Versorgung.

Ökonomische Herausforderungen

Zur ökonomischen Bewertung wird häufig eine Kosten-Nutzen-Abwägung herangezogen. Assistierende Technologien sind jedoch meist nicht in der Regelfinanzierung durch die Kranken- und Pflegekassen integriert. Somit stehen pflegebedürftige Menschen und Pflegefachpersonen vor der Herausforderung, dass zwar die Effektivität dieser Geräte vielleicht belegt ist, dies aber nicht bedeutet, dass die Kosten von einer Krankenversicherung übernommen werden. Dies kann auch aus ethischer Sicht zu einer Ungleichbehandlung von Pflegebedürftigen führen.

4.6 Ausblick: Was kommt zukünftig noch?

Schon jetzt ist ein immenses Wachstum auf dem Markt der assistierenden Technologien zu beobachten. Dabei werden immer mehr Produkte aus dem Consumer-Bereich (wie z. B. eine Smartwatch) für gesundheitsbezogene Anwendungen genutzt. Dies bedeutet, dass zukünftig bestimmte Produkte, wie z. B. die Smartwatch, bereits im Alltag der Patienten integriert sind und ihr Gebrauch nicht erst bei einer Gesundheitsstörung neu erlernt werden muss.

Wir werden sicher auch erleben, dass Hersteller verstärkt daran interessiert sind, Anwendungen wirklich nutzer- und bedarfsorientiert zu entwickeln. Diese Entwicklung ist zu begrüßen und lässt hoffen, dass sich eine partizipative Einbindung von Pflegebedürftigen, Angehörigen und Pflegefachpersonen in die Entwicklung und Einführung neuer assistierender Technologien als Standard durchsetzt. Hier wird zukünftig durch bestehende und auch noch neu geschaffene Studiengänge und Fort- und Weiterbildungsangebote in der Pflegeinformatik eine andere Kompetenz bei Pflegefachpersonen vorhanden sein, um diese Partizipationsmöglichkeiten stärker als bisher einzufordern und sinnvoll zu nutzen.

Auch die Evaluation der Wirksamkeit und der Risiken von assistierenden Technologien wird weiter zunehmen. So werden informierte Entscheidungen für ihren Einsatz oder Nichteinsatz in bestimmten Situationen durch

Pflegefachpersonen, Pflegebedürftige und Angehörige besser unterstützt.

Assistierende Technologien kommen immer mehr im Pflegealltag an. Pflegefachpersonen sind zunehmend gewohnt, damit zu arbeiten. Technologie und Pflege sind daher keine Gegenpole, sondern Technologie muss als Teil des Pflegehandelns verstanden werden. Wir möchten es aber noch einmal sehr deutlich machen: Technologien können niemals allein ein Problem lösen! Nur das gut geplante Zusammenwirken von Menschen und Technik im pflegerischen Handeln kann helfen, eine hohe Qualität der Versorgung auch langfristig zu sichern – und dies führt uns wieder zurück zu unserer Diskussion von sozio-technischen Informationssystemen (► Kap. 2).

Insgesamt gilt für die Entwicklung, Auswahl und die Einführung von assistierenden Technologien, dass diese nicht ohne die Pflegefachpersonen erfolgen dürfen. Nur Pflegefachpersonen können die fachlichen Anforderungen an die Technologie und ihre Einsatzszenarien abschätzen. Sie müssen ausreichend kompetent sein, um ihre Anforderungen an die Technologie klar zu formulieren, eine Systemauswahl kritisch zu begleiten und die Einführung neuer Technologie zielgerichtet durchführen zu können. Wir werden darauf später noch einmal eingehen (► Kap. 5.6).

4.7 Lernerfolgsfragen

- *Frage 4.1:*
  Sie sind in Pflegeinformatik weitergebildet und aktuell beratend für das Krankenhaus Einhornberg, die Rehaklinik Dreihornberg und den ambulanten Pflegedienst Dreihornberg tätig. Alle drei Unternehmen möchten gern bedarfsgerecht assistierende Technologien einführen. Sie werden um einen Vorschlag gebeten, welche Technologien in jedem Setting hier aktuell besonders vielversprechend ist. Überlegen Sie jeweils drei mögliche Bedarfe und machen Sie dann jeweils einen Vorschlag für eine geeignete assistierende Technologie. Begründen Sie kurz Ihre Auswahl.
- *Frage 4.2:*
  Benennen Sie Herausforderungen, die sich aus fehlenden technischen Schnittstellen ergeben können. Nehmen Sie folgendes Beispiel: Auf einer Intermediate Care (IMC) Station wird ein Infusionsüberwachungssystem eingeführt. Die Alarmmeldungen, wenn die Infusion leer ist oder unvorhergesehen stoppt, sind aber nicht in das normale Kommunikationssystem (z. B. Klingelanlage oder Stations-PC) integriert, sondern erscheinen auf einem separaten mobilen Smartphone.
- *Frage 4.3:*
  Erklären Sie bitte den Begriff der mobilen Gesundheitsanwendungen. Benennen Sie fünf Apps, die aktuell auf der Seite des BfArM verfügbar sind.
- *Frage 4.4:*
  Reflektieren Sie bitte Nutzen und Grenzen von assistierenden Technologien auf das pflegerische Handeln exemplarisch am Beispiel eines Bed-Exit-Systems.

Literatur

Im Kapitel zitierte Literatur:

Anumanchipalli, G.K., Chartier, J., Chang, E.F. (2019). *Speech synthesis from neural decoding of spoken sentences.* Nature, 568, 493–498.

Bundesanstalt für Arbeitsschutz und Arbeitsmedizin (BAuA) (Hrsg.) (2018). *Arbeitsbedingungen in der Alten- und Krankenpflege. Höhere Anforderun-*

gen, mehr gesundheitliche Beschwerden. BIBB/BAuA 2018/31. Zugriff am 21.09.22 unter: https://tinyurl.com/34wh9ar9.

Dubin J.M., Wyant, W.A., Balaji, N.C., Ong, W. L., Kettache, R.H., Haffaf, M., Zouari, S., Santillan, D., Autrán Gómez, A.M., Sadeghi-Nejad, H., Loeb, S., Borin, J.F., Gomez Rivas, J., Grummet, J., Ramasamy, R., Teoh, J.Y.C. (2020). *Telemedicine Usage Among Urologists During the COVID-19 Pandemic: Cross-Sectional Study.* J Med Internet Res, 22(11), e21875.

Manzeschke, A. (2015). *Angewandte Ethik organisieren: MEESTAR – ein Modell zur ethischen Deliberation in sozio-technischen Arrangements.* In: Maring, M. (Hrsg.) *Vom Praktisch-Werden der Ethik in interdisziplinärer Sicht: Ansätze und Beispiele der Institutionalisierung, Konkretisierung und Implementierung der Ethik* (S. 315–330). Schriftenreihe des Zentrums für Technik- und Wirtschaftsethik am Karlsruher Institut für Technologie, Band 7. Karlsruhe: Karlsruher Institut für Technologie (KIT), Zugriff am 21.09.22 unter https://tinyurl.com/7b3t6vy3

Sarik, D.A., Matsuda, Y., Terrell, E.A., Sotolongo, E., Hernandez, M., Tena, F., Lee J. (2022). *A telehealth nursing intervention to improve the transition from the neonatal intensive care unit to home for infants & caregivers: Preliminary evaluation*, Journal of Pediatric Nursing, 67, 139–147.

Tsikinas, S. & Xinogalos, S. (2019). *Studying the effects of computer serious games on people with intellectual disabilities or autism spectrum disorder: A systematic literature review.* J Comput Assist Learn, 35, 61–73.

Folgende Literatur ermöglicht eine Vertiefung der Kapitelinhalte:

Albrecht, U.V. (Hrsg.) (2016). *Chancen und Risiken von Gesundheits-Apps (CHARISMHA).* Hannover: Medizinische Hochschule Hannover. Zugriff am 21.09.2022 unter: https://tinyurl.com/4njnac3d. *Umfassende Darstellung der Entwicklung und Nutzung sowie aktuelle Trends im Bereich der Gesundheits-Apps.*

Bundesanstalt für Arbeitsschutz und Arbeitsmedizin (BAuA) (Hrsg.) (2020). *Übersicht: Forschungsprojekte zu Pflege und Digitalisierung.* Zugriff am 21.09.2022 unter: https://tinyurl.com/2p9fzsu9. *Übersicht über aktuelle Forschungsprojekt zu Informations- und Kommunikationstechnologien in der Pflege.*

Bundesministerium für Arzneimittelsicherheit und Medizinprodukte (BfArM) (Hrsg.) (2022) *DiGa – Digitale Gesundheitsanwendungen.* Zugriff am 21.09.2022 unter: https://tinyurl.com/yc4r8dmv. *Informationen und Verzeichnis zu Digitalen Gesundheitsanwendungen (DiGas).*

Dauser, D., Fischer, A., Schley, T. (2020). *Soziale Kompetenz mit Virtual-Reality-Technologien fördern. Abschlussbericht im Projekt SoKo VR-Brille.* Nürnberg: f-bb: Forschungsinstitut Betriebliche Bildung. Zugriff am 21.09.2022 unter: https://tinyurl.com/4wc2ernk. *Projektbericht zum Einsatz einer VR-Brille für das soziale Lernen in der Ausbildung.*

Europäische Union (Hrsg.) (2016). *Verordnung (EU) 2016/679 des Europäischen Parlaments und des Rates vom 27. April 2016 zum Schutz natürlicher Personen bei der Verarbeitung personenbezogener Daten, zum freien Datenverkehr und zur Aufhebung der Richtlinie 95/46/EG (Datenschutz-Grundverordnung).* Amtsblatt L 119 vom 4.5.2016. In Geltung seit dem 25. Mai 2018. Zugriff am 21.09.2022 unter: https://tinyurl.com/rhcn3aw9. *Die Europäische Datenschutzgrundverordnung.*

Kehl, C. (2018). *Technikfolgenabschätzung. Robotik und assistive Neurotechnologien in der Pflege – gesellschaftliche Herausforderungen.* Berlin: Büro für Technikfolgen-Abschätzung beim Deutschen Bundestag, Arbeitsbericht Nr. 177. Zugriff am 21.09.2022 unter: https://tinyurl.com/bdfjzhy2. *Anwendungsfelder sowie rechtliche und ethische Rahmenbedingungen bei Robotern in der Pflege.*

Lutze, M., Glock, G., Stubbe, J., Paulicke, D. (2019). *Digitalisierung und Pflegebedürftigkeit – Nutzen und Potentiale von Assistenztechnologien.* Schriftenreihe Modellprogramm zur Weiterentwicklung der Pflegeversicherung, Band 15. Berlin: GKV-Spitzenverband. Zugriff am 21.09.2022 unter: https://tinyurl.com/mtmd3rkz. *Nutzen und Fallbeispiele zum Einsatz von Assistenztechnologien für pflegebedürftige Menschen.*

Roland Berger GmbH, Deutsches Institut für angewandte Pflegeforschung e. V., Philosophisch-Theologische Hochschule Vallendar (2017). *ePflege – Informations- und Kommunikationstechnologie für die Pflege.* Studie im Auftrag des Bundesministeriums für Gesundheit. Berlin, Vallendar, Köln. Zugriff am 21.09.2022 unter: https://tinyurl.com/3u3ua55s. *Handlungsfelder und Empfehlungen zu Informations- und Kommunikationstechnologie in der Pflege.*

Weber, K., Frommeld, D., Manzeschke, A., Fangerau, H. (Hrsg.) (2015). *Technisierung des Alltags. Beitrag für ein gutes Leben?* Stuttgart: Franz Steiner. Zugriff am 21.09.2022 unter: https://tinyurl.com/s68k52vr. *Geschichte, Anwendung und ethische Bewertung altersgerechter Assistenzsysteme.*

5 IT-Projekt- und Prozessmanagement in der Pflege

Werner O. Hackl

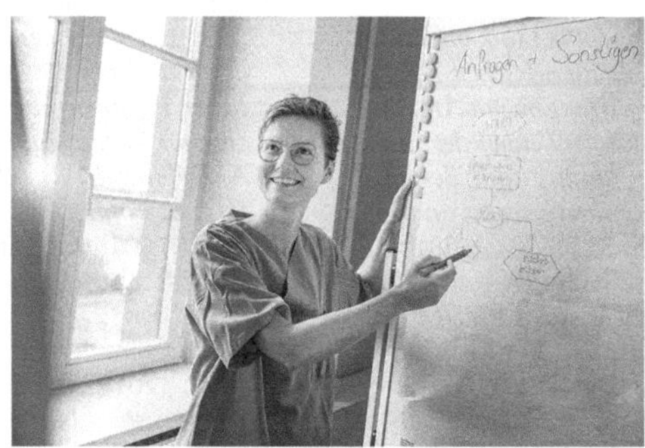

Das sorgfältige Planen von Projekten und Prozessen und deren Kommunikation sind wichtige Voraussetzungen für den sinnvollen Einsatz digitaler Werkzeuge. (Hochschule Osnabrück/Oliver Pracht)

5.1 Lernziele

1. Grundbegriffe im Zusammenhang mit IT-Projekt- und Prozessmanagement kennen und an Beispielen erläutern können
2. Die sozio-organisatorische Perspektive auf Informationssysteme in der Pflege an Beispielen erläutern können
3. Die Phasen eines IT-Projektes kennen und erläutern können
4. Methoden für die Analyse klinischer Prozesse kennen und deren Vor- und Nachteile erläutern können
5. Methoden zur Modellierung von Anwendungsfällen sowie von klinischen Prozessen kennen
6. Die Rolle von Pflegefachpersonen bei der Auswahl von Anwendungssystemen in der Pflege beschreiben können

5.2 Was macht Informationssysteme in der Pflege so speziell?

Wir haben bereits gelernt, dass pflegerische Informationssysteme sozio-technische Systeme sind (▸ Kap. 2.2). Es spielen also nicht nur digitale und papierbasierte Werkzeuge eine Rolle, sondern auch die Menschen, die mit diesen Werkzeugen Aufgaben erfüllen.

Bis jetzt haben wir uns mit der »Anatomie« von Informationssystemen beschäftigt. Wir haben dann diverse Anwendungssysteme, Interoperabilitätsstandards sowie Konzepte für elektronische Akten kennengelernt (▸ Kap. 2; ▸ Kap. 3). Nun wollen wir uns der »Physiologie« von Informationssystemen in der Pflege widmen und uns fragen, wie diese funktionieren.

Zu Beginn wollen wir uns aber nochmals vor Augen führen, was Informationssysteme in der Pflege so speziell macht. Wir wissen schon, dass die Informationslogistik, die informationsverarbeitenden Prozesse und die eingesetzten Werkzeuge eine besondere Rolle für Informationssysteme spielen. Neben den technischen Werkzeugen lassen sich auch menschliche Akteure identifizieren. Diese können nach unterschiedlichen Kriterien in Gruppen eingeordnet werden. So können wir verschiedene Berufsgruppen mit unterschied lichen Aufgaben identifizieren. Eine andere Einteilung ist der fachlich-organisatorische Kontext, in dem verschiedene Berufsgruppen zusammenarbeiten, wie eine Ambulanz oder eine Station. Auch zeitlich-organisatorische Kontexte für die Bildung solcher Gruppen lassen sich ausmachen, wie z. B. Tag- oder Nachtdienst, Früh- oder Spätschicht. Und natürlich spielt auch der Behandlungskontext eine Rolle, wenn es um die Zusammenarbeit einzelner Akteure oder Gruppen von Akteuren geht. So arbeiten in einem Tumorboard oder beim Entlassungsmanagement unterschiedliche Berufsgruppen zusammen. Um das Ganze noch etwas komplexer zu machen, können sich diese Gruppeneinteilungen überschneiden. Ein Individuum kann verschiedenen Gruppen gleichzeitig angehören.

Beispiel

Anja Vogel kann Pflegefachperson auf einer Station und gleichzeitig Mitglied im Team des Entlassungsmanagements des Klinikums Einhornberg sein. Zeitlich begrenzt kann sie Mitglied eines Projektteams zur Auswahl eines neuen Pflegedokumentationssystems sein. Sie bringt in diesem Projekt insbesondere ihre Expertise im Management mit Parkinsonpatienten ein.

Manche Gruppenzugehörigkeiten – wie z. B. die Zugehörigkeit zur Tag- oder Nachtdienstgruppe – wechseln mitunter täglich. Und als Teil jeder Gruppe muss Anja Vogel mit anderen Personen oder ganzen Gruppen von Akteuren kommunizieren, also Daten und Informationen austauschen.

Es gibt also nicht nur zwischen den technischen Werkzeugen eines Informationssystems Schnittstellen. Sie lassen sich auch zwischen den menschlichen Akteuren und Gruppen von Akteuren ausmachen. Sie müssen kommunizieren, um gemeinsam die vorliegenden Aufgaben erledigen zu können. Daten und Informationen werden also auch über Kommunikationsschnittstellen zwischen den menschlichen Akteuren oder Gruppen von Akteuren ausgetauscht. In einem sozio-technischen System muss es neben Schnittstellen zwischen menschlichen Akteuren natürlich auch Schnittstellen zwischen Mensch und Maschine bzw. Mensch und Anwendungssystem geben. Hier sprechen wir von einer Benutzerschnittstelle.

Allein das Vorhandensein dieser ganzen Schnittstellen garantiert nicht, dass die zu erledigenden Aufgaben ordnungsgemäß ablaufen können und gut durch Anwendungssysteme unterstützt werden. Auch die Festlegung einheitlicher Kommunikationsstandards zur syntaktischen und semantischen Interoperabilität (▶ Kap. 2.6) genügt nicht. Damit Aufgaben ordnungsgemäß, effektiv und bestmöglich auch effizient erledigt werden können, braucht es geregelte und festgelegte Abläufe, also auch organisatorische Interoperabilität zwischen allen menschlichen und technischen Akteuren. Wir sprechen hier von Prozessen bzw. Geschäftsprozessen, wenn wir uns formal korrekt ausdrücken wollen. Der Einfachheit halber werden wir im Folgenden aber beim Begriff »Prozess« bleiben.

Definition

Ein (Geschäfts-)Prozess ist eine Menge von zielgerichteten Aktivitäten, welche in einem logischen und zeitlichen Zusammenhang stehen und in ihrer Gesamtheit zur Erfüllung von informationsverarbeitenden Aufgaben beitragen.

Beispiel

Der Prozess »Pflegedokumentation« hat die Aufgabe, alle mit dem Pflegeprozess zusammenhängenden pflegerischen Aktivitäten vollständig zu dokumentieren. Der Prozess umfasst z. B. mehrere zusammenhängende Aktivitäten wie pflegerische Aufnahme und Anamnese, Assessment, Pflegeplanung, Dokumentation der pflegerischen Tätigkeiten sowie Evaluation. Der Prozess der Pflegedokumentation beginnt, wenn ein Patient auf einer Station aufgenommen wird, und endet, wenn der Patient entlassen wird. Das übergeordnete Ziel dieses Prozesses ist es, die Pflege zu unterstützen, indem alle relevanten Patientendaten, die für die Entscheidung über pflegerische Aktivitäten benötigt werden, sorgfältig gesammelt, gesichert weitergegeben und analysiert werden können.

Wie kommt nun dieser »logische und zeitliche Zusammenhang« zustande? Manche Prozesse sind »natürlich gewachsen«. Für andere gibt es genaue Handlungsanweisungen, welche befolgt werden. Manchmal aber ist die Festlegung gar nicht so eindeutig. So gibt es zwar manchmal konkrete Handlungsanweisungen, diese werden aber nicht befolgt oder individuell interpretiert. So bilden sich sogenannte »Work-arounds«, also Umgehungen der Anweisungen im Sinne von Abkürzungen im Prozess – genauso wie die Trampelpfade, die sich oft in Rasenflächen von Parkanlagen bilden, weil die Menschen über den Rasen gehen, um Wege effizient abzukürzen.

Manchmal gibt es auch soziale Faktoren, welche Prozesse unterschiedlich ablaufen lassen. Ein Team, in dem die Mitglieder »miteinander können«, wird anders zusammenarbeiten und Abläufe vielleicht anders gestalten als ein Team, in dem sich die einzelnen Mitglieder »nicht riechen können«. Manchmal gibt es auch technische Gründe dafür, dass sich Workarounds ausbilden. Und oft entwickeln sich einmal definierte Prozesse in verschiedenen Kontexten unterschiedlich weiter.

Das Thema »Weiterentwicklung« ist auch eine wichtige Eigenschaft von bzw. Notwendigkeit bei Informationssystemen im Gesundheitswesen. Genauso wie in einem Krankenhaus, wo es fast immer irgendwo eine Baustelle gibt, verhält es sich mit Informationssystemen im Gesundheitswesen. Ständig wird etwas renoviert oder modernisiert. Oft werden ganze »Gebäude« oder Teile davon abgerissen und neu errichtet, es werden also z. B. neue Anwendungssysteme eingeführt und alte abgelöst. Wichtig, sowohl im Baumanagement als auch im Management von Informationssystemen, ist eine wohl durchdachte, gut geplante Strategie (▶ Kap. 2.7).

Vertiefende Aufgabe

Denken Sie an eine Gesundheitseinrichtung, die Sie kennen. Überlegen Sie, wie viele Baustellen es aktuell dort gibt. Vielleicht können Sie auch herausfinden, wie viele Bauvorhaben es in den vergangenen fünf Jahren gab. Dann überlegen Sie, wie es mit »Baustellen« am Informationssystem aussieht. Überlegen Sie auch, ob sich dort für Sie eine strategische Planung erkennen lässt.

Natürlich muss eine Strategie für das Informationssystem auch entsprechend umgesetzt werden, das Informationssystem also ständig weiterentwickelt werden. Dies geschieht in Form von IT-Projekten.

5.3 Management von IT-Projekten im Gesundheitswesen

Die Grundzüge des Managements von Informationssystemen im Gesundheitswesen haben wir bereits dargelegt (► Kap. 2.7). IT-Projekte sind wichtiger Bestandteil dieses Managements. Wir wollen hier die Grundzüge zum Management von IT-Projekten darlegen. Zuerst müssen wir wissen, was ein Projekt ausmacht.

Definition

Ein Projekt ist ein Vorhaben, das im Wesentlichen durch Einmaligkeit der Bedingungen in ihrer Gesamtheit gekennzeichnet ist, wie z. B. die Vorgabe eines Projektziels, zeitliche, personelle oder finanzielle Begrenzungen, die Abgrenzung gegenüber anderen Vorhaben und die spezifische Projektorganisation.

Gleich wie ein Prozess hat ein Projekt also einen definierten Beginn und ein definiertes Ende. Im Gegensatz zu einem Prozess, der öfters ablaufen kann, ist ein Projekt aber eine einmalige Unternehmung mit einer gewissen Komplexität. Während ein Prozess zur Erfüllung von Unternehmensaufgaben beiträgt, hat ein Projekt ein oder mehrere definierte und möglichst genau abgegrenzte Projektziele. Zur Erfüllung dieser Ziele werden personelle, materielle bzw. finanzielle Ressourcen benötigt. Und besonders wichtig für jedes Projekt ist ein definierter Zeitplan.

5.3.1 Das magische Dreieck des Projektmanagements

Der Erfolg eines Projekts hängt von einem guten Projektmanagement, also von guter Planung, Steuerung und Überwachung, ab.

Definition

Projektmanagement umfasst alle Aktivitäten, um ein Projekt in einer bestimmten Zeit und mit bestimmten Ressourcen zu einem bestimmten Ergebnis zu bringen. Projektmanagement beinhaltet die Planung, Überwachung und Steuerung eines Projekts.

Projekterfolg stellt sich ein, wenn die definierten Projektziele in der vorgegebenen Zeit mit den zur Verfügung gestellten Ressourcen erreicht wurden. Diese drei Faktoren hängen zusammen und beeinflussen sich gegenseitig. Verändert man die Projektziele, schlägt sich das auch auf Ressourcen und Zeit nieder. Beispiel: Möchte man schneller fertig werden, muss man entweder die Projektziele einschränken oder dem Projekt mehr Ressourcen zur Verfügung stellen. Wenn man dagegen die Projektressourcen kürzt, wird das Projekt eine längere Laufzeit benötigen oder es werden die Ziele, d. h. das Ergebnis, eingeschränkt sein.

Man spricht hier auch vom »magischen Dreieck des Projektmanagements«. Dessen Ecken stehen für die Faktoren »Zeit«, »Ressourcen« und »Ergebnis«. Die Fläche des Dreiecks bleibt immer gleich. Das heißt, wenn man an einer Ecke zieht, bewegen sich auch die anderen Ecken entsprechend (► Abb. 5.1).

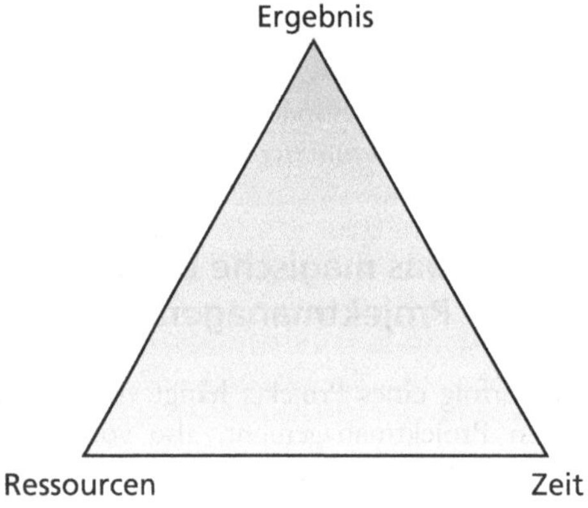

Abb. 5.1: Das magische Dreieck des Projektmanagements: Zeit, Ressourcen und Ergebnis hängen zusammen (eigene Darstellung)

5.3.2 Das Teufelsquadrat für das Management von IT-Projekten

Für das Management von IT-Projekten genügt es nicht, nur die drei Faktoren »Ergebnis«, »Zeit« und »Ressourcen« zu berücksichtigen. Man hat es bei diesen Projekten eigentlich mit fünf Faktoren zu tun, die gemanagt werden müssen. »Zeit« und »Ressourcen« (bzw. »Kosten«) bleiben wie im magischen Dreieck. Der dritte Faktor »Ergebnis« spaltet sich auf in zwei separate Dimensionen. Die eine Dimension ist »Funktionalität«, welche sich aus den funktionalen Anforderungen der Anwendenden ergibt. Die andere Dimension ist »Qualität«, worunter man Anforderungen versteht, die in Bezug auf die Qualität der Software bestehen (z. B. Zuverlässigkeit, Benutzerfreundlichkeit, Performanz, Verfügbarkeit, Informationssicherheit, Wartbarkeit, Skalierbarkeit). Hier spricht man auch von sogenannten nichtfunktionalen Anforderungen. Der fünfte Faktor, der beim Management von IT-Projekten zu beachten ist, ist die »Produktivität« des Projekts. Die Produktivität ergibt sich aus dem Zusammenwirken der vier anderen Dimensionen.

Man kann das magische Dreieck daher zu einem »Teufelsquadrat« erweitern, an dessen Ecken die Faktoren Zeit, Kosten, Qualität und Funktionalität stehen und die Produktivität des Projekts der Fläche entspricht, die im Inneren des Quadrats aufgespannt wird (► Abb. 5.2). Wenn die Produktivität gleichbleiben soll, dann muss die Fläche gleichbleiben. Für das Management von IT-Projekten bedeutet dies: Wenn wir mehr Funktionalität fordern, Einführungstermin (Zeit) und Kosten aber gehalten werden sollen, kann dies nur auf Kosten der Qualität der Lösung gehen (gestrichelte Fläche in der Abbildung).

Der Verlust an Qualität kann mitunter kritisch sein. Wenn dadurch zum Beispiel die Benutzerfreundlichkeit mangelhaft umgesetzt wird, werden die Benutzer/innen unzufrieden mit der Softwarelösung sein oder nach Möglichkeiten suchen, um diese nicht benutzen zu müssen.

Man muss sich also sehr genau überlegen, welche funktionalen Anforderungen (»Funktionalität«) und welche nichtfunktionalen Anforderungen (»Qualität«) wir an eine Softwarelösung stellen. In der Praxis hat sich die Befolgung der 80/20-Regel bei der Definition von Anforderungen bewährt. Die 80/20-Regel, auch »Pareto-Prinzip« genannt, besagt, dass 80 % der Anforderungen durch 20 % des

Aufwands erreicht werden können. Will man die restlichen 20 % der Anforderungen auch noch erfüllen, müsste man dafür 80 % des Aufwands investieren. Man sollte also Anforderungen priorisieren und darauf achten, dass die Wichtigsten unbedingt umgesetzt werden. Anforderungen mit niedriger Priorität können dann nach Maßgabe der vorhandenen Ressourcen und abhängig vom Zeitplan umgesetzt werden.

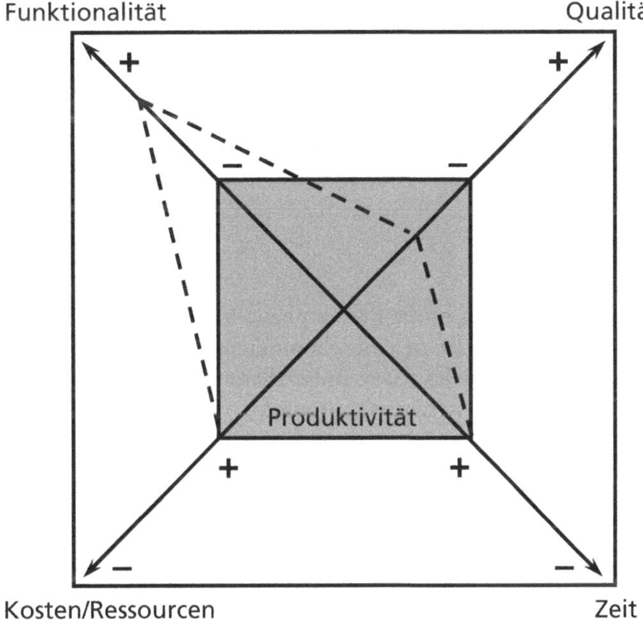

Abb. 5.2: Das Teufelsquadrat für das Management von IT-Projekten: Zeit, Kosten, Qualität, Funktionalität und Produktivität hängen zusammen (vgl. Sneed et al., 2010, zitiert nach und in Anlehnung an Ernst et al., 2016, S. 755)

5.4 Projektphasen von IT-Projekten

Wir wollen uns nun mit den vier Phasen von IT-Projekten im Gesundheitswesen auseinandersetzen und die wichtigsten Aspekte in diesen Phasen ansprechen. Die Darstellung in diesem Kapitel orientiert sich an Ammenwerth et al. (2015).

Merke

Eine Projektphase gliedert ein Projekt in abgrenzbare Zeitabschnitte. Wir unterscheiden folgende Phasen: Projektinitiierung, Projektplanung, Projektdurchführung und Projektabschluss.

Die vier Phasen laufen – ausgehend von einer Projektidee – nacheinander ab (► Abb. 5.3).

5.4.1 Projektinitiierung

Viele IT-Projekte im Gesundheitswesen scheitern. Das heißt sie führen nicht zum gewünschten Ergebnis oder der initiale Zeitplan bzw. das Projektbudget werden nicht eingehalten. Oft »liegt der Hund schon ganz zu Beginn begraben«, um ein bekanntes deutsches Sprichwort zu zitieren. Die Initiierungsphase ist daher wesentlich für den Erfolg eines Projektes. In dieser Phase wird aus einer vagen Idee für ein Vorhaben ein konkreter Projektauftrag.

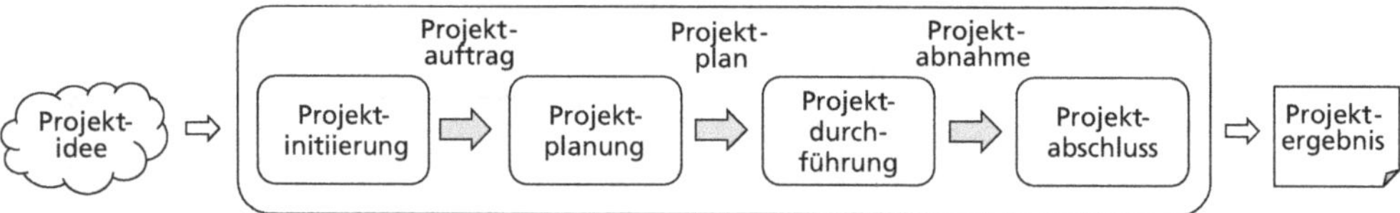

Abb. 5.3: Die vier Phasen eines Projekts (eigene Darstellung)

Definition

Projektinitiierung ist die Projektphase, in der eine Projektidee in einen konkreten, im weiteren Projektverlauf umsetzbaren Projektauftrag weiterentwickelt wird.

Um einen solchen Projektauftrag erstellen zu können, muss man vorab einige Fragen klären, um die Rahmenbedingungen für das Projekt auszuloten: Handelt es sich bei dem Vorhaben überhaupt um ein Projekt? Gibt es klar definierte Ziele? Welche finanziellen, materiellen und personellen Ressourcen stehen zur Verfügung? Wer stellt diese zur Verfügung? Wer steht hinter dem Projekt, wer »will es«? Wer ist der konkrete Auftraggeber? Welcher Nutzen lässt sich aus dem Projekt erwarten und für wen? In welchem Verhältnis stehen erwarteter Nutzen und zu erwartende Kosten? Wie sieht der Zeithorizont aus? Wer soll das Projekt leiten? Wer arbeitet mit? Wer wird vom Projekt (und dem Projektergebnis) betroffen sein? Braucht es spezielle Genehmigungen? Wie ist das Berichtswesen zu organisieren? An wen und in welcher Form erfolgen Projekt(zwischen)berichte? Etc.

Besonders wichtig in dieser Phase ist die genaue Definition der Projektziele. Die Ziele sollten SMART formuliert sein. Das heißt es muss möglichst ***s***pezifisch beschrieben sein, was am Projekteende erreicht worden sein soll, die Zielerreichung sollte ***m***essbar sein, die Ziele selbst mit allen Beteiligten bzw. Betroffenen ***a***bgestimmt sein und natürlich sollten die Ziele auch ***r***ealistisch gesetzt und ***t***erminiert sein, also mit einem Datum, bis zu dem sie erreicht worden sein sollen, versehen sein. Bei der Zielformulierung ist auf Zielkonflikte zu achten, also auf Ziele, die nicht gleichzeitig erreichbar sind. Wichtig ist auch eine genaue Abgrenzung des Projekts. Dazu gehört, Nicht-Ziele zu nennen und das Projekt von anderen Vorhaben abzugrenzen.

Am Ende der Phase der Projektinitiierung sollte ein schriftlicher Projektauftrag vorliegen, der die genannten Punkte verschriftlicht.

Definition

Ein Projektauftrag ist die formelle Beauftragung zur Durchführung eines Projekts durch einen Auftraggeber.

Der Projektauftrag beschreibt also Auftraggeber, Motivation für das Projekt und – analog zum magischen Dreieck – Projektziele, verfügbare Ressourcen und den Zeitrahmen des Projekts. Er sollte vom Auftraggeber und vom beauftragten Projektleiter unterzeichnet werden. Ohne einen solchen konkreten, schriftlich vorliegenden und unterzeichneten Auftrag sollte kein Projekt gestartet werden.

5.4.2 Projektplanung

Wenn der Projektauftrag unterschrieben vorliegt, kann die konkrete Projektplanung erfolgen. Diese Phase ist ebenso wie die Projektinitiierung entscheidend für den Erfolg eines Projektes. Ein englisches Sprichwort bringt es gut auf den Punkt: »Failing to plan is planning to fail«. Ohne eine sorgfältige, aber auch realistische Planung ist also der Misserfolg des Projektes buchstäblich vorprogrammiert.

Definition

Projektplanung ist die Projektphase, in der das Projektziel, wie es im Projektauftrag definiert ist, schrittweise in sinnvolle Arbeitspakete gegliedert wird, welche dann einem Verantwortlichen zugeordnet, in einer sinnvollen Reihenfolge geplant und mit Ressourcen ausgestattet werden (insbesondere Zeit und Personal).

Die Federführung bei der Projektplanung übernimmt der Projektleiter bzw. die Projektleiterin. Im Projektauftrag sind die Rahmenbedingungen des Projektes (Ziele, Abgrenzung, Zeit, Ressourcen) festgeschrieben. In der Phase der Projektplanung erfolgt eine detaillierte Ausarbeitung dieser Aspekte.

Bereits in dieser Phase erfolgt auch schon das erste Projektmarketing. »Wer nicht wirbt, der stirbt« lautet ein alter Grundsatz des Marketings. Projektmarketing ist ein wichtiger Baustein für den Projekterfolg. Frühzeitig mit vom Projekt Betroffenen in Kontakt zu treten, sich mit ihnen auszutauschen, sich ihre Erwartungen und Bedürfnisse anzuhören, ist auf jeden Fall sinnvoll. Skeptische Personen können überzeugt oder zumindest milde gestimmt werden und positiv gestimmte Personen können als Unterstützer oder Verbündete gewonnen werden.

Die eigentliche Planung eines Projekts umfasst dann folgende Schritte:

- *Strukturplanung*
  Hier wird festgelegt, *was* genau im Projekt zu tun ist. Es werden also alle zu erledigenden Aufgaben notiert. Diese Aufgaben werden dann zu sogenannten Arbeitspaketen gebündelt.
- *Ablaufplanung*
  Hier wird die zeitliche Komponente geplant. Es wird festgelegt, *wann und in welcher Reihenfolge* die einzelnen Arbeitspakete abgearbeitet werden. Es erfolgt auch die Planung der Meilensteine, also die zeitliche Planung der wichtigsten zu erreichenden Zwischenergebnisse.
- *Ressourcenplanung*
  Hier wird geplant, *womit* die Arbeitspakete durchgeführt werden, welche personellen und finanziellen Ressourcen also notwendig sind. Es werden die Verantwortlichen für die Arbeitspakete benannt und es wird festgelegt, in welchem Umfang einzelne Mitarbeiter in einem bestimmten Arbeitspaket mitwirken. Hierfür wird das Maß des »Personentages« verwendet. Ein Personentag beschreibt, dass eine Person einen Tag tätig ist. Der Personentag ist nicht mit der Dauer von geplanten Tätigkeiten zu verwechseln. Drei Personentage können sich über die Dauer einer Woche erstrecken, wenn man beispielsweise annimmt, dass Pausen oder Pufferzeiten eingeplant werden. Andererseits kann die Leistung von drei Personentagen auch an einem Tag erbracht werden, wenn drei Personen an diesem Tag tätig sind.
- *Risikoplanung*
  Hier werden potenzielle Risiken für die einzelnen Arbeitspakete und das Gesamtprojekt analysiert. Für jedes gefundene Risiko wird eingeschätzt, wie hoch dessen Eintrittswahrscheinlichkeit ist (niedrig/mittel/hoch) und welche Auswirkungen der Eintritt des Risikos auf das Arbeitspaket bzw. das Gesamtprojekt haben würde. Auf dieser Analyse aufbauend wird eine Strategie erarbeitet, in der festgelegt wird, wie mit den einzelnen Risiken umgegangen werden soll (z. B. Möglichkeiten der

Vermeidung des spezifischen Risikos oder Gegen- bzw. Abmilderungsmaßnahmen bei dessen Eintreten).

Die einzelnen Schritte der Projektplanung beeinflussen sich gegenseitig und hängen voneinander ab (► Abb. 5.4). Sie werden daher meist mehrmals durchlaufen, bis eine solide und plausible Planung steht. Es ist anzuraten, einen Projektplan auf jeden Fall schriftlich zu formulieren und ggf. auch spezielle Softwarewerkzeuge zur Planung zu benutzen.

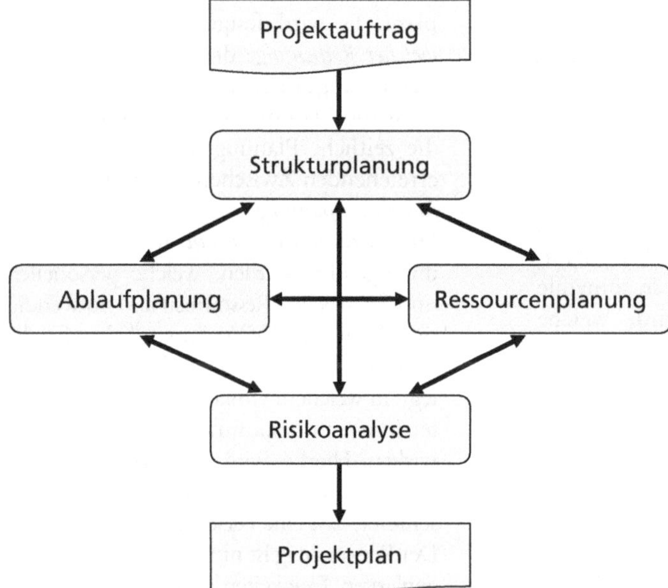

Abb. 5.4: Die Schritte der Projektplanung (nach Ammenwerth et al., 2015)

Nachdem der Projektplan dem Auftraggeber vorgelegt und mit diesem abgestimmt wurde, wird der Plan formal verabschiedet, d. h. vom Auftraggeber unterschrieben. Bei größeren oder multiprofessionellen Vorhaben kann ein Projektlenkungsausschuss (PLA) eingerichtet werden, der in diesem Fall die Genehmigung erteilt.

Natürlich kann es vorkommen, dass nicht alle Details schon zu Beginn eines Projektes vollständig planbar sind. Oft ergeben sich gewisse Informationen und Entscheidungen erst im Laufe eines Projektes. Eine umsichtige Planung hat diesen Umstand natürlich berücksichtigt und erlaubt Adaptierungen und Anpassungen noch während der Laufzeit des Projektes.

5.4.3 Projektdurchführung

In der Phase der Projektdurchführung erfolgt die eigentliche Arbeit an den Arbeitspaketen. Diese werden wie in der Ablaufplanung vorgesehen abgearbeitet. Daneben darf aber eines nicht zu kurz kommen: die Überwachung des Projektfortschritts. Durch einen ständigen Abgleich des Fortschrittes (IST-Stand) mit der Projektplanung (SOLL-Stand) kann eingeschätzt werden, ob ein steuerndes Eingreifen notwendig ist (z. B. durch Umverteilung von Ressourcen, neue Priorisierung von Aufgaben oder Anpassung des Zeitplanes). Die ständige Überwachung und Steuerung des Projekts ist Aufgabe der Projektleitung.

Definition

Projektdurchführung ist die Projektphase, in der die Durchführung des Projekts basierend auf dem Projektplan gesteuert und die Fortschritte im Vergleich zur ursprünglichen Projektplanung überwacht werden.

Zusätzlich kümmert sich die Projektleitung auch um die Organisation der Team-Besprechungen, die Präsentation von Zwischenergebnissen an den Auftraggeber oder den PLA, die Weiterentwicklung der Risikoplanung und auch um die Projektdokumentation.

Auch in der Führung des Projektteams liegt eine wichtige – manche würden sogar sagen zentrale – Aufgabe der Projektleitung. Ein spöttisches Sprichwort sagt, dass das Wort TEAM ein Akronym der Worte »*T*oll, *e*in *a*nderer *m*acht's« sei. Wenn das Projektteam eine solche Einstellung hat, wird das Projekt nur schwer ein Erfolg werden. Als Projektleitung sollte man das Ziel verfolgen, Team als folgendes Akronym zu verstehen: »*t*ogether *e*veryone *a*chieves *m*ore«. Wenn sich die Teammitglieder untereinander gut verstehen, sich vertrauen und respektieren, kommt man leichter zum Projekterfolg.

Ein derartiges »Team Building« kann durch verschiedene Maßnahmen geschehen. Ein guter Tipp für jede Projektleitung ist, entsprechende Maßnahmen in der Ressourcen- und Zeitplanung vorzusehen, also z. B. Zeit und Mittel für einen Projektworkshop oder andere Gemeinschaftsaktivitäten einplanen.
Auch das Projektmarketing unterstützt das Team Building. Es stärkt zum einen das Gefühl »wir machen gemeinsam etwas Wichtiges«. Zum anderen können positive Rückmeldungen von Außenstehenden, die durch das Projektmarketing von dem Projekt gehört haben, positiven Einfluss auf die Stimmung im Projektteam haben.

5.4.4 Projektabschluss

Die letzte Phase in einem Projekt stellt dessen Abschluss dar. Verlauf und Ergebnisse des Projektes sollten in einem Abschlussbericht zusammengefasst werden.

Definition

Projektabschluss umfasst die Projektphase, in der ein Projekt abgeschlossen wird. Typische Aktivitäten sind der Abschlussbericht, die Projektabnahme, das Projektreview und die Auflösung des Projektteams.

In der Regel werden die Ergebnisse des Projekts dem Auftraggeber oder dem PLA präsentiert. Unbedingt zu empfehlen ist eine Präsentation der wesentlichen Ergebnisse für die vom Projekt betroffenen Personengruppen (z. B. Stationsmitarbeiter). Für die Projektleitung stellt die formale Abnahme des Projekts durch Auftraggeber bzw. PLA auch eine Entlastung dar. Es wird dadurch bestätigt, dass die Ergebnisse erreicht und Zeitplanung sowie Budget eingehalten wurden.

Auch für ein Projektteam, welches oft nur für die Dauer des Projekts zusammengearbeitet hat, stellt der Abschluss einen wichtigen formalen Endpunkt dar. Bevor alle wieder ihrer eigenen Wege gehen, sollten alle gemeinsam nochmal Rückschau halten und reflektieren, was im Projekt gut und weniger gut gelaufen ist (Projektreview) und vor allem, was gemeinsam erreicht wurde. Es ist anzuraten, diese Reflexion strukturiert im Rahmen eines eigenen Workshops durchzuführen. Am Ende dieses Workshops kann das erreichte Ergebnis nochmals bei einer Gemeinschaftsaktivität, z. B. einer entsprechenden Abschlussfeier, gewürdigt werden.

Vertiefende Aufgabe

Sie alle haben schon mehrfach die vier Phasen eines Projektes im privaten Umfeld durchlaufen, z. B. wenn Sie eine Party organisiert haben. Dabei haben Sie verschiedene Aktivitäten durchgeführt, damit die Party zu einer bestimmten Zeit und mit bestimmten Ressourcen (z. B. Raum, Catering, Musik, Getränke etc.), zu einer tollen Party wird, die Ihre Gäste noch lange in positiver Erinnerung behalten.
Versuchen Sie, Ihre Partyplanung als Projektplanung darzustellen und über die vier Projektphasen abzubilden. Skizzieren Sie dann den Projektplan!

5.5 Prozessanalyse in Gesundheitseinrichtungen

Wir wollen uns nun mit der Analyse von Prozessen in Gesundheitseinrichtungen auseinandersetzen. Solche Prozessanalysen können Teil eines IT-Projektes sein, denn Prozesse bilden das Rückgrat jedes Informationssystems. Informationssysteme dienen der Informationslogistik, also der Bereitstellung der richtigen Information an den richtigen Adressaten zur richtigen Zeit in der richtigen Form (▸ Kap. 2.2). Eine Prozessanalyse hilft, die derzeitigen Geschäftsprozesse und ihre Rolle in der Informationslogistik genauer zu analysieren und zu beschreiben. Dies ist die Voraussetzung für die Änderung bzw. Neugestaltung von Prozessen im Rahmen eines IT-Projekts.

Wie ein Informationssystem funktioniert, wie darüber die Aufgaben und wie gut die damit in Zusammenhang stehenden Prozesse unterstützt werden können, hängt sowohl von technischen als auch von sozio-organisatorischen Aspekten ab. Wenn also z. B. ein Anwendungssystem neu geplant oder ein bestehendes Anwendungssystem geändert bzw. erneuert wird, müssen immer sowohl technische als auch sozio-organisatorische Aspekte berücksichtigt werden.

Die Analyse der technischen Aspekte ist schon für sich genommen komplex, da ein Informationssystem viele verschiedene Werkzeuge umfassen kann (▸ Kap. 2). Aber auch die Analyse des sozio-organisatorischen Kontexts, also insbesondere der Prozesse, kann herausfordernd sein. Und dennoch sollte man niemals diesen Aufwand scheuen. Die Einführung digitaler Werkzeuge ohne genaue Kenntnis der klinischen oder administrativen Prozesse, die diese Werkzeuge unterstützen sollen, kann scheitern oder sogar die Qualität der Versorgung gefährden. Nur wenn die Prozesse bei Diagnostik und Therapie, bei der Dokumentation oder der Entscheidungsfindung gut verstanden sind, kann ein neues Werkzeug so vorbereitet, angepasst und eingeführt werden, dass es diese Prozesse optimal unterstützt.

Beispiel

Am Krankenhaus Einhornberg startet gerade das Projekt »Einführung eines neuen Pflegedokumentationssystems«. Dem Projektteam ist zunächst nicht bewusst, dass einige Aktivitäten der Pflegedokumentation direkt am Patientenbett durchgeführt werden. Im Projektplan ist daher keine Beschaffung mobiler Dokumentationsgeräte angedacht worden. Pflegefachpersonen müssten für die Pflegedokumentation zum Stations-Computer gehen, um Patientendaten zu überprüfen und einzugeben. Dies nähme mehr Zeit in Anspruch und würde zu einer Dokumentation von geringerer Qualität führen – und sicherlich auch zu einer geringeren Zufriedenheit der Pflegefachpersonen.

Zum Glück führt das Projektteam als Teil des Projekts eine Analyse der aktuellen Prozesse der Pflegedokumentation durch. Die Analyse zeigt, dass die Pflegedokumentation auch am Patientenbett erfolgt. Das Projektteam wird also sowohl stationäre Computer als auch eine ausreichende Anzahl von mobilen Geräten für die Pflegefachpersonen bereitstellen. So wird die Pflegedokumentation effizient unterstützt und die Zufriedenheit der Pflegefachpersonen mit dem neuen Werkzeug erhöht. Insgesamt wird so die Informationslogistik (► Kap. 2.2) optimaler unterstützt.

Dieses Beispiel zeigt ebenso wie frühere Ausführungen (► Kap. 2.2), dass es bei der Einführung neuer Werkzeuge nicht nur um Technik, also nicht nur um die Bereitstellung von Soft- und Hardware, geht, sondern vor allem um sozio-organisatorische Fragen: Wie sind die klinischen Prozesse organisiert? Wer wird das neue Werkzeug wo und wann nutzen? Wie, wann und wo werden von wem an wen welche Informationen weitergegeben? Nur wenn diese Informationen über den konkreten Prozess vorhanden sind, also ein systematisches Prozessmanagement durchgeführt wird, kann ein Einführungsprojekt gut vorbereitet werden und hat damit eine höhere Chance, erfolgreich zu sein.

Merke

Prozessmanagement zielt darauf ab, Geschäftsprozesse zu identifizieren, zu analysieren, zu modellieren, zu verbessern und zu unterstützen.

Die Prozessanalyse als Teildisziplin des Prozessmanagements beschäftigt sich mit der Analyse, Beschreibung und Modellierung von Prozessen in Form von Prozessmodellen.

Im Folgenden wollen wir uns auf drei wesentliche Schritte der Prozessanalyse konzentrieren: Vorbereitung der Prozessanalyse, systematische Sammlung von Daten und formale Modellierung eines Prozesses.

5.5.1 Vorbereitung der Prozessanalyse

Wie bei allen Tätigkeiten, die mit dem Management von Informationssystemen im Gesundheitswesen zu tun haben, ist sorgfältige und umfassende Planung eine unabdingbare Voraussetzung für den Erfolg. Vor einer Prozessanalyse sollte das Projektteam daher die folgenden Fragen sorgfältig diskutieren und klären:

- *Warum wird die Prozessanalyse durchgeführt?*
  Eine klare Formulierung der Ziele der Prozessanalyse hilft, die nächsten Schritte besser zu planen. Wird die Prozessanalyse z. B. durchgeführt, um die Einführung eines bestimmten Werkzeugs besser vorzubereiten, einschließlich der Vorbereitung von Anwenderschulungen?
- *Welche Prozesse sollen detaillierter analysiert werden?*
  Soll sich die Analyse beispielsweise nur auf den Prozess der Pflegedokumentation konzentrieren oder soll sie auch die medizinische Dokumentation umfassen? Diese Entscheidung sollte auf einer sorgfältigen Analyse der Funktionalität des geplanten neuen Werkzeugs beruhen.
- *In welchen Organisationseinheiten soll der Prozess analysiert werden?*
  Soll die Analyse z. B. nur in der kardiologischen Abteilung des Krankenhauses durchgeführt werden oder auch in der chirurgischen Abteilung? Diese Entscheidung hängt auch davon ab, wo das neue Werkzeug eingeführt werden soll.

Als Nächstes sollte das Projektteam über die besten Methoden zur Erhebung von Daten für die Prozessanalyse entscheiden. Typische Methoden der Datenerhebung sind Beobachtungen, Interviews, Umfragen und Datenbestandsanalysen. Diese Arten der Datenerhebung haben spezifische Stärken und Grenzen (▶ Tab. 5.1). Das Projektteam sollte das spezifische Umfeld, das Ziel der Prozessanalyse sowie die verfügbare Zeit und die bereitstehenden Ressourcen sorgfältig abwägen und sich dann für die am besten geeignete Methode entscheiden.

Interviews und Umfragen werden auch als »subjektive« Methoden bezeichnet, während Beobachtungen als »objektive« Methoden bezeichnet werden. Beachten Sie jedoch, dass auch ein externer Beobachter »subjektiv« ist, da er (oft unbewusst) entscheiden wird, welche Informationen wichtig sind und daher gesammelt werden und welche nicht; ein anderer Beobachter könnte andere Informationen als wichtig erachten. Methoden als »subjektiv« oder »objektiv« zu bezeichnen, ist also nicht hilfreich, wenn es darum geht, die beste Methode zu wählen.

Besser strebt man danach, ein vollständiges Bild zu erhalten. Das »Informationsfenster« (▶ Abb. 5.5) bietet hierzu eine gute Strukturierungshilfe. Es gibt Bereiche, die sowohl Außenstehenden als auch Insidern (also z. B. den Pflegefachpersonen) bewusst sind. Hier handelt es sich um offene Informationen. Um verdeckte Informationen handelt es sich, wenn sie nur Insidern bekannt sind. In der Wahl der Methode muss man also das Vertrauen dieser Insider bekommen, damit diese verdeckten Informationen sichtbar werden. Die Einbindung von Außenstehenden empfiehlt sich aber trotzdem, um die sogenannte Betriebsblindheit aufzudecken, also Umstände, die Insidern gar nicht (mehr) bewusst sind. Und in jeder Analyse kann es blinde Flecken geben, also Tatsachen, die weder Außenstehenden noch Insidern bekannt oder bewusst sind.

Um die Stärken der verschiedenen Datenerfassungsmethoden zu kombinieren, kann das Projektteam zwei oder mehr Methoden

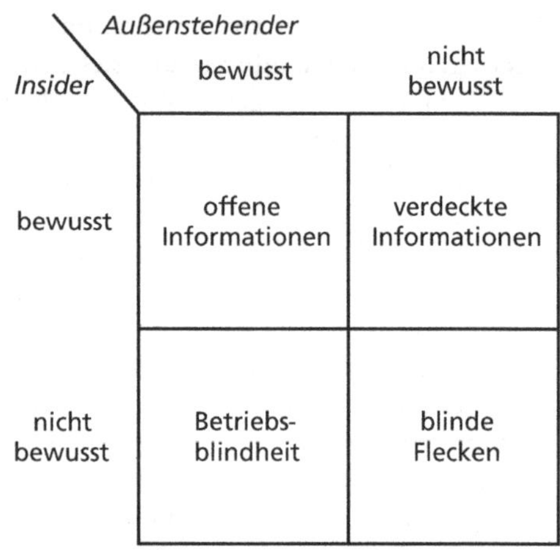

Abb. 5.5: Bewusste und unbewusste Informationen in einer Prozessanalyse (nach Ammenwerth et al., 2015)

kombinieren. Zum Beispiel können Beobachtungen und Interviews kombiniert werden, um Informationen über einen bestimmten Prozess sowohl aus der Sicht der Prozessbeteiligten (Insidern) als auch aus der Sicht eines externen Beobachters zu erhalten. Beide Methoden können sich somit gut ergänzen und liefern ein vollständigeres Bild des Prozesses als jede Methode für sich. Wir fassen nun die Stärken und Grenzen der verschiedenen Methoden zur Datenerhebung abschließend zusammen (▶ Tab. 5.1).

Für alle Methoden der Datenerhebung muss das Projektteam entscheiden, wie viele Beobachtungen oder Interviews durchgeführt werden oder wie viele Personen zu einer Umfrage eingeladen werden sollen. Das Team kann mit einer definierten (kleineren) Anzahl beginnen und dann nach Abschluss der Analysen entscheiden, ob sie genug Informationen für die Prozessanalyse haben oder ob sie mehr Informationen benötigen. Dieser Ansatz wird »Sättigung« genannt; man sammelt so lange Informationen, bis man mit den vorhandenen Informationen zufrieden ist und zuversichtlich ist, dass bei einer weiteren Datenerhebung keine neuen Informationen mehr ermittelt werden können.

Tab. 5.1: Stärken und Grenzen der verschiedenen Methoden zur Datenerhebung bei einer Prozessanalyse im Gesundheitswesen (eigene Zusammenstellung)

Methoden der Datenerfassung	Beispiel	Stärken	Grenzen
Beobachtung	Ein Projektmitarbeiter beobachtet den Prozess der Pflegedokumentation auf der Station über zwei Tage, indem er den Pflegefachpersonen folgt. Ein Projektmitarbeiter erhebt auf einer Station die aktuell eingesetzten (mobilen und stationären) IT-Werkzeuge zur Pflegedokumentation.	Ein externer Beobachter kann eine unvoreingenommene Sicht auf den gesamten Prozess liefern, welche nicht auf die subjektive Sichtweise der am Prozess beteiligten Personen beschränkt ist.	Beobachtungen können recht zeitaufwendig sein und die übliche klinische Routine stören. Menschen können ihr Verhalten ändern, wenn sie wissen, dass sie beobachtet werden.
Interview	Ein Projektmitarbeiter führt ein einstündiges Interview mit einer Pflegefachperson (oder mit zwei Pflegefachpersonen) über die Tätigkeiten, die zur Pflegedokumentation gehören.	Die am Prozess beteiligten Personen sind die besten Experten für diesen Prozess. Ein direktes Gespräch mit ihnen bringt viele wichtige Informationen über den Prozess.	Es kann nur eine begrenzte Anzahl von Personen befragt werden, da Interviews für beide Seiten zeitaufwendig sind. Jede befragte Person ist sich möglicherweise nur eines Teils des Prozesses bewusst.
Umfrage	Das Projektteam bereitet einen standardisierten Online-Umfrage-Fragebogen vor, der an alle Pflegefachpersonen der Station verschickt wird. In der Umfrage werden Fragen zu den relevantesten Problemen der Pflegedokumentation gestellt.	Die Befragung der an einem Prozess beteiligten Personen mit standardisierten Fragen hilft, die Perspektiven aller Beteiligten quantitativ beschreiben zu können.	Es können nur standardisierte Fragen gestellt werden, ein Dialog oder Nachfragen ist nicht möglich. Wenn offene Fragen verwendet werden, ist die Datenanalyse recht zeitaufwendig.
Datenbestandsanalyse	Ein Projektmitarbeiter analysiert den vorhandenen Leitfaden zur Pflegedokumentation des Krankenhauses. Ein Projektmitarbeiter analysiert Patientenakten, um zu verstehen, welche Daten bei der Pflegedokumentation erfasst werden.	Bereits vorhandene Daten können genutzt werden, was sehr effizient ist und den klinischen Arbeitsablauf nicht stört.	Es ist nicht klar, ob die analysierten Informationen genau und aktuell sind und wirklich ein vollständiges Bild der Realität wiedergeben.

Jede Datenerhebung muss sorgfältig vorbereitet werden. Für Interviews muss ein Interviewleitfaden mit einer Kombination aus offenen und geschlossenen Fragen erstellt werden. Für (schriftliche) Umfragen müssen die standardisierten Fragen und das (online- oder papierbasierte) Formular vorbereitet werden. Für Beobachtungen muss ein Beobachtungsleitfaden erstellt werden, welcher festhält, was und wie beobachtet werden soll. Es ist sinnvoll, alle diese Instrumente zu testen, bevor sie eingesetzt werden. Außerdem sollten alle Personen, die die Datenerhebung durchführen werden, die z. B. Beobachtungen oder Interviews durchführen, sorgfältig geschult werden.

Nach all diesen Vorbereitungen kann die Datenerhebung beginnen. Bevor es losgeht, muss das Projektteam sicherstellen, dass sowohl die Leitung als auch die Mitarbeiter der Einheit, in der die Datenerhebung stattfinden soll, informiert sind und sich bereit erklärt haben, die Datenerhebung zu unterstützen.

5.5.2 Systematisches Sammeln von Daten

Wir werden uns nun genauer ansehen, wie man Beobachtungen, Interviews und Umfragen erfolgreich durchführt.

Beobachtungen

Beobachtungen ermöglichen einen externen Blick auf einen bestimmten Prozess. Sie können mehr oder weniger standardisiert sein. Standardisierte Beobachtungen konzentrieren sich auf eine begrenzte Anzahl von vordefinierten Aspekten, wie z. B. die Zeit, die für bestimmte Aktivitäten benötigt wird, oder die Häufigkeit, wie oft ein Computer für die Pflegedokumentation verwendet wird. Weniger standardisierte Beobachtungen konzentrieren sich auf eine gegebene Situation als Ganzes, sind nicht auf vordefinierte Aspekte beschränkt und versuchen z. B. zu verstehen, wie ein Prozess im Allgemeinen organisiert ist und wer daran beteiligt ist.

Da Beobachtungen recht zeitaufwendig sind, können in vielen Fällen nur die wichtigsten Teile eines Prozesses beobachtet werden. Der Beobachter sollte mit dem klinischen Umfeld, in dem er die Beobachtung durchführt, und mit dessen informellen Regeln und Jargon recht gut vertraut sein, um den üblichen Ablauf der Aktivitäten nicht zu stören und den Kontext jeder Beobachtung verstehen zu können.

Um die Ergebnisse einer Beobachtung zu dokumentieren, sollte der Beobachter alle Beobachtungen entweder auf vorbereiteten Dokumentationsbögen für stärker standardisierte Beobachtungen (z. B. Checklisten) oder in einem (eher unstrukturierten) Beobachtungstagebuch für weniger standardisierte Beobachtungen festhalten. Es ist ratsam, die Beobachter zu schulen und eine Testbeobachtung durchzuführen, um sicherzustellen, dass die Beobachtung reibungslos abläuft.

Beobachtungen sind aus Sicht der beobachteten Personen recht einschneidend, daher muss eine sorgfältige Vorabinformation und das Einverständnis aller zu beobachtenden Personen gewährleistet sein.

Interviews (mündliche Befragungen)

In Interviews werden Informationen von solchen Personen gesammelt, die wichtige Kenntnisse über den analysierten Prozess besitzen. Typischerweise werden Vertreter der wichtigsten am Prozess beteiligten Rollen für ein Interview ausgewählt. Für die Pflegedokumentation können z. B. die Pflegedienstleitung, einige Pflegefachpersonen, einige Pflegehelfer und ein Arzt zu den Interviews eingeladen werden.

Interviews können als Einzelinterviews (mit einer Person) oder als Gruppeninterviews (mit einer Gruppe von Personen) durchgeführt werden. Gruppeninterviews haben den Vorteil, dass sie effizienter sind und durch die Förderung von Diskussionen unter den Teilnehmern neue Informationen zutage fördern können und eher ein Gesamtblick auf den Prozess entsteht. Sie haben den Nachteil, dass ein Teilnehmer die Diskussion dominieren kann oder dass die Teilnehmer sich scheuen, in der Gruppe offen zu reden, insbesondere wenn Mitglieder unterschiedlicher Hierarchien (z. B. Pflegedienstleitung und Stationsleitung) anwesend sind.

Ein Interview sollte an einem ruhigen Ort durchgeführt werden, an dem es nur wenige Störungen gibt. Zu Beginn des Interviews sollte der Interviewer den Zweck des Interviews erläutern, erklären, wie die Ergebnisse verwendet werden, und offene Fragen beantworten.

Wenn Interviews zum Zweck der Prozessanalyse durchgeführt werden, ist es hilfreich, »Aktivitätskarten« zu verwenden, die einzelne Aktivitäten zeigen, die Teil des Gesamtprozesses sind. Diese Karten können auf einen Tisch gelegt werden, wo die Teilnehmer dann versuchen können, den Ablauf der Aktivitäten innerhalb des Prozesses zu beschreiben, indem sie die Karten sortieren. Wenn eine Aktivität fehlt, kann einfach eine Karte hinzugefügt werden. Dieser Ansatz ist sehr hilfreich, um eine gemeinsame und visuelle Perspektive auf den Prozess zu unterstützen. Das Ergebnis eines solchen Workshops ist eine gute Vorbereitung für die Prozessmodellierung (▸ Kap. 5.5.3).

Hilfreich ist es auch, wenn zwei Personen das Interview führen – eine Person führt das Interview, die andere dokumentiert die Antworten. Das Interview kann auch mit einem Gerät aufgezeichnet werden, aber die Teilnehmer brauchen vielleicht etwas Zeit, um sich in Anwesenheit eines Aufnahmegerätes wohlzufühlen.

Umfrage (schriftliche Befragungen)

Umfragen ermöglichen die standardisierte Erfassung von Antworten von einer großen Anzahl von Befragten. Die Fragen müssen kurz und klar sein und dürfen keine Unklarheiten oder Abkürzungen enthalten. Die Umfrage sollte auch die Erklärung enthalten, warum diese durchgeführt wird, wie die Ergebnisse verwendet werden und wer für die Umfrage verantwortlich ist. Die Umfrage sollte insgesamt kurz sein, um die Rücklaufquote zu erhöhen. Es ist ratsam, die Umfrage vorher mit einer kleineren Anzahl von Personen zu testen.

Umfragen können online oder in Papierform durchgeführt werden. Online-Umfragen sind effizienter in der Durchführung und Auswertung, erfordern aber mehr technische Voraussetzungen. Etwa, dass alle Befragten über eine gültige E-Mail-Adresse verfügen und diese auch nutzen, wenn personalisierte Einladungen zur Umfrage versendet werden. Für eine tiefergehende Analyse von Prozessen sind Umfragen oft nicht sehr hilfreich, da die Analyse von Prozessen mehr erfordert als einfache, standardisierte Fragen aus einer Umfrage.

Umfragen können jedoch hilfreich sein, um zusätzliche und standardisierte, quantitative Informationen zu sammeln, wie z. B. die Zufriedenheit der Anwender mit einem bestimmten Prozess oder einem bestimmten Anwendungssystem, oder um die dringendsten Probleme in einem bestimmten Prozess oder Anwendungssystem zu bewerten.

Datenbestandsanalysen

Eine gute Möglichkeit, schnell an wichtige Informationen zu kommen, stellt die Analyse bereits bestehender Daten und Dokumente dar. Natürlich müssen hierzu ausreichend Daten in auswertbarer Form (z. B. Daten aus der elektronischen Pflegedokumentation oder Leitfäden zur Pflegedokumentation) vorliegen. Wie bei allen Analysen ist eine entsprechende Datenqualität Grundbedingung für eine entsprechende Qualität der gewonnenen Ergebnisse. Ein englisches Sprichwort fasst den Umstand mit »garbage in – garbage out« treffend zusammen.

5.5.3 Formale Modellierung von Prozessen

Beobachtungen, Interviews, Umfragen und Datenbestandsanalysen bringen eine Menge Informationen darüber zutage, wie ein bestimmter Prozess abläuft, wer welche Aktivitäten durchführt, wo die Aktivitäten stattfinden, in welcher Reihenfolge die Aktivitäten stattfinden und welche Werkzeuge bei jeder Aktivität verwendet werden.

Zur Vorbereitung auf die Einführung eines neuen Werkzeugs ist es nun entscheidend, diese Informationen zu analysieren und in Prozessmodellen zusammenzufassen, sodass man dieses Prozessmodell für die weitere Bewertung und Planung nutzen kann.

Definition

Ein Prozessmodell ist eine vereinfachte, standardisierte und validierte visuelle Darstellung der wichtigsten Elemente eines Prozesses. Prozessmodelle unterstützen ein gemeinsames Verständnis aller beteiligten Personen darüber, wie der Prozess organisiert ist. Sie bedienen sich einer standardisierten Notation.

Oft ist das Erstellen, Präsentieren und Diskutieren von Prozessmodellen mit allen involvierten Personengruppen das erste Mal, dass man sich in einer Einrichtung überhaupt mit konkreten Prozessen genauer auseinandersetzt und diese aus interdisziplinärer Sicht diskutiert. Die Erarbeitung von Prozessmodellen (z. B. in interdisziplinären Arbeitsgruppen) und die Präsentation der Ergebnisse vor allen Mitarbeitern kann zu einer intensiven Auseinandersetzung mit den Stärken und Schwächen der betrachteten Prozesse und mit Möglichkeiten zu deren Verbesserung führen. Daher kann eine Prozessanalyse selbst bereits eine Prozessveränderung fördern und ermöglichen. Die Prozessanalyse ist somit ein wichtiger Teil des Prozessmanagements. Darüber hinaus sind Prozessmodelle eine entscheidende Grundlage für die Beschreibung der geplanten zukünftigen Prozesse, z. B. zur Vorbereitung der Einführung eines neuen Werkzeugs. Insgesamt können Prozessmodelle also sowohl aktuelle Prozesse (IST) als auch geplante neue Prozesse (SOLL) darstellen.

Es gibt eine Vielzahl von Ansätzen zur Modellierung von Prozessen. In Folgenden stellen wir drei Ansätze vor, die wir als repräsentativ für die wichtigsten Arten von Prozessmodellen ansehen: Use-Case-Diagramme, Prozessketten und Business Process Modeling Notation (BPMN)-Modelle.

Anwendungsfall-Diagramme (Use Cases)

Anwendungsfall-Diagramme (auch Use-Case-Diagramme genannt) geben einen guten Überblick über einen Prozess und seine Teilprozesse (die »Use Cases«) sowie über die an einem bestimmten Prozess beteiligten Rollen (die »Akteure«).

Definition

Anwendungsfall-Diagramme (Use Case) sind eine Methode der Prozessanalyse, welche einen Prozess und seine Teilprozesse sowie die Systemumgebung und die beteiligten Rollen (die Akteure) beschreibt.

Use-Case-Diagramme stellen eine einfache Visualisierung von Anwendungsfällen und Akteuren dar und können somit eine erste Zusammenfassung der Ergebnisse einer Prozessanalyse liefern. Sie geben allen Beteiligten einen guten Überblick über den Prozess und die beteiligten Personen. Use-Case-Diagramme sind leicht verständlich und eignen sich daher gut, um die Diskussion zwischen dem Projektteam, den Akteuren (z. B. den Pflegefachpersonen) und der Leitung der Einrichtung zu unterstützen.

Abbildung 5.6 zeigt ein Beispiel eines Anwendungsfall-Diagramms für den Prozess »Pflegedokumentation« mit den Anwendungsfällen und den beteiligten Akteuren (► Abb. 5.6). Der Anwendungsfall »Pflegedokumentation« umfasst Teilprozesse wie Pflege-Assessment, Pflegeplanung, Pflegedokumentation und Pflegeevaluation, wie durch die gestrichelten Linien angedeutet. Der Akteur »Pflegefachperson« ist für die Pflegedokumentation verantwortlich. Der Akteur »Pflegeassistenz« führt nur die Dokumentation pflegerischer Tätigkeiten durch.

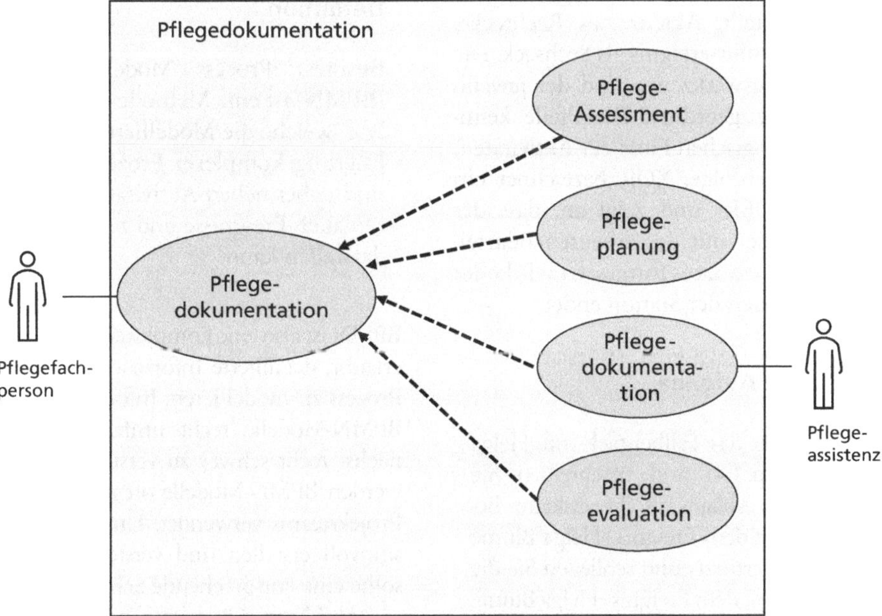

Abb. 5.6: Anwendungsfall-Diagramm (Use-Case-Diagramm) des Prozesses »Pflegedokumentation« (eigene Darstellung)

Prozesskettendiagramme

Prozesskettendiagramme beschreiben die Aktivitäten und Akteure innerhalb eines Prozesses. Ein Prozess wird in die Aktivitäten unterteilt, die zum Erreichen des Prozessziels notwendig sind. Für jede Aktivität können auch die Akteure, die für diese Aktivität verantwortlich sind, visualisiert werden. Zusätzlich können auch die für jede Aktivität verwendeten Werkzeuge hinzugefügt werden.

Definition

Prozesskettendiagramme sind eine Methode der Prozessanalyse, welche die Modellierung und Visualisierung einfacher Prozesse mit ihren Aktivitäten und Akteuren ermöglicht.

Prozessketten sind einfach zu lesende Modelle von meist linearen Prozessen. Sie können verwendet werden, um einen Prozess mit verschiedenen Mitarbeitergruppen zu kommunizieren und zu diskutieren. Komplexere

Prozesse mit mehreren alternativen oder parallelen Verzweigungen lassen sich nicht so einfach als Prozessketten modellieren. Hierfür sind BPMN-Modelle – die weiter unten erläutert werden – besser geeignet.

Abbildung 5.7 zeigt ein Beispiel für die Prozesskette »Pflegedokumentation« mit Aktivitäten und Werkzeugen (▸ Abb. 5.7). Aktivitäten sind als Rechtecke mit abgerundeten Kanten dargestellt, Akteure als Rechtecke, Start- und Abschlussereignis als Sechseck. Die Dokumentationswerkzeuge sind der jeweiligen Aktivität zugeordnet. Die Pfeile kennzeichnen den logischen Fluss der Aktivitäten, also ihre Reihenfolge. XOR bezeichnet ein »exklusives ODER« und zeigt an, dass der Prozess entweder mit der erneuten Beurteilung des Patientenstatus fortgesetzt wird oder mit dem Verlassen der Station endet.

Vertiefende Aufgabe

Betrachten Sie das Fallbeispiel von Helga Blume (▸ Kap. 1.4) und beschreiben Sie einen Teil des Ablaufs als Prozesskette. Beginnen Sie mit dem Ereignis »Helga Blume ist zu Hause gestürzt« und schließen Sie die Prozesskette mit dem Ereignis »Helga Blume wurde auf die Station C1 verlegt« ab. Überlegen Sie, wie detailliert Sie den Prozess darstellen möchten, wie viele Aktivitäten Sie also in der Prozesskette abbilden wollen. Was ist der Vorteil und was der Nachteil einer detaillierten Darstellung eines Prozesses?

Business Process Modeling Notation (BPMN)-Diagramme

Die Business Process Modeling Notation (BPMN) ermöglicht die Modellierung und Visualisierung komplexer Prozesse. Neben Aktivitäten und Akteuren kann in BPMN-Modellen auch beschrieben werden, welches Ereignis den Prozess startet, welches Ereignis den Prozess beendet, welche Aktivitäten parallel ausgeführt werden können (»UND«-Teilung) und welche Aktivitäten Alternativen sind (»ODER«-Teilung). Darüber hinaus bietet die BPMN weitere Möglichkeiten, z. B. zur Beschreibung von Zeittriggern. In diesem Abschnitt werden wir uns nur auf die Kernelemente der BPMN konzentrieren.

Definition

Business Process Modeling Notation (BPMN) ist eine Methode der Prozessanalyse, welche die Modellierung und Visualisierung komplexer Prozesse ermöglicht und dabei neben Aktivitäten und Akteuren auch Ereignisse und zeitliche Aspekte darstellen kann.

BPMN ist also eine komplexere Notation, die es erlaubt, detaillierte Informationen über einen Prozess zu modellieren. Infolgedessen können BPMN-Modelle recht umfangreich und zunächst recht schwer zu verstehen sein. Daher werden BPMN-Modelle oft nur innerhalb des Projektteams verwendet. Um BPMN-Modelle sinnvoll erstellen und verstehen zu können, sollte eine entsprechende Schulung erfolgen.

Abbildung 5.8 zeigt ein Beispiel für das BPMN-Modell »Pflegedokumentation« mit Aktivitäten, Akteuren und Werkzeugen (▸ Abb. 5.8). Aktivitäten werden in Rechtecken mit abgerundeten Kanten dargestellt, Akteure in den parallelen drei »Schwimmbahnen«, Start- und Abschlussereignis werden als Kreise dargestellt. Die Pfeile bezeichnen den logischen Fluss der Aktivitäten. Die Rauten kennzeichnen Verzweigungen. »O« bezeichnet dabei ein »inklusives ODER«-Gateway, was bedeutet, dass die »Durchführung der pflegerischen Aufgaben« entweder von der Pflegefachperson oder vom Pflegeassistenten oder auch von beiden Akteuren gemeinsam durchgeführt werden kann. »X« kennzeichnet ein »exklusives ODER«-Gateway, hier ist nur eine der beiden Alternativen möglich. Die zugehörigen Bedingungen sind dabei den Pfeilen zugeordnet.

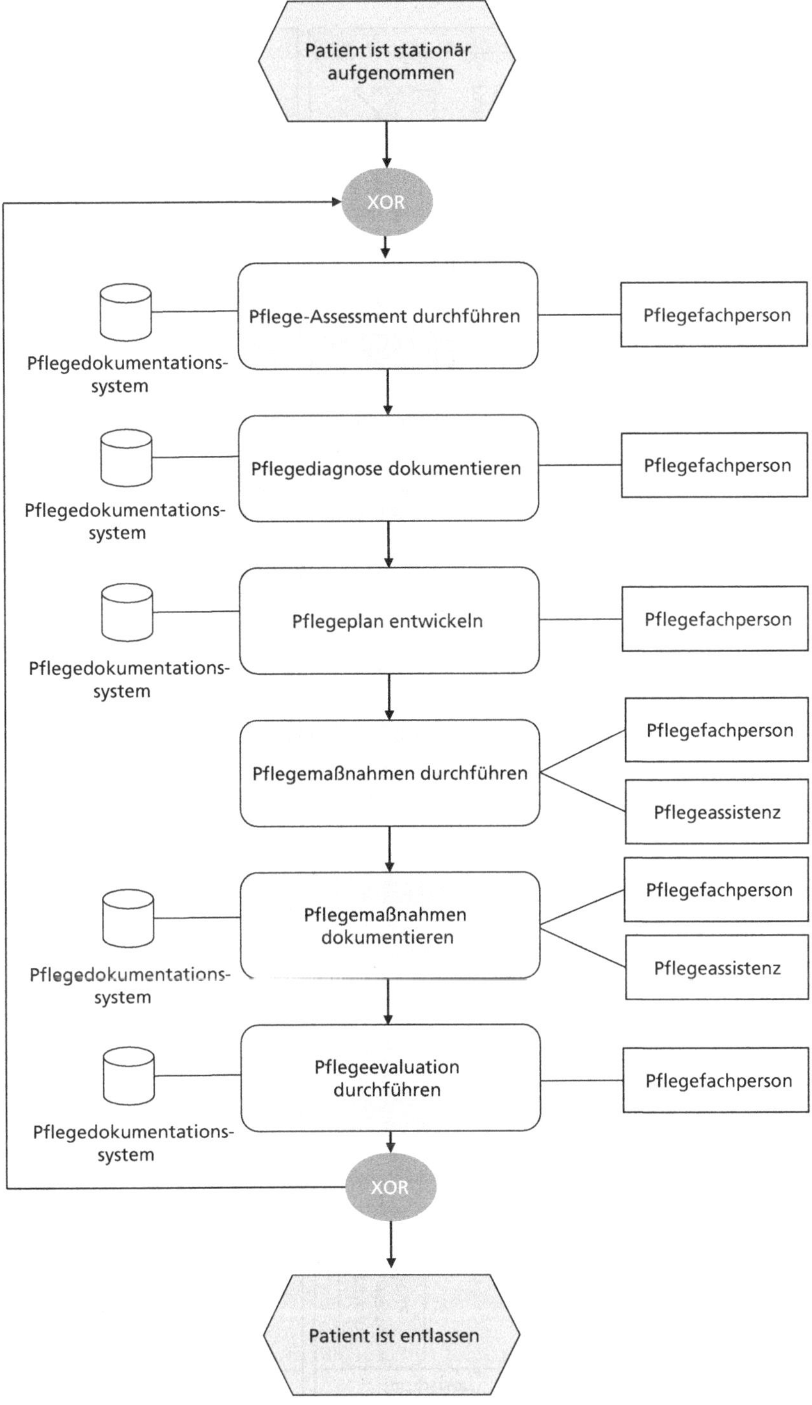

Abb. 5.7: Prozesskette des Prozesses »Pflegedokumentation« (eigene Darstellung)

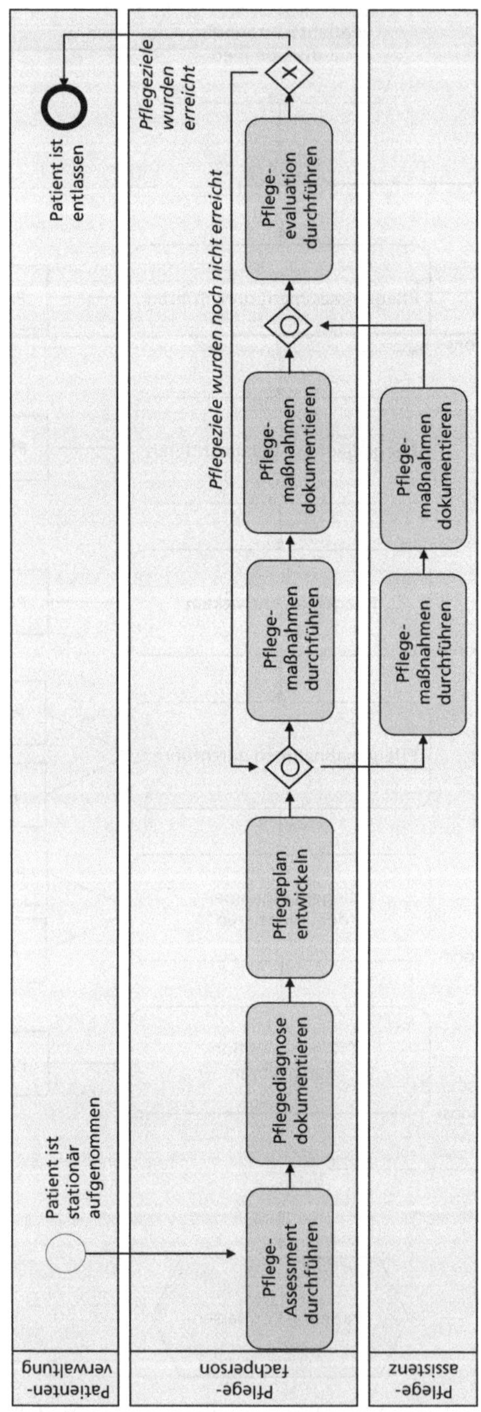

Abb. 5.8: BPMN-Modell des Prozesses »Pflegedokumentation« (eigene Darstellung)

Vertiefende Aufgabe

Im Prozessmodell (▶ Abb. 5.8) ist nicht vorgesehen, dass der Pflegeplan geändert werden kann. Dies kann z. B. dann sinnvoll sein, wenn die Pflegeevaluation zum Ergebnis kam, dass ein Pflegeziel nicht erreicht wurde und Pflegemaßnahmen geändert werden müssen. Ergänzen Sie das Prozessmodell um diesen Aspekt.

Fazit

Ein gründliches Verständnis eines klinischen Prozesses ist eine wichtige Voraussetzung für die erfolgreiche Einführung eines neuen Werkzeugs oder für andere geplante Änderungen am Prozess. Die Prozessanalyse umfasst Methoden zur Analyse eines gegebenen klinischen Prozesses, wie z. B. Beobachtungen, Interviews, Umfragen und Dokumentationsanalyse. Die Analyse des IST- Prozesses ist Basis für die Diskussion und Modellierung des zukünftig geplanten SOLL-Prozesses.

Um die Kommunikation und Diskussion von Prozessen zu unterstützen, sind die vorgestellten Prozessmodelle äußerst hilfreich. Die Auswahl des am besten geeigneten Modells hängt davon ab, welche Informationen mit dem Modell an welche Gruppe kommuniziert werden sollen. Die Modelle mit dem größten Informationsgehalt (wie z. B. BPMN) sind oft nicht sofort für die Kommunikation mit dem klinischen Personal geeignet.

5.6 Die Rolle von Pflegefachpersonen bei der Auswahl von Anwendungssystemen

Wir wissen mittlerweile, dass es sich bei Informationssystemen des Gesundheitswesens um sozio-technische Systeme handelt, die die Gesamtheit aller informationsverarbeitenden und speichernden Prozesse sowie der technischen und menschlichen Akteure umfassen und aus papierbasierten sowie digitalen Anwendungssystemen bestehen (▶ Kap. 2.2). Anwendungssysteme unterstützen die Erledigung bestimmter Aufgaben, indem sie die Informationslogistik unterstützen.

In der Regel kann man Anwendungssysteme nicht einfach so kaufen und installieren und dann direkt verwenden. Da der sozioorganisatorische Kontext, also Organisationsstrukturen, Prozesse sowie die technische Infrastruktur, in verschiedenen Einrichtungen unterschiedlich ist, müssen Anwendungssysteme individuell an den jeweiligen Kontext angepasst (adaptiert bzw. parametriert) werden.

Definitionen

Adaptierung (auch Parametrierung genannt) umfasst die Anpassung eines Anwendungssystems an die Gegebenheiten eines Bereichs.

Dieser Umstand legt nahe, dass man Anwendungssysteme nicht einfach »von der Stange« kaufen kann. Es handelt sich fast immer um individuelle Maßanfertigungen oder zumindest um Konfektionsware, welche umfassend anzupassen ist, wenn wir bei dem Bild aus der Modewelt bleiben wollen. Man wird also in verschiedenen Einrichtungen fast nie identische Anwendungssysteme finden – auch dann nicht, wenn das Anwendungssystem vom selben Softwarehersteller stammt.

Die Rolle von Pflegefachpersonen bei der Auswahl von Anwendungssystemen ist durchaus mit der Rolle von Kunden in einem Bekleidungsgeschäft vergleichbar. Dorthin wird man auch mit einer bestimmten Vorstellung gehen, was man kaufen möchte, entsprechende Kleidungsstücke probieren und ggf. ändern lassen, damit sie passgenau sitzen. Die eigenen Anforderungen sollten also klar definiert werden, bevor die Auswahl und die Adaptierung des neuen Anwendungssystems erfolgen können. Hierbei spielen Pflegefachpersonen eine wichtige Rolle. Wir werden uns die Definition der Anforderungen und die Durchführung einer Ausschreibung näher anschauen.

5.6.1 Definition der Anforderungen

Zunächst müssen die funktionalen Anforderungen definiert werden, also WAS das neue Anwendungssystem können muss. Eine Methode, mit der man diese Anforderungen strukturiert notieren und sogar modellieren kann, kennen wir auch schon: die Anwendungsfälle (Use-Cases). Pflegefachpersonen können also die gewünschten Funktionalitäten (das »WAS«, also die Funktionalität, ▸ Abb. 5.2) in Form von Anwendungsfällen beschreiben.

In ähnlicher Form sind die nichtfunktionalen Anforderungen (das »WIE«, also die gewünschte Qualität) festzuhalten. Pflegefachpersonen sollten sich bei entsprechenden Aktivitäten oder Workshops, in denen die funktionalen und nichtfunktionalen Anforderungen für neue Produkte definiert werden, aktiv einbringen, um sicherzustellen, dass das zu beschaffende Produkt ihren Anforderungen entspricht.

Neben Use-Case-Diagrammen helfen uns auch Prozessmodelle zu beschreiben, wie ein neues Werkzeug in Zukunft einen bestimmten Prozess unterstützen soll. Wir können den Ablauf von Aktivitäten, die beteiligten Akteure, die benötigten Werkzeuge und die zu verarbeitenden Informationen eindeutig und reproduzierbar modellieren. Diese SOLL-Prozessmodelle sind ebenfalls wichtiger Teil der Definition von Anforderungen. Auch hier müssen sich Pflegefachpersonen daher aktiv im Sinne einer Partizipation einbringen.

Gleich wie im oben genannten Beispiel des Bekleidungskaufes wird es selten vorkommen, dass wir eine echte Maßanfertigung machen lassen. Es würde meist viel zu lange dauern und die Kosten einer individuellen, eigens programmierten Maßanfertigung wären viel zu hoch. Außerdem gibt es eine Fülle an qualitativ sehr guten Softwarelösungen, sogenannte Standard-Software, die nach dem Kauf im Rahmen der bereits beschriebenen Adaptierung individuell angepasst und dann eingeführt werden können. Dazu muss man aber die eigenen Bedürfnisse, die Anforderungen, genau kennen und sie verschriftlicht haben. Natürlich ist es auch ratsam, vorab Markterkundungen durchzuführen, um zu sehen, welche Lösungen am Markt sind und in vergleichbaren Einrichtungen eingesetzt werden, um so die Vollständigkeit der eigenen Anforderungen zu überprüfen.

Vertiefende Aufgabe

Angenommen, Sie möchten im Projekt zur Auswahl eines neuen Pflegedokumentationssystems einen Workshop durchführen, um die (funktionalen und nichtfunktionalen) Anforderungen an das neue Produkt festzulegen. Vertreter welcher Berufsgruppen würden Sie zu diesem Workshop einladen und warum?

5.6.2 Durchführung einer Ausschreibung

Wenn man weiß, was man braucht, sind also die funktionalen und nichtfunktionalen Anforderungen definiert, kann nun eine geeignete Lösung beschafft werden. Meist geschieht die Auswahl im Zuge einer Ausschreibung, bei der Anforderungen schriftlich dargelegt werden und entsprechende Hersteller eine Lösung anbieten, die diese Anforderungen erfüllt. Die schriftliche Darlegung von Anforderungen erfolgt in einem sogenannten Lastenheft durch den Auftraggeber. Die Ausschreibung ist eine formale Aufforderung zur Legung eines Angebots auf Basis des Lastenhefts.

Definition

Eine Ausschreibung umfasst die Aufforderung zur Abgabe eines Angebots durch einen Hersteller. Als Teil einer Systemauswahl werden dabei auf der Grundlage eines Lastenhefts potenzielle Anbieter aufgefordert, ein Angebot einzureichen.

Ein Anbieter »antwortet« dann auf die Ausschreibung mit einem sogenannten Pflichtenheft. In diesem Pflichtenheft legt der Anbieter schriftlich dar, wie seine angebotene Lösung die Anforderungen des Auftraggebers erfüllt. Bei einem Zuschlag verpflichtet er sich vertraglich, eine Lösung zu liefern, welche die von ihm als erfüllt bezeichneten Anforderungen auch tatsächlich abdeckt.

Bei der Definition der Anforderungen im Lastenheft muss man also umsichtig vorgehen. Definiert man zu viele Anforderungen oder spezifiziert man diese zu detailliert, läuft man Gefahr, dass sich kein Anbieter findet. Definiert man die Anforderungen zu ungenau oder zu unspezifisch, kann es sein, dass man eine Lösung geliefert bekommt, die nicht exakt auf die Anforderungen abgestimmt ist.

Es ist ratsam, die erhobenen Anforderungen im Sinne der 80/20-Regel zu handhaben, welche wir bereits kennengelernt haben (► Kap. 5.4). Unumgängliche Anforderungen werden als Muss-Anforderungen (auch K.O.- oder Mindest-Anforderungen genannt) definiert. Diese muss die angebotene Lösung also zwingend abdecken, damit das Angebot überhaupt eine Chance hat und nicht sofort aussortiert wird. Zusätzlich ist es ratsam, mittelpriorisierte Soll-Anforderungen zu definieren. Darunter fallen Anforderungen, die durch eine Lösung soweit möglich abgedeckt werden sollten. Weitere, niedriger priorisierte Anforderungen werden als Kann-Anforderungen definiert. Zudem können alle Anforderungen noch unterschiedlich gewichtet werden. Hiermit kann man Aspekte, die besonders wichtig sind, nochmals besonders betonen.

Bei der Erstellung des Lastenhefts und der Priorisierung und Gewichtung der Anforderungen können Pflegefachpersonen wichtigen Input geben. Auch im Rahmen der Bewertung von Angeboten können und sollten sie als Fachvertreter hinzugezogen werden, da sie fachlich am besten bewerten können, inwieweit die angebotenen Lösungen die ausgeschriebenen Anforderungen erfüllen. Die Ausschreibungs- und Vergabeverfahren selbst sind äußerst komplex. Daher wollen wir uns damit an dieser Stelle nicht weiter beschäftigen.

Vertiefende Aufgabe

Denken Sie an das Projekt zur Einführung eines neuen Pflegedokumentationssystems. Formulieren Sie drei funktionale und drei nichtfunktionale Anforderungen für das Lastenheft. Wie würden Sie Ihre Anforderungen priorisieren bzw. gewichten, was wäre also aus Ihrer Sicht eine Muss-, was eine Soll- und was eine Kann-Anforderung?

5.7 Lernerfolgsfragen

- *Frage 5.1:*
In welcher Situation würden Sie eine direkte Beobachtung eines klinischen Prozesses bevorzugen und in welcher ein Interview mit beteiligten Mitarbeitern? Begründen Sie Ihre Antworten!
- *Frage 5.2:*
Vergleichen Sie Prozesskettendiagramme und BPMN-Diagramme. Welche Informationen über einen klinischen Prozess werden in welchem Diagramm visualisiert? Für welchen Adressatenkreis eignet sich die jeweilige Methode?
- *Frage 5.3:*
Vergleichen Sie nun Use-Case-Diagramme und Prozesskettendiagramme. Für welchen Einsatzzweck eignen sich die beiden Methoden?
- *Frage 5.4:*
Sie wollen die Einführung eines digitalen Pflegedokumentationssystems vorbereiten. Sie planen einen Workshop mit Pflegefachpersonen, um sie über dieses Einführungsprojekt zu informieren. Im Rahmen des Workshops wollen Sie den Pflegefachpersonen auch die aktuelle Situation des (derzeit papierbasierten) Prozesses (IST-Prozess) erläutern und die geplanten Änderungen des Prozesses (SOLL-Prozess) nach Einführung des neuen Dokumentationssystems aufzeigen. Welche Art von Modell würden Sie wählen und warum?

Literatur

Folgende Literatur ist im Kapitel zitiert:

Ammenwerth, E., Haux, R., Knaup-Gregori, P., Winter, A. (2015). *IT-Projektmanagement im Gesundheitswesen: Lehrbuch und Projektleitfaden: taktisches Management von Informationssystemen.* 2. Aufl. Stuttgart: Schattauer.

Ernst, H., Schmidt, J., Beneken, G. (2016). *Grundkurs Informatik: Grundlagen und Konzepte für die erfolgreiche IT-Praxis – Eine umfassende, praxisorientierte Einführung.* 6. Aufl. Wiesbaden: Springer Vieweg.

Folgende Literatur ermöglicht eine Vertiefung der Kapitelinhalte:

Allweyer, T. (2009). *BPMN 2.0 – Business Process Model and Notation: Einführung in den Standard für die Geschäftsprozessmodellierung.* 2. Aufl. Books on Demand. *Das Buch führt anhand zahlreicher praxisorientierter Beispiele schrittweise in die BPMN ein.*

Ammenwerth, E., Haux, R., Knaup-Gregori, P., Winter, A. (2015). *IT-Projektmanagement im Gesundheitswesen: Lehrbuch und Projektleitfaden: taktisches Management von Informationssystemen.* 2. Aufl. Stuttgart: Schattauer. *Fundierte Einführung in das Projektmanagement und alle Projektphasen, mit zahlreichen Beispielen aus IT-Projekten im Gesundheitswesen. Ebenfalls eine gute Quelle für Grundlagen zur Prozessanalyse und Modellierung.*

Ernst, H., Schmidt, J., Beneken, G. (2016). *Grundkurs Informatik: Grundlagen und Konzepte für die erfolgreiche IT-Praxis – Eine umfassende, praxisorientierte Einführung.* 6. Aufl. Wiesbaden: Springer Vieweg. *Eine umfassende, praxisorientierte Einführung in Konzepte der Informatik.*

Patzak, G. & Rattay, G. (2014). *Projektmanagement. Leitfaden zum Management von Projekten, Projektportfolios und projektorientierten Unternehmen.* 6. Aufl. Wien: Linde-Verlag. *Ein Klassiker zum Projektmanagement – für alle, die es ganz genau wissen wollen.*

Pohl, K. & Rupp, C. (2021). *Basiswissen Requirements Engineering.* 5. Aufl. Heidelberg: Dpunkt Verlag. *Begleitbuch für die Aus- und Weiterbildung nach IREB-Standard zum Certified Professional for Requirements Engineering Foundation Level. Ist aber auch abseits dieser Zertifizierung für den interessierten Leser geeignet, der sich das entsprechende Basiswissen aneignen will.*

Schwarz, L., Neumann, T., Teich, T. (2018). *Geschäftsprozesse praxisorientiert modellieren: Handbuch zur Reduzierung der Komplexität.* Berlin, Heidelberg: Springer Gabler. *Reduktion der Komplexität des Prozessmanagements ist das Hauptanliegen der Autoren. Sie stellen dazu eine praxistaugliche Methode vor, die auf allgemein verfügbare Bürosoftware zurückgreift.*

6 Pflegedokumentation und pflegerische Ordnungssysteme

Ursula Hübner und Elske Ammenwerth

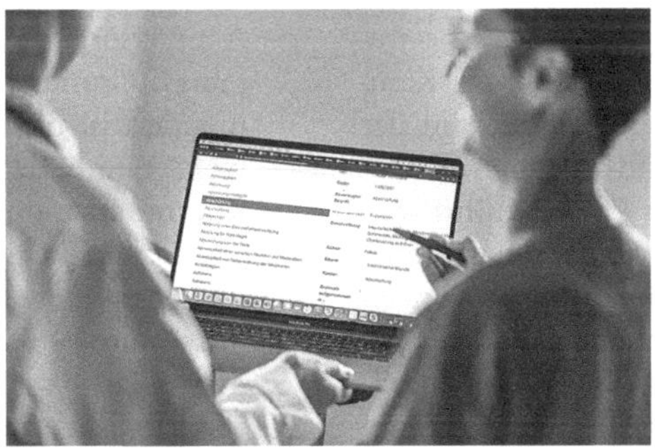

Pflegerische Ordnungssysteme schaffen Ordnung. Sie definieren und beschrieben alle für die Pflegedokumentation zugelassenen Bezeichnungen und Fachbegriffe. Denn nur das, was einen Namen trägt, kann gesehen, kommuniziert und ausgewertet werden. (Hochschule Osnabrück/Oliver Pracht)

6.1 Lernziele

1. Ziele der Pflegedokumentation erläutern können
2. Einsatzbereiche von Freitext-Dokumentation und von standardisierter Dokumentation erklären können
3. Bedeutung von Ordnungssystemen in der Pflegedokumentation kennen
4. Unterschiede von Klassifikationen und Nomenklaturen erklären können
5. Aufbau und Einsatzbereich von ICNP und ICF als Beispiele für pflegerische Klassifikationen beschreiben können

6.2 Ziele der Pflegedokumentation

Die Pflegedokumentation stellt einen wesentlichen Teil der Patientenakte dar. Sie umfasst die Dokumentation des Pflegeprozesses und weitere relevante Aspekte der Patientenversorgung.

Die Pflegedokumentation garantiert die pflegerische Versorgungskontinuität, nicht nur bezogen auf das pflegerische Handeln, sondern auch bezogen auf den interdisziplinären Informationsfluss. Pflegedokumentation ist damit ein wichtiger Baustein der Versorgungskontinuität. Die Bedeutung der Versorgungskontinuität und die Chancen der Digitalisierung dabei hatten wir bereits früher dargestellt (▸ Kap. 1.2; ▸ Kap. 3.2).

Pflegefachpersonen stellen dabei eine wesentliche Informationsdrehscheibe im Krankenhaus dar. Dies spiegelt sich auch in der Pflegedokumentation und weiteren Dokumentationen, die von der Pflege geführt werden, wider. Pflegefachpersonen dokumentieren vielfältige, auch für andere Berufsgruppen (z. B. Gabe von Medikamenten) und für andere Einrichtungen (z. B. Pflegeüberleitung) relevante patientenbezogene Informationen oder leiten sie weiter. Diese Informationen umfassen neben Pflegeplanung und Pflegedokumentation auch Allergien, Medikamenten- und Therapieverordnungen, Verlegung- und Entlassungsinformationen, Patienten- und Familiengespräche, Hilfsmittel sowie Vermittlungen (z. B. an Selbsthilfegruppen oder andere Unterstützungsangebote). Die Pflegedokumentation und weitere Dokumentationen in der Patientenakte sind daher für die Versorgungskontinuität von zentraler Bedeutung.

Die Pflegedokumentation hat darüber hinaus aber viele weitere Ziele. Sie spielt auch für die Qualitätssicherung sowie für Leistungsnachweise eine zentrale Rolle. Ganz wichtig sind zudem die rechtlichen Vorgaben einer Dokumentation. Denn vielfach gilt der Grundsatz: Was nicht dokumentiert ist, wurde nicht durchgeführt. Insgesamt unterstützt die Pflegedokumentation – wie jede klinische Dokumentation – damit folgende Ziele:

- *Patientenversorgung*: In der Pflegedokumentation werden alle Phasen des Pflegeprozesses sowie weitere relevante Informationen dokumentiert und so die Versorgungskontinuität zwischen den Schichten und Berufsgruppen sichergestellt. Die Dokumentation dient hierbei als Erinnerungs-, als Organisations- und als Kommunikationshilfe zwischen allen an der Patientenversorgung beteiligten Personen. Besonders relevant ist hierbei die Unterstützung der Informationsweitergabe beim Übertritt von einem Setting in ein anderes Setting (z. B. vom Krankenhaus in die häusliche Versorgung oder von der Akutversorgung in die Langzeitversorgung). Grundsätzlich gilt jedoch: Dokumentiert ist nicht kommuniziert. Gleichwohl kann eine Dokumentation bei der Kommunikation unterstützen.
- *Qualitätssicherung*: Eine Erfassung von pflegerischen Interventionen und Pflegeergebnissen unterstützt das Qualitätsmanagement in der Analyse, ob gewünschte Pflegeergebnisse erreicht werden oder ob unerwünschte Wirkungen aufgetreten sind. Pflegedokumentation kann so auch zur Qualitätssicherung eingesetzt werden. Aus der Dokumentation ergeben sich nicht selten Hinweise für eine notwendige Verbesserung der Prozesse und der Patientensicherheit.
- *Pflegemanagement*: Die Erfassung von pflegerischen Leistungen ermöglicht die Abbildung und damit auch die Begründung und Abrechenbarkeit pflegerischer Leistungen. Auch können Informationen aus der Pflegedokumentation für die Planung von Ressourcen, insbesondere für die Personalplanung, verwendet werden.
- *Rechtliche Vorgaben*: Eine nachvollziehbare Dokumentation von Entscheidungen, Interventionen und Ergebnissen unterstützt die Rechtssicherheit für Pflegefachpersonen bei Schadensfällen. Die Gesetzgebung fordert außerdem je nach Setting und Land eine Reihe von Inhalten der Dokumentation (z. B. Pflegediagnosen in Österreich), was in der Pflegedokumentation umgesetzt werden muss.
- *Pflegeforschung*: Pflegedokumentation kann die Untersuchung patientenübergreifender

Fragestellungen, z. B. im Rahmen von klinischen Studien oder für klinische Register, unterstützen. Dabei spielen pflege-sensitive Ergebnisse, also solche, die die Pflege beeinflussen können, eine wichtige Rolle.

Diesen vielen unterschiedlichen Zielen kann die Pflegedokumentation nur gerecht werden, wenn sie sorgfältig geplant und professionell durchgeführt wird. Einige Ziele können durch Freitext-Dokumentation gut unterstützt werden. Freitext unterstützt eine individuelle Beschreibung einer Patientensituation. Andere Ziele sind besser durch eine strukturierte und standardisierte Pflegedokumentation erreichbar.

Strukturierte Dokumentation meint generell, dass die zu erfassenden *Inhalte* vorgegeben sind. Standardisierte Dokumentation geht einen Schritt weiter und gibt vor, *wie* die Inhalte zu erfassen sind. Hierzu gibt sie quasi ein *Vokabular* zur Dokumentation vor – wir werden dieses Vokabular später als »Ordnungssystem« kennenlernen. Strukturierte und standardisierte Dokumentation ermöglichen eine einheitliche Dokumentation, welche für den Empfänger verständlich und einfach nutzbar bzw. auswertbar ist.

Beispiel

Helga Blume wird am zehnten postoperativen Tag in die stationäre Rehaklinik Dreihornberg verlegt. Wichtige Informationen zur Sicherung der Versorgungskontinuität werden auf einem pflegerischen Überleitungsbogen festgehalten, welcher mitgegeben bzw. übermittelt wird.

Dabei werden wesentliche, für alle Patienten relevante Informationen standardisiert dokumentiert, wie z. B. Geschlecht, entsendende Einrichtung, Pflegegrad, Pflegeprobleme, Kostform, Medizinprodukte, Allergien und Medikation. Erläuternde und ergänzende Informationen werden zusätzlich freitextlich übermittelt, z. B. Erläuterungen der Wohnsituation, Erläuterungen zu einzelnen Pflegeproblemen oder Patientenwünsche.

Durch die Kombination von standardisierten und freitextlichen Informationen wird die Versorgungskontinuität unterstützt, die Individualität des Patienten berücksichtigt, aber auch die Weiterverwendung wesentlicher Informationen ermöglicht.

Der Anteil an Freitext-Dokumentation bzw. an standardisierter Information in einer Dokumentation sollte sich am Ziel der Dokumentation orientieren – wer benötigt welche Informationen für welchen Zweck? Standardisierung ist kein Selbstzweck, sondern muss sich an der geplanten Verwendung der Informationen orientieren. Standardisierte Dokumentation unterstützt die Eindeutigkeit der erfassten Informationen sowie die weitere maschinelle Auswertbarkeit, z. B. für die Pflegeplanung oder Abrechnung. Freitext-Dokumentation ermöglicht die Erfassung sehr individueller Informationen, welche für die Weiterbetreuung relevant sind und die kaum standardisierbar sind – wie im obigen Bespiel die Patientenwünsche. Auch Erläuterungen zu einzelnen Pflegediagnosen können als Freitext übermittelt werden. So werden im obigen Beispiel die Vorteile von Freitext-Dokumentation, wie Individualität und Verständlichkeit, mit den Vorteilen von standardisierter Dokumentation, wie Eindeutigkeit und Auswertbarkeit, verbunden.

Elektronische Dokumentation kann grundsätzlich sowohl die Freitext-Dokumentation als auch die standardisierte Dokumentation effizient unterstützen. Die Erfassung von Informationen sollte in jedem Fall schnell und einfach möglich sein. Beispielsweise können für eine standardisierte Dokumentation Kataloge hinterlegt und dadurch die Dokumentationsinhalte einfach auswählbar gemacht werden.

Für die standardisierte Dokumentation müssen die erlaubten Begriffe vorab definiert werden. Hier werden sogenannte Ordnungssysteme benötigt, welche die erlaubte Dokumentationssprache vorgeben. Bevor wir uns diesen Ordnungssystemen widmen, wollen wir grundsätzlichen einen Blick auf pflegerische Fachsprachen werfen.

6.3 Die Rolle von Pflegefachsprachen

Pflegerische Fachsprachen sind die Voraussetzung dafür, dass Pflegefachpersonen untereinander und mit anderen Berufsgruppen professionell und eindeutig Informationen austauschen können – egal, ob mündlich oder ob schriftlich mittels der Dokumentation. Pflegerische Fachsprachen stellen damit auch die Basis für die Pflegedokumentation und für den Austausch von patientenbezogenen Informationen dar.

Merke

Fachsprachen (Terminologien) haben das Ziel, innerhalb einer Domäne die Fachbegriffe und ihre Definitionen zur Verfügung zu stellen, sodass präzise und eindeutige Beschreibungen von Sachverhalten möglich sind.

Eine Pflegefachsprache ist damit eine Sammlung von eindeutigen Fachbegriffen. Diese können in einer strukturierten und standardisierten Dokumentation genutzt werden. Diese Fachbegriffe können ebenso Einsatz in der Kommunikation zwischen Pflegekräften finden – z. B. in Form eines Pflegeüberleitungsbogens. Idealerweise wird die mündliche Kommunikation zwischen Pflegekräften durch eine Pflegefachsprache auf Basis wissenschaftlicher Erkenntnisse geprägt.

Beispiel

Helga Blume leidet unter einer Morbus Parkinson-bedingten Gangunsicherheit. Dies wurde mit Hilfe der ICF-Klassifikation (▸ Kap. 6.6.2) »mittelmäßig beeinträchtigte Funktion des Gangmusters« als Folge der Erkrankung Morbus Parkinson dokumentiert und mit einem eindeutigen Code (b770) versehen.

Diese Bezeichnung und dieser Code schließen den für Parkinson typischen steifen Gang (Rigor) ein, während andere Gangunsicherheiten aufgrund verminderter Kraft oder schwachen Muskeltonus ausgeschlossen werden. Ferner kann die Aussage über das Gangmuster entlang einer Skala moduliert, also durch unterschiedliche Ausprägungen beschrieben werden. Hier hat die Einschätzung eine »mittelmäßig beeinträchtigte« Form des Gangmusters ergeben.

Inwieweit die Begrifflichkeiten Einzug in die mündliche Sprache halten, hängt von vielen Faktoren ab. In dem obigen Beispiel könnten die Pflegekräfte statt von der »allgemeinen Gangunsicherheit« auch von einem »steifen Gang oder Gangmuster« sprechen. Sie würden dann eine präzise Aussage treffen. Diese Präzision hätte den Vorteil, dass man gezielt seine Einschätzung ändern kann, wenn medikamentöse, physiotherapeutische und pflegerische Maßnahmen die Steifigkeit vermindern.

Sprache ist auch eine Funktion des Wissens. Je umfassender und präziser das Wissen in der Pflege ist, desto klarer schlägt sich dies in der Sprache nieder. Pflegefachsprachen sind daher eng gekoppelt mit Pflegewissenschaft und Professionalisierung (▸ Kap. 7).

6.4 Ordnungssysteme in der Pflege

Die im Rahmen einer professionellen Dokumentation bevorzugten Fachbegriffe werden durch ein Ordnungssystem vorgegeben.

Definition

Ein Ordnungssystem ist eine Dokumentationssprache, die auf einer Begriffsordnung basiert. Es definiert und beschreibt alle für eine Dokumentation zugelassenen Bezeichnungen und Fachbegriffe und ordnet sie.

Ein Ordnungssystem kann man sich also zunächst einmal als eine geordnete Liste an Fachbegriffen vorstellen, auf die man sich in einem Fachgebiet geeinigt hat. Diese Fachbegriffe sind – im Sinne einer Dokumentationssprache – nun für eine standardisierte Dokumentation verfügbar (► Kap. 6.3). Ein Ordnungssystem gibt die erlaubten Begriffe für die Dokumentation vor. Ein Ordnungssystem für Pflegediagnosen umfasst also eine Liste von Hunderten von Pflegediagnosen (»Begriffe«), die erlaubten Benennungen (»Bezeichnungen«) für diese Pflegediagnosen (so können z. B. auch mehrere Synonyme erlaubt sein) und ihre Beziehungen zueinander (z. B. Ober- und Unterbegriffe).

Der Einsatz von Ordnungssystemen hat viele Vorteile. Zunächst stellen Ordnungssysteme einen geordneten Ausschnitt aus einer Fachsprache dar und unterstützen so, wie bereits erläutert, die eindeutige und professionelle standardisierte Dokumentation und Kommunikation zwischen allen am Versorgungsprozess beteiligten Fachpersonen. Dabei helfen sie auch, Missverständnisse in der Kommunikation zu vermeiden. So ist die Abkürzung »HWI« nicht eindeutig – ein Ordnungssystem würde stattdessen sowohl »Hinterwandinfarkt« als auch »Harnwegsinfekt« als Begriffe vorsehen, aber HWI nicht erlauben.

Sie erlauben darüber hinaus auch die automatisierte Auswertbarkeit der übermittelten Informationen durch Anwendungssysteme. So können beim Einsatz eines Ordnungssystems für Pflegediagnosen z. B. Patienten mit einer bestimmten Diagnose identifiziert und gezählt werden. Ebenso können auf Basis einer standardisierten dokumentierten Pflegediagnose dem Nutzer weiterführende Informationen zu einer Pflegediagnose aus einer Wissensbasis angezeigt oder sogar automatisiert Entscheidungshilfen (wie z. B. Empfehlungen für die weitere Therapie auf Basis der Pflegediagnosen) angeboten werden.

Ordnungssysteme sollen dabei niemals freitextuelle Dokumentation ersetzen. Vielmehr ergänzen sie freitextliche Dokumentation um ein kontrolliertes Fachvokabular für die standardisierte Dokumentation.

6.5 Klassifikationen und Nomenklaturen

Grundsätzlich können wir zwei Arten von Ordnungssystemen unterscheiden, die als »Klassifikation« und als »Nomenklatur« beschrieben werden. Beide spielen eine wichtige, aber jeweils unterschiedliche Rolle bei einer professionellen Fachsprache und bei der semantischen Interoperabilität. Eine Klassifikation dient der eindeutigen Zuordnung eines Sachverhalts in eine »Klasse«.

Definition

Eine Klassifikation ist ein Ordnungssystem, das auf dem Prinzip der Klassenbildung beruht. In einer Klasse werden alle Begriffe zusammengefasst, zwischen denen bei der Auswertung der Dokumentation nicht unterschieden werden soll, die also gemeinsame Merkmale besitzen. Ein Sachverhalt wird in genau eine Klasse eingeordnet (»klassiert«). Klassifikationen ordnen ihre Klassen und Unterklassen meist nach einem hierarchischen Prinzip.

Abbildung 6.1 zeigt ein einfaches Beispiel einer Klassifikation für Säugetiere (▸ Abb. 6.1). Diese Klassifikation bietet insgesamt zwei Oberklassen und vier Unterklassen an. Ein Säugetier kann eindeutig einer Klasse zugeordnet werden. So wird ein Affe in die Klasse »plazentare Säugetiere« und ein Koala in die Klasse »Beuteltiere« eingeordnet (»klassiert«).

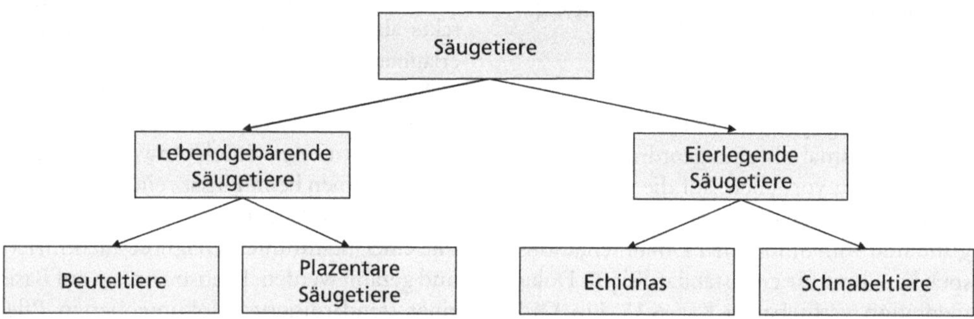

Abb. 6.1: Eine Klassifikation für Säugetiere (eigene Darstellung)

Wie in diesem Beispiel ordnen auch fast alle Pflegeklassifikationen die Fachbegriffe in Ober- und Unterbegriffe an. Durch diese hierarchische Anordnung kann der Zusammenhang zwischen Fachbegriffen einfach sichtbar gemacht werden, es können benachbarte (und ggf. passendere) Begriffe gefunden oder die Anzahl von Objekten in einer bestimmten Oberklasse gezählt werden.

Um die automatisierte Verarbeitung zu unterstützen, verschiedene Synonyme unter einem Begriff zu sammeln und auch um länderübergreifende eindeutige Kommunikation zu ermöglichen, vergeben die meisten Pflegeklassifikationen für jede Klasse einen eindeutigen Code. Jede Klassifikation konzentriert sich auf einen bestimmten Sachverhalt, der möglichst eindeutig beschrieben werden soll – hier im Beispiel eben auf den Sachverhalt »Säugetiere«. Da es viele interessierende Sachverhalte gibt, gibt es auch verschiedene Klassifikationen.

Beispiele für pflegerische Klassifikationen, welche unterschiedliche Sachverhalte beschreiben, sind die Internationale Klassifikation der Pflegepraxis ICNP (▸ Kap. 6.6.1), die Internationale Klassifikation der Funktionsfähigkeit, Behinderung und Gesundheit ICF (▸ Kap. 6.6.2), die Pflegediagnosen-Klassifikation NANDA-I (▸ Kap. 7.3), die Pflegeergebnis-Klassifikation NOC (▸ Kap. 7.4) und die Pflegeinterventions-Klassifikation NIC (▸ Kap. 7.5). Alle diese Pflegeklassifikationen werden später noch näher vorgestellt.

Der zweite Typ von Ordnungssystem sind Nomenklaturen. Nomenklaturen haben die Aufgabe, einen Sachverhalt möglichst präzise zu beschreiben. Während Klassifikationen einen Sachverhalt in genau eine Klasse ordnen und damit eine möglichst *eindeutige* Darstellung eines Sachverhalts ermöglichen, stellen Nomenklaturen einen Sachverhalt also möglichst *präzise und detailliert* dar.

Definition

Eine Nomenklatur ist eine Dokumentationssprache, welche definierte Fachbegriffe darstellt und für eine bestimmte Dokumentationsaufgabe zugelassen ist. Ein Sachverhalt kann mit mehreren Fachbegriffen (»Deskriptoren«) beschreiben werden.

Eine Nomenklatur bietet eine Vielzahl an Fachbegriffen (hier »Deskriptoren« genannt) an, welche in einer Hierarchie geordnet sein können. Eine Nomenklatur kann also auf den ersten Blick mit einer Klassifikation verwechselt werden. Der Hauptunterschied ist dabei, dass eine Nomenklatur die Zuordnung *mehrerer* Deskriptoren zulässt, um einen Sachverhalt möglichst exakt zu beschreiben, während eine Klassifikation nur die Zuordnung eines Sachverhalts in genau *eine* Klasse erlaubt.

Abbildung 6.2 stellt eine einfache Nomenklatur dar, welche es ermöglicht, den Kontext einer stationären Aufnahme genauer zu beschreiben (► Abb. 6.2). Eine derartige Nomenklatur könnte eingesetzt werden, um z. B. im Rahmen eines Forschungsprojekts Patienten mit einer bestimmten Aufnahmesituation möglichst rasch zu identifizieren.

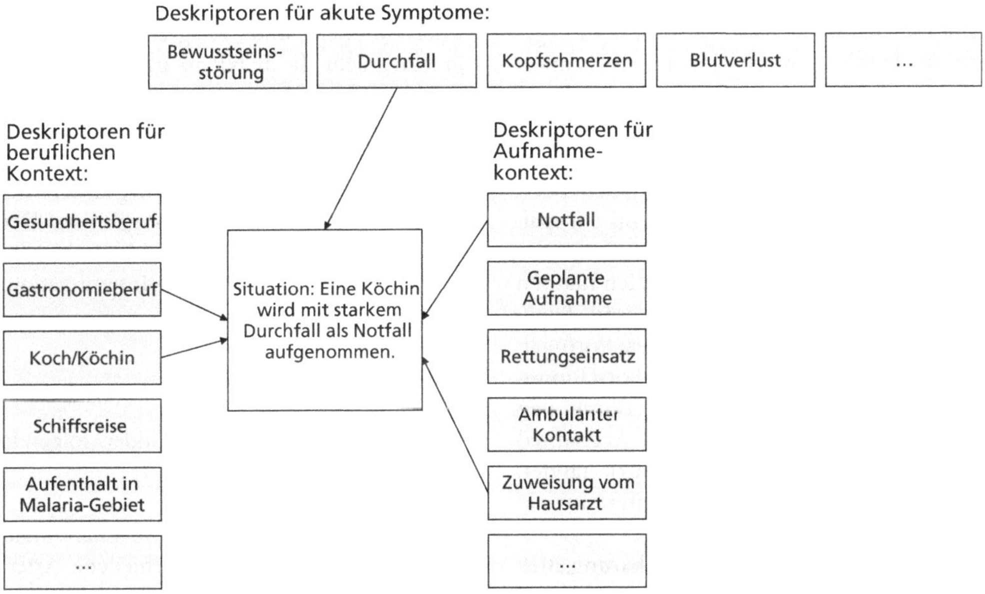

Abb. 6.2: Eine einfache Nomenklatur für stationäre Einweisungen. Die für die genannte Situation passenden Deskriptoren sind mit Pfeilen zugeordnet (»indexiert«). (eigene Darstellung)

Auch dieses kleine Beispiel ist natürlich unvollständig. Nomenklaturen können viele tausende Deskriptoren anbieten. Auch sie haben einen bestimmten Einsatzzweck, versuchen also, für einen bestimmten Sachverhalt möglichst viele passende Deskriptoren anzubieten.

Ein bekanntes Beispiel für eine medizinische Nomenklatur ist SNOMED CT, welches bereits im Kontext der semantischen Interoperabilität kurz vorgestellt wurde (► Kap. 3.4.3).

6.6 Beispiele von Klassifikationen in der Pflege

Wir werden nun beispielhaft zwei Klassifikationen vorstellen, die für die Pflege relevant sind: die Internationale Klassifikation der Pflegepraxis ICNP und die Internationale Klassifikation der Funktionsfähigkeit, Behinderung und Gesundheit ICF. Weitere Klassifikationen der Pflege werden später noch erläutert (► Kap. 7).

6.6.1 Internationale Klassifikation der Pflegepraxis (ICNP)

Entstehung und Definition

Die Internationale Klassifikation der Pflegepraxis, englisch International Classification of Nursing Practice (ICNP), entstammt einem Projekt des International Council of Nurses (ICN) in Genf aus dem Jahr 1989. Ihre Entwicklung wurde durch den ICN, aber auch durch eine Vielzahl von europäischen und außereuropäischen Projekten und Aktivitäten vorangetrieben. Zu nennen sind die EU-Projekte Telenurse und Telenurse II sowie Projekte in Südkorea, Portugal, Brasilien und Polen. In ICNP-Forschungs- und Entwicklungszentren, die durch den ICN akkreditiert wurden (ICN Accredited ICNP Research & Development), fanden weltweit Übersetzungs- und Weiterentwicklungsarbeiten statt.

Mit einer vertraglichen Vereinbarung 2019 wurde die ICNP an SNOMED International übergeben. Dabei behielt der ICN alle Rechte. Die Verwaltung, Versionierung und Distribution obliegen seitdem SNOMED International (► Tab. 6.1).

Die ICNP ist eine Klassifikation der Pflegephänomene. Ein Phänomen ist wie folgt definiert:

Definition

Unter einem Phänomen versteht man allgemein eine mit den Sinnen wahrnehmbare Erscheinung. Im Kontext der Pflege werden darunter Aspekte des menschlichen Lebens und Sterbens verstanden, die in der Domäne Pflege relevant sind. Insbesondere sind das körperliche, psychische, seelische und soziale Aspekte von Gesundheit und Krankheit.

Während die ICNP in ihren ersten Fassungen unter Pflegephänomenen hauptsächlich Pflegediagnosen verstand und diese von Pflegeinterventionen und Pflegeergebnissen abgrenzte, sieht die ICNP in ihrer aktuellsten Fassung Pflegephänomene als einen allumfassenden Gegenstand von pflegerischer Erkenntnis und pflegerischem Handeln. Sie umfassen damit z. B. Pflegediagnosen, Pflegeziele, Pflegeinterventionen oder Pflegeergebnisse. Der Aufbau und insbesondere die Hierarchie der ICNP verdeutlichen diese neue Interpretation.

Aufbau

Die Hierarchie der ICNP bildet folgende Phänomenbereiche ab:

- Diagnose und Ergebnis zum Phänomen, z. B. Sturzrisiko und verschiedene Arten von Komplikationen
- Einheit/Entität, z. B. Körperstruktur
- Merkmale, z. B. Größe, Häufigkeit, Komplexität
- Nebenwirkung, z. B. von Medikamenten
- Prophylaxe, z. B. Gewaltprophylaxe
- Prozess, z. B. eine Pflegeintervention
- Symptom, z. B. einer Infektion
- Unterstützung beim Selbstmanagement
- Zeichen, z. B. Vitalzeichen

- Zeitpunkt oder Zeitintervall, z. B. Tag, Nacht, Vergangenheit, Zukunft
- emotionale Unterstützung
- familiäre Unterstützung
- soziale Unterstützung
- spirituelle Unterstützung

Tab. 6.1: Steckbrief Internationale Klassifikation der Pflegepraxis (ICNP) (eigene Zusammenstellung)

Langname	Internationale Klassifikation der Pflegepraxis (International Classification of Nursing Practice)
Kurzname	ICNP
Entwickelnde und pflegende Organisation	SNOMED International steht unter Vertrag mit dem International Council of Nurses (ICN) zur Verwaltung, Versionierung und Distribution im Rahmen von SNOMED CT. ICN behält alle Eigentumsrechte und entwickelt ICNP weiter.
Webseite	https://www.icn.ch/what-we-do/projects/ehealth-icnptm/about-icnp (ICN, 2022)
Erste Publikation	1996 Alpha Version
Aktuelle Version	Integration von ICNP in SNOMED CT Version 2021
Multiprofessionell – monoprofessionell: welche Profession	Monoprofessionell-pflegerisch
Ausrichtung	Pflegephänomene, d. h. Pflegediagnosen, Pflegeziele, Pflegeinterventionen, Pflegeergebnisse
Art	Klassifikation
Struktur	Multiaxial
Anzahl und Bezeichnung der Achsen	Sieben Achsen: • Handlung • Klient • Fokus • Beurteilung • Mittel • Ort • Zeit

Dieser Hierarchie sind sieben Achsen unterlegt, die die jeweiligen Begriffe liefern. Diese Begriffe bilden die Grundelemente der ICNP-Sprache, die kombiniert werden können, um eine Vielzahl pflegerelevanter Aussagen zu formulieren. Im Folgenden stellen wir zunächst die Achsen mit Beispielen vor:

1. ***Handlung***, z. B. *Überwachung* (Code: 10019277; Beschreibung: genaue Betrachtung einer Person oder Gruppe, fortwährendes Überwachen)
2. ***Klient***, z. B. *Patient* (Code: 10014132; Beschreibung: Einzelperson) oder *Familie* (Code: 10007554; Gruppe: eine soziale Einheit oder kollektives Ganzes, zusammengesetzt aus Menschen, die durch blutsverwandtschaftliche, verwandtschaftliche emotionale oder rechtliche Beziehung verbunden sind. Die Einheit kann als System

gesehen werden, das größer ist als die Summe seiner Teile.)

3. ***Fokus***, z. B. *Allergie* (Code: 10041119; Beschreibung: beeinträchtigter Prozess des Immunsystems: Immunreaktion auf ein fremdes Antigen)
4. ***Beurteilung***, z. B. *abgeschlossen* (Code: 10004849; Beschreibung: Fortschritt: beendet, zu einem Ende gekommen, fertig)
5. ***Mittel***, z. B. *Matratze* (Code: 10011799; Beschreibung: unterstützendes Hilfsmittel/Gerät/Vorrichtung)
6. ***Ort***, z. B. *Blutgefäß* (Code: 10003374; Beschreibung: Bestandteil des kardiovaskulären Systems)
7. ***Zeit***, z. B. *Dauer* (Code: 10006379; Beschreibung: Status: Zeitperiode, in der etwas auftritt)

Man könnte also beispielsweise folgende Aussage anhand der Achsen abbilden: Ein *Patient* (10014132) mit einer *Allergie* (10041119) wird *überwacht* (10019277) für die *Dauer* (10006379) von sieben Tagen. In einer Auswertung würde man dann zählen können, wie viele Patienten mit Allergien versorgt wurden. Dazu würde man einfach nach den Kombinationen 10014132 UND 10041119 suchen.
Allerdings ist diese Form der Dokumentation sehr mühsam und in der Praxis nicht umsetzbar. Deshalb wurden bestimmte Begriffe schon vorgefertigt, wie das folgende Beispiel von Helga Blume zeigt.

Beispiel

Helga Blumes Wunde am Fuß als Spätfolge des Diabetes hat sich verschlechtert. Sie zeigt weitläufige Abschürfung des Deckgewebes der Körperoberfläche in Zusammenhang mit fortwährender Feuchtigkeit und nasser Haut.
Maria Hagen vom APE diagnostiziert eine Mazeration der Wunde. In der ICNP-basierten Dokumentation notiert sie »Aufweichung/Mazeration« mit dem Code 10011493, der automatisch eingefügt wird.

Anwendung

Die ICNP versteht sich selbst als Referenzterminologie, also als eine Klassifikation, die im Hintergrund steht. Vorformulierte Begriffe, die in Katalogen (ICNP Subsets) von Dokumentationssystemen zu finden sind, wurden daher im Vorfeld heruntergebrochen und entlang der Achsen formuliert und codiert. Somit hat man eine Frontend-Terminologie (Katalog) und eine Hintergrund-Terminologie (Referenzterminologie).

Die verschiedenen ICNP-Versionen wurden von der German Speaking ICNP User Group unter der Leitung des DBfK (Deutscher Berufsverband für Pflegeberufe) ins Deutsche übersetzt.
Der Einsatz der ICNP im Kontext von SNOMED CT wird sich dahingehend verändern, dass Länder, die eine Lizenz von SNOMED CT erworben haben (wie beispielsweise Deutschland und Österreich), damit auch gleichzeitig die ICNP als pflegerische Terminologie anbieten können.

6.6.2 Internationale Klassifikation der Funktionsfähigkeit, Behinderung und Gesundheit (ICF)

Entstehung und Definition

Die Internationale Klassifikation der Funktionsfähigkeit, Behinderung und Gesundheit (ICF) ist eine Klassifikation der Weltgesundheitsorganisation (WHO). Die ICF gehört zu der Familie von gesundheitsbezogenen Klassifikationen, der auch ICD (International Classification of Diseases) und ICHI (International Classification of Health Interventions) angehören. Im Gegensatz zur ICD, die Krankheiten klassifiziert, beschreibt die ICF Komponenten von Gesundheit. Sie ist damit nicht primär defizitorientiert, sondern betrachtet die positiven Ressourcen eines Menschen.

Die ICF hat ihren Ursprung in der WHO-Klassifikation International Classification of Impairments, Disabilities and Handicaps (ICIDH), die dafür kritisiert wurde, dass ihr Fokus in erster Linie auf den Folgen einer Erkrankung lag. Bereits die ICIDH II vollzog den Wandel hin zu der heutigen Perspektive der ICF als eine Klassifikation von Bestandteilen der Gesundheit (▸ Tab. 6.2).

Definition

Unter Komponenten von Gesundheit nach ICF wird die Beschreibung des funktionalen Gesundheitszustandes, der Behinderung, der sozialen Beeinträchtigung und der relevanten Umgebungsfaktoren eines Menschen verstanden.

Tab. 6.2: Steckbrief Internationale Klassifikation der Funktionsfähigkeit, Behinderung und Gesundheit (ICF) (eigene Zusammenstellung)

Langname	Internationale Klassifikation der Funktionsfähigkeit, Behinderung und Gesundheit (International Classification of Functioning, Disability and Health)
Kurzname	ICF
Entwickelnde und pflegende Organisation	Weltgesundheitsorganisation (WHO)
Webseite	https://www.who.int/standards/classifications/international-classification-of-functioning-disability-and-health (WHO, 2022)
Erste Publikation	2001
Aktuelle Version	Version 2018
Multiprofessionell – monoprofessionell: welche Profession	Multiprofessionell – Medizin, insbesondere Rehabilitation, Physio-, Ergo- und Logopädie, Pflege
Ausrichtung	Komponenten von Gesundheit
Art	Klassifikation
Struktur	Multiaxial
Anzahl und Bezeichnung der Achsen	Achsen: • Körperfunktionen • Körperstrukturen • Aktivitäten und Partizipation • Umweltfaktoren • Beurteilungsmerkmale

Aufbau

Der Aufbau der ICF folgt dem bio-psycho-sozialen Modell (▸ Abb. 6.3), das sich aus der Definition der Komponenten von Gesundheit ableiten lässt.

Ausgangspunkt dieses Modells ist ein Gesundheitsproblem, das in der ICD abgebildet werden kann. Es kann Veränderungen auf der Ebene der Körperfunktionen und -strukturen, der Aktivitäten und der Partizipation am Leben auslösen. Dabei entsprechen die

Körperfunktionen und -strukturen dem biologischen Anteil (bio) und die Aktivitäten und die Partizipation dem psycho-sozialen Anteil. Diese werden ergänzt durch Umweltfaktoren, die in der ICF enthalten sind, und personbezogene Faktoren, die nicht in der ICF explizit Berücksichtigung finden. Die bidirektionalen Pfeile verweisen auf die gegenseitigen Abhängigkeiten – auch zurück in Richtung des Gesundheitsproblems.

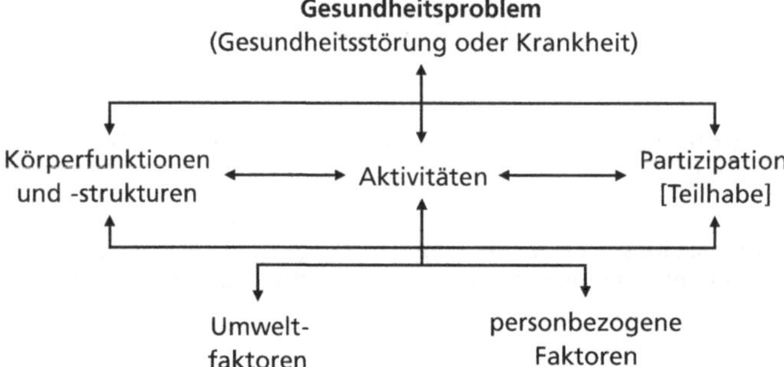

Abb. 6.3: Das bio-psycho-soziale Modell der ICF (Deutsches Institut für Medizinische Dokumentation und Information (DIMDI) (Hrsg.) (2005). *Internationale Klassifikation der Funktionsfähigkeit, Behinderung und Gesundheit*, S. 23 © WHO, zit. nach BfArM, 2022)

Die ICF ist in sogenannten Klassen aufgebaut, die durch einen Titel ausgewiesen sind. Folgende Klassen kennt die ICF: Komponenten, Kapitel, Gruppen und Kategorien. Dabei bestehen die Komponenten aus vier eigenständigen Klassifikationen, die mit dem bio-psycho-sozialen Modell korrespondieren. Diese sind:

1. Körperfunktionen: Komponente b (body functions)
2. Körperstrukturen: Komponente s (body structures)
3. Aktivitäten und Partizipation: Komponente d (daily activities)
4. Umweltfaktoren: Komponente e (environmental factors)

Innerhalb der Komponenten gibt es Kapitel, darunter Gruppen und schließlich Kategorien. Da diese Klassen noch keine Aussage über den Zustand erlauben, werden zusätzlich Beurteilungsmerkmale zu jeder Komponente eingeführt, die eine Kategorie ergänzen müssen. Ein typisches Beurteilungsmerkmal beschreibt z. B. das Ausmaß einer Schädigung. So ergeben sich beispielhaft folgende Kapitel und Kategorien, die in Gruppen zusammengefasst werden können, in der Komponente Aktivitäten und Partizipation:

1. Kapitel d1: Lernen und Wissensanwendung
2. Kapitel d2: Allgemeine Aufgaben und Anforderungen
3. Kapitel d3: Kommunikation
4. Kapitel d4: Mobilität
5. Kapitel d5: Selbstversorgung
   - d510 Sich waschen
   - d520 Seine Körperteile pflegen
   - d530 Die Toilette benutzen
   - d540 Sich kleiden
   - d550 Essen
   - d560 Trinken
   - d570 Auf seine Gesundheit achten
     - d5700 Für seinen physischen Komfort sorgen
     - d5701 Ernährung und Fitness handhaben
     - d5702 Seine Gesundheit erhalten
     - d5708 Auf seine Gesundheit achten, anders bezeichnet
     - d5709 Auf seine Gesundheit achten, nicht näher bezeichnet
   - d598 Selbstversorgung, anders bezeichnet

- d599 Selbstversorgung, nicht näher bezeichnet

6. Kapitel d6: Häusliches Leben
7. Kapitel d7: Interpersonelle Interaktionen und Beziehungen
8. Kapitel d8: Bedeutende Lebensbereiche
9. Kapitel d9: Gemeinschafts-, soziales und staatsbürgerliches Leben

Die Buchstaben-Zahlenkombination entspricht dem Code. Jede Komponente und die in der Hierarchie darunter gelegenen Elemente können in einer positiven oder negativen Form ausgedrückt werden, nämlich als Funktionsfähigkeit oder Behinderung. Hierzu dienen die Beurteilungsmerkmale, die sich je nach Komponente darstellen. Diese Merkmale sind: anatomische Lokalisation, Barriere- oder Förderfaktor, Ausmaß oder Größe der Schädigung, Art oder Veränderung in der Körperstruktur sowie Leistungsfähigkeit und Leistung.

Beispiel

Auch nach der Rückkehr aus der Reha ist Helga Blume noch in ihrer Bewegung bzw. Mobilität eingeschränkt. Dieses Gesundheitsproblem führt zu Einschränkungen im Bereich Aktivitäten und Partizipation. Im Bereich des häuslichen Lebens bereiten ihr insbesondere die Hausarbeiten Schwierigkeiten.
Maria Hagen vom APE führt ein Assessment durch, befragt Helga Blume nach ihrer Einschätzung und dokumentiert nach ICF die Bereiche, die betroffen sind:

- 640 Hausarbeiten erledigen
  - d6400 Kleidung und Wäsche waschen und trocknen
  - d6401 Küchenbereich und -utensilien reinigen
  - d6402 Den Wohnbereich reinigen
  - d6403 Haushaltsgeräte benutzen
  - d6404 Die täglichen Lebensnotwendigkeiten lagern
  - d6405 Müll entsorgen

Mit dem Assessment kann sie das Ausmaß bzw. die Größe des Problems anhand der folgenden Beurteilungsmerkmale einschätzen:

- xxx.0 Problem nicht vorhanden (ohne, kein, unerheblich ...) 0–4 %
- xxx.1 Problem leicht ausgeprägt (schwach, gering ...) 5–24 %
- xxx.2 Problem mäßig ausgeprägt (mittel, ziemlich ...) 25–49 %
- xxx.3 Problem erheblich ausgeprägt (hoch, äußerst ...) 50–95 %
- xxx.4 Problem voll ausgeprägt (komplett, total ...) 96–100 %
- xxx.8 nicht spezifiziert
- xxx.9 nicht anwendbar

Maria Hagen kommt zu folgender Bewertung der Gesundheitsprobleme und trägt nach dem Code der Kategorie und einem Punkt das Ausmaß des Problems ein:

- d6400.1 Kleidung und Wäsche waschen und trocknen
- d6401.2 Küchenbereich und -utensilien reinigen
- d6402.4 Den Wohnbereich reinigen
- d6403.3 Haushaltsgeräte benutzen
- d6404.1 Die täglichen Lebensnotwendigkeiten lagern
- d6405.4 Müll entsorgen

Anwendung

Die ICF findet vorwiegend Anwendung im Bereich Rehabilitation. Darüber hinaus wird sie verwendet zur Formulierung von Aspekten der Teilhabe und Selbstbestimmung von Menschen mit Behinderungen. Über die Komponente Aktivitäten und Partizipation deckt sie viele Aktivitäten des täglichen Lebens ab und ist darüber auch für den Einsatzbereich in der Pflege nutzbar.
Die ICF wurde in viele Sprachen übersetzt, unter anderem auch ins Deutsche. In

Deutschland verwaltet das Bundesinstitut für Arzneimittel und Medizinprodukte die deutschsprachige Version.

Vertiefende Aufgabe

Nehmen Sie die Liste der Aktivitäten des täglichen Lebens (ATL) und prüfen Sie, welche Begriffe wie in der ICF wiederzufinden sind.

Mit der Darstellung der ICNP und der ICF wurden zwei unterschiedliche internationale Klassifikationen vorgestellt. Im nächsten Kapitel werden wir weitere drei Klassifikationen der Pflege erläutern (► Kap. 7). Es sei darauf hingewiesen, dass es eine Vielzahl anderer Pflegeklassifikationen gibt, die im deutschsprachigen Raum und außerhalb – gerade auch in Nordamerika – genutzt werden. Wichtig ist, die Bauprinzipien der jeweiligen Klassifikation zu verstehen und ihren Einsatzbereich zu kennen.

Trotz der Verschiedenheit dieser Klassifikationen wurden viele aufeinander abgebildet (»gemappt«), d. h. man hat geprüft, welche Begriffe identisch oder ähnlich sind. Somit konnte ein Begriff der einen Klassifikation in den einer anderen übersetzt werden. Und es gibt entsprechende Übersetzungstabellen (Mapping-Tabellen), die von Computerprogrammen genutzt werden können.

Unabhängig davon, mit Hilfe welcher Klassifikation dokumentiert wird, bleibt das Prinzip der Strukturierung und Standardisierung von Dokumentation ein zentraler Bestandteil von auswertbarer Information. Zusammen mit Freitextangaben zum Festhalten von individualisierten Angaben, z. B. Darstellung der Patientenbiographie oder von Äußerungen eines Patienten, ergibt sich dann das Bild einer professionellen Dokumentation.

6.7 Lernerfolgsfragen

- *Frage 6.1:*
  Erläutern Sie anhand der Klassifikation für Säugetiere (► Abb. 6.1) am Beispiel eines Kaninchens, was man unter »Klassierung« versteht.
- *Frage 6.2:*
  Erläutern Sie anhand der Nomenklatur für stationäre Einweisungen (► Abb. 6.2), wie die »Indexierung« funktioniert! Nehmen Sie das Beispiel einer Köchin, welche notfallmäßig mit Durchfall aufgenommen wird.
- *Frage 6.3:*
  Was ist der Vorteil und was der Nachteil von multiaxialen Klassifikationen?
- *Frage 6.4:*
  Erläutern Sie, warum das bio-psycho-soziale Modell auch für die Pflege Relevanz besitzt.

Literatur

Folgende Literatur ist im Kapitel zitiert:

Bundesinstitut für Arzneimittel und Medizinprodukte (BfArM) (Hrsg.) (2022). *ICF. Internationale Klassifikation der Funktionsfähigkeit, Behinderung und Gesundheit.* Zugriff am 21.09.2022 unter: https://tinyurl.com/2p9588va

Deutsches Institut für Medizinische Dokumentation und Information (DIMDI) (Hrsg.) (2005). *ICF. Internationale Klassifikation der Funktionsfähigkeit, Behinderung und Gesundheit.* Neu-Isenburg: MMI. © WHO, Genf, 2005.

International Council of Nurses (ICN) (Hrsg.) (2022). *About ICNP.* Zugriff am 21.09.2022 unter: https://tinyurl.com/bdh9pxkh

Weltgesundheitsorganisation (WHO) (Hrsg.) (2022). *International Classification of Functioning, Disability and Health (ICF).* Zugriff am 21.09.2022 unter: https://tinyurl.com/pkxxsw9m

Folgende Literatur kann zur Vertiefung der Kapitelinhalte verwendet werden:

Leiner, F., Gaus, W., Haux, R. et al. (2012). *Medizinische Dokumentation: Grundlagen einer qualitätsgesicherten integrierten Krankenversorgung. Lehrbuch und Leitfaden.* 6. Aufl. Stuttgart: Schattauer. *Einführung in grundlegende Konzepte der Medizinischen Dokumentation.*

Müller Staub, M., Schalek, K., König, P. (Hrsg.) (2016). *Pflegeklassifikationen: Anwendung in Praxis, Bildung und elektronischer Pflegedokumentation.* Bern: Hogrefe. *Einführung in Pflegeklassifikationssysteme, u. a. werden NANDA-I, NIC, NOC und ICNP vorgestellt.*

Weltgesundheitsorganisation (WHO) (Hrsg.) (2022). *ICF Browser.* Zugriff am 21.09.2022 unter: https://tinyurl.com/an93kbcn. *Online-Anwendung zum Durchsuchen der Konzepte des ICF.*

7 Professionalisierung in der Pflege: Pflegefachsprache und Wissensrepräsentation

Maria Müller Staub

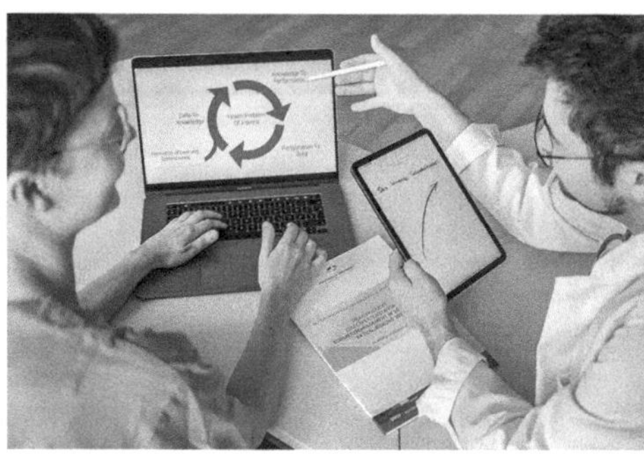

Wie wir etwas benennen, beeinflusst wie wir etwas sehen und verstehen. Die Entwicklung von Pflegefachsprachen ist damit essenziell für den Austausch pflegerischen Wissens. (Hochschule Osnabrück/Oliver Pracht)

7.1 Lernziele

1. Den *Advanced Nursing Process* und zugrundeliegende pflegerische Fachsprachen erklären können
2. Den Aufbau der Pflegediagnosen nach NANDA-I, der Pflegeergebnisse nach NOC und der Pflegeinterventionen nach NIC erklären können

7.2 Vom Pflegeprozess zum Advanced Nursing Process

Der herkömmliche, oben beschriebene Pflegeprozess stellt eine Struktur für das pflegerische Handeln dar. Diese Struktur bleibt jedoch inhaltsleer, wenn sie nicht mit Fachinhalten gefüllt ist. Im besten Fall entstammen diese Fachinhalte den neusten wissenschaftlichen Erkenntnissen, die der Literatur oder pflegerischen Standards entnommen werden können. Es stellte sich daher die Frage, wie diese Fachinhalte formuliert sein müssen. An dieser Stelle setzen erneut Pflegeklassifikationen (► Kap. 6.5) ein, insbesondere standardisierte Pflegesprachen (Standardised Nursing Languages) wie die Familie der NANDA-NIC-NOC-Fachsprachen, die in diesem Kapitel vorgestellt werden. Die Entwicklung dieser Pflegeklassifikationen führte zur Erweiterung des einfachen Pflegeprozesses in einen vertieften und fortgeschrittenen Prozess, den *Advanced Nursing Process*.

Merke

»Der [...] fortgeschrittene Pflegeprozess [*Advanced Nursing Process*, Anmerk. der Autorin] besteht aus definierten, validierten Konzepten. Er umfasst Assessment, Pflegediagnosen, Pflegeinterventionen und Pflegeergebnisse und beruht auf wissenschaftlich basierten Pflegeklassifikationen« (Müller Staub et al., 2015, S. 13).

Abbildung 7.1 zeigt das Prinzip des fortgeschrittenen Pflegeprozesses, der sich durch die Benennung von pflegerischen Fachsprachen von dem einfachen Prozess unterscheidet (▸ Abb. 7.1). So wird für die Assessments, also die Ermittlung des Pflegebedarfs und seines Schweregrades, ein auf NANDA-NIC-NOC (NNN) basierendes Instrument eingesetzt. Dieses beruht auf dem »Functional Health Pattern Assessment« (FHP) von Marjory Gordon (2010). Auf Basis des Assessments können nun Pflegediagnosen gestellt werden. Hier bedient man sich der pflegerischen Fachsprache NANDA international (NANDA-I) mit ihren aktuell 267 (Version 2021–23, Kamitsuru et al., 2022) Pflegebedarfsindikatoren.

Aus den Erkenntnissen des Assessments folgt die inhaltliche Planung der Ergebnisse anhand der angestrebten pflegerischen Outcomes. Hierfür steht die Fachsprache Nursing Outcome Classification (NOC) oder die Ziele nach Doenges et al. (2019) zur Verfügung. Sie umfasst 540 Indikatoren, die sowohl den IST- wie den SOLL-Zustand beschreiben können und unmittelbar sowohl mit den pflegerischen Diagnosen wie mit den Pflegeinterventionen verknüpft sind. Somit ergibt sich sachlogisch aus der Ergebnisplanung die Ermittlung der Pflegeinterventionen und deren Implementierung und Dokumentation.

Die Interventionen werden nach der standardisierten Pflegefachsprache Nursing Intervention Classification (NIC) oder nach Doenges et al. (2019) formuliert. Sie besitzt einen Sprachumfang von 565 Aktivitäten. Auf die Umsetzung der Pflegeinterventionen folgt die Evaluation des Pflegeergebnisses. Dieser Schritt korrespondiert unmittelbar mit der Ergebnisplanung. Aus diesem Grund wird dieselbe Fachsprache, nämlich NOC, verwendet.

Die Evaluation ist formal ein Abgleich zwischen dem aktuellen Zustand des Patienten und dem geplanten Ergebnis. Ist dieses Ergebnis noch nicht erreicht, ist ein erneutes Assessment nötig und der fortgeschrittene Pflegeprozess startet von Neuem.

NANDA-I, NIC und NOC zählen zu den standardisierten Pflegefachsprachen (*Standardized Nursing Languages* = SNLs). Sie beinhalten definierte, validierte Konzepte von Pflegediagnosen, -interventionen und pflegesensitiven Patientenergebnissen, die in Pflegeklassifikationen wissenschaftlich definiert wurden. Pflegesensitiv bedeutet, dass die Patientenergebnisse durch Pflegeinterventionen beeinflusst werden. Folgendes Beispiel verdeutlicht die Notwendigkeit der Verwendung von standardisierten Pflegefachsprachen und die Wichtigkeit ihres Gebrauchs über Sektoren hinweg.

Beispiel

Wenn Helga Blume als Folge einer Blutverdünnungstherapie die standardisierte Pflegediagnose »Blutungsgefahr« hat, muss diese in allen Settings – auf der Chirurgie, in der Rehabilitation Dreihornberg und später dem ambulanten Pflegedienst – bekannt sein.

Würde die »Blutungsgefahr« beispielsweise anstatt des definierten Konzeptes bloß als »Risiko von Blutverdünnern« oder laienhaft als »Gefahr für blaue Flecken« statt mit dem fachlich definierten Konzept »Blutungsgefahr« bezeichnet, wäre nicht gesichert, dass diese Gefahr von allen verstanden wird. Das zeigt, wie relevant valide standardisierte Pflegefachsprachen sind, deren Konzepte gelehrt und überprüft werden können.

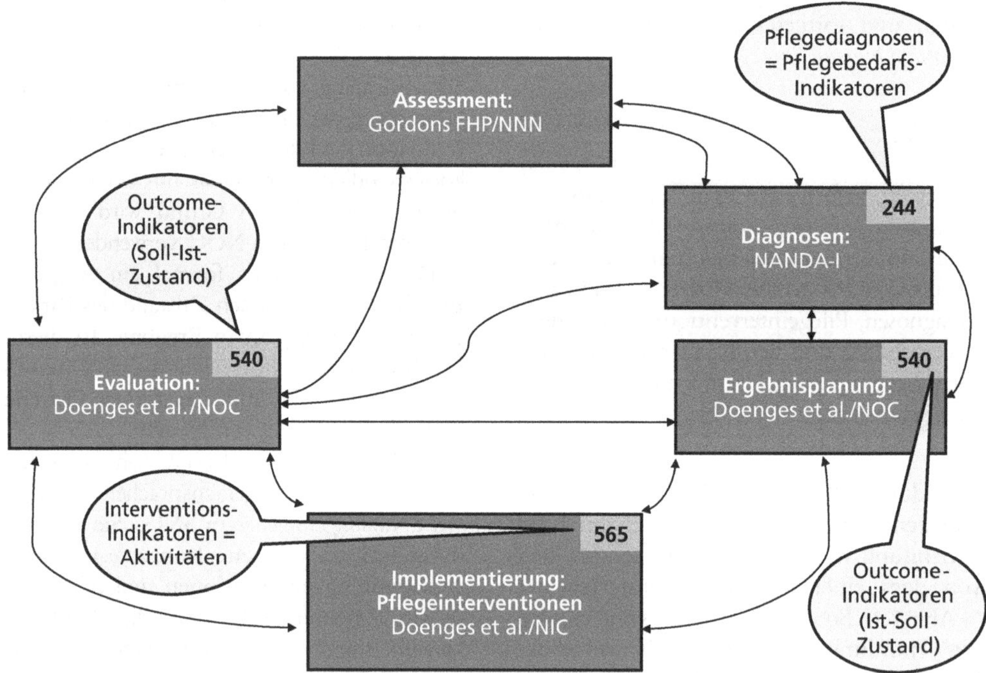

Abb. 7.1: Der Advanced Nursing Process. Die Zahlen beziehen sich auf die Anzahl der Pflegediagnosen in NANDA-I (Herdman & Kamitsuru, 2019), der Pflegeergebnisse der NOC (Moorhead et al., 2018) und der Pflegeinterventionen in NIC (Butcher et al., 2018) (vgl. Fiechter & Meier, 1987, eigene Darstellung von Maria Müller Staub)

Nunmehr wollen wir uns den standardisierten pflegerischen Fachsprachen NNN sowie dem NNN-Assessment im Detail widmen, die den Grundstein des fortgeschrittenen Pflegeprozesses bilden. Wichtig ist dabei, dass diese Fachsprachen, auch wenn sie elektronisch leicht durch Auswahl von vorgeschlagenen Begrifflichkeiten verwendet werden können, eine hohe pflegerische Kompetenz erfordern. Pflegekräfte müssen zu jeder Zeit in der Lage sein, die entsprechenden Entscheidungen sachlogisch zu begründen. Wir beginnen, dem Advanced Nursing Process folgend, mit NANDA International.

7.3 NANDA International

Entstehung und Definition

Die Bezeichnung NANDA-I steht für »Internationale Klassifikation der Pflegediagnosen« sowie auch für die internationale Vereinigung NANDA International, die NANDA-I weltweit weiterentwickelt. Neue Pflegediagnosen werden von einem Diagnosen-Entwicklungskomitee in einem mehrstufigen Verfahren bearbeitet und mit Evidenzgraden bezeichnet, bevor sie in die Taxonomie aufgenommen werden (Herdman & Kamitsuru, 2016). Pflegediagnosen sind nach NANDA-I wie folgt definiert.

Definition

»Eine Pflegediagnose ist eine klinische Urteilsbildung bezüglich aktueller oder potenzieller Erfahrungen/Reaktionen auf Gesundheitsprobleme/Lebensprozesse von Individuen, Familien oder Gemeinden. Pflegediagnosen bilden die Basis für die Wahl von Pflegeinterventionen, um Pflegeergebnisse zu erzielen, für welche die Pflegende Verantwortung trägt.« (Müller Staub & König, 2017, S. 67)

Dies verdeutlicht, dass Konzepte aufgenommen werden, die Erfahrungen/Reaktionen auf Gesundheitsprobleme bzw. Lebensprozesse darstellen und durch Pflegefachpersonen aufgrund klinischer Urteilsbildung diagnostizierbar sind. »Lebensprozesse« umfassen Reaktionen auf Gesundheitsprobleme und Einflüsse verschiedener Lebensphasen. Dadurch wird der Unterschied zu medizinischen Diagnosen deutlich: Sie beschreiben Krankheitszustände. Pflegediagnosen dagegen beschreiben Erfahrungen und Reaktionen auf gesundheitliche Probleme bzw. Lebensprozesse. Die klinische Beurteilung bringt zum Ausdruck, dass Pflegediagnosen auf Assessments und diagnostischer Entscheidungsfindung beruhen. Die Tabelle 7.1 bietet einen Überblick über NANDA-I in Form eines Steckbriefes (▶ Tab. 7.1).

Tab. 7.1: Steckbrief NANDA-I (eigene Zusammenstellung)

Langname	NANDA International
Kurzname	NANDA-I
Entwickelnde und pflegende Organisation	NANDA-I
Webseite	https://nanda.org/ (NANDA International, 2022)
Erste Publikation	1987 Taxonomy I
Aktuelle Version	NANDA International Nursing Diagnoses – Definitions & Classification, 2021–2023 bzw. Folgejahre
Multiprofessionell – monoprofessionell: welche Profession	Monoprofessionell-pflegerisch
Ausrichtung	Pflegediagnosen
Art	Taxonomie auf Basis einer Klassifikation

Tab. 7.1: Steckbrief NANDA-I (eigene Zusammenstellung) – Fortsetzung

Struktur	Multiaxial
Anzahl und Bezeichnung der Achsen	Sieben Achsen: • der diagnostische Fokus • Gegenstand der Diagnose (Individuum, Bezugsperson, Familie, Gruppe, Gemeinschaft) • Beurteilung (beeinträchtigt, unwirksam usw.) • Lage (Blase, Gehör, Gehirn usw.) • Alter (Säugling, Kind, Erwachsener usw.) • Zeit (chronisch, akut, intermittierend) • Stand der Diagnose (Problemorientierung, Risiko, Gesundheitsförderung)

Aufbau

Die Pflegefachsprache NANDA-I enthält aktuelle Pflege-, Gefahren-, Gesundheitsförderungs- und Syndromdiagnosen (Herdman & Kamitsuru, 2016, S. 499 ff.). Jede Pflegediagnose ist mit einem nicht veränderbaren Code bezeichnet. Auf der untersten Ebene ist jede Pflegediagnose mittels der PES-Struktur dargestellt. Dabei steht PES für die Abkürzungen P = Problem (problem statement), E = Ätiologie/Herkunft (ethiology) und S = Symptom (symptom). Mit dem Problem wird die Diagnose mit Titel und einer Definition beschrieben. Unter Ätiologie wird die der Pflegediagnose zugehörige Ätiologie (beeinflussende/begünstigende Faktoren) aufgeführt. Handelt es sich um solche, welche die Pflegefachperson eigenständig angehen kann, wird von unabhängigen Pflegediagnosen gesprochen. Symptom steht für die bestimmenden Merkmale der Pflegediagnose. Diese stammen aus den im Assessment erhobenen Beobachtungen, Aussagen des Patienten sowie aus der körperlichen Untersuchung und bestätigen die Pflegediagnose.

Diagnosen werden Klassen zugeordnet und diese wiederum Domänen. Nach der Taxonomy II umfasst NANDA-I die drei Ebenen (Kamitsuru et al., 2022):

- *13 Domänen:* Gesundheitsförderung, Ernährung, Ausscheidung und Austausch, Aktivität/Ruhe, Wahrnehmung/Kognition, Selbstwahrnehmung, Rollenbeziehung, Sexualität, Coping/Stresstoleranz, Lebensprinzipien, Sicherheit/Schutz, Comfort, Wachstum/Entwicklung
- *47 Klassen:* z. B. innerhalb der Domäne »Gesundheitsförderung« gibt es die Klassen Gesundheitsbewusstsein und Gesundheitsmanagement; innerhalb der Domäne »Comfort« die Klassen physischer Comfort, umweltbedingter Comfort und sozialer Comfort
- *267 Pflegediagnosen:* aus den bis zu sieben Achsen gebildete Diagnosen, z. B. »Beeinträchtigte Gehfähigkeit« → »beeinträchtigte« (Achse 3) und »Gehfähigkeit« (Achse 1) mit Achse 1 (der diagnostische Fokus) und Achse 3 (Beurteilung)

Die in dem Advanced Nursing Process (► Abb. 7.1) aufgeführten *244 Pflegediagnosen* stammen aus der Klassifikation 2018–2020 (Herdman & Kamitsuru, 2019).
Aufgrund dieser hierarchischen, konzeptuell geleiteten Gliederung kann man von einer Klassifikation sprechen. Häufig wird jedoch NANDA-I als Taxonomie bezeichnet. Dies beschreibt die Tatsache, dass NANDA-I ein pflegerisches Ordnungssystem darstellt. Dieses ist in Form einer Klassifikation realisiert.

Beispiel

Pflegefachperson Peter Carus stellt bei Helga Blume folgende Pflegediagnose: »Beeinträchtige Gehfähigkeit«. Dabei hat er beobachtet, dass Helga Blume den Weg ins Bad kaum schafft, dass sie die Treppen weder gut hinauf- noch gut herabgehen kann. Helga Blume hatte von Schmerzen berichtet und dass sie wegen ihres Parkinson-Syndroms Schwierigkeiten hat, das Gleichgewicht zu halten. Alle Ergebnisse des Assessments, der Beobachtung und des Berichtes der Patientin wurden systematisch in folgendem Bericht zusammengefasst.

Die Pflegediagnose von Helga Blume lautet gemäß PES-Format:

- P = Pflegediagnosen-Titel: Beeinträchtigte Gehfähigkeit (Code 00088)
  - Definition: Einschränkung, sich unabhängig zu Fuß in der Umgebung zu bewegen
- E = Beeinflussende Faktoren
  - Muskuloskelettale Beeinträchtigung (aufgrund von Sturz und Operation)
  - Neuromuskuläre Beeinträchtigung (siehe oben)
  - Ungenügende Muskelkraft (siehe oben)
  - Furcht vor Schmerz (beim Bewegen)
  - Beeinträchtigung des Gleichgewichts (Parkinson)
  - Schmerzen (v. a. beim Aufstehen/Gehen)
  - Physischer Konditionsabbau (Alter, Schwäche seit einem Jahr)
- S = Bestimmende Merkmale
  - Beeinträchtigte Fähigkeit, erforderliche Strecken zu gehen (nicht mehr als eine halbe Ganglänge/nicht mehr ins Bad)
  - Beeinträchtigte Fähigkeit, aufwärts zu gehen
  - Beeinträchtigte Fähigkeit, abwärts zu gehen
  - Beeinträchtigte Fähigkeit, Treppen zu steigen

Anwendung

In den deutschsprachigen Ländern Deutschland, Österreich und Schweiz (D-A-CH) gibt es seit 2012 eine »NANDA-I Network Group: German Speaking Countries«, die offiziell bei NANDA-I registriert ist. Ihr Ziel ist unter anderem, bei der Verbreitung der NANDA-I-Klassifikation, bei der Überarbeitung bestehender und der Entwicklung neuer Pflegediagnosen, bei der Weiterentwicklung der Klassifikation als solcher sowie bei der Unterstützung ihrer klinischen Anwendung und Umsetzung mitzuwirken.
Dem *Advanced Nursing Process* folgend soll nach den NANDA-I-Pflegediagnosen nun die Nursing Outcome Classification (NOC) zur Ergebnisplanung vorgestellt werden.

7.4 Nursing Outcome Classification (NOC)

Entstehung und Definition

Die Pflegeergebnisklassifikation Nursing Outcome Classification (NOC) geht auf Entwicklungen der frühen 1990er Jahre zurück. 1991 wurden pflegerelevante Patientenergebnisse von einem Team am College of Nursing der University of Iowa (USA) unter der Leitung der Professorinnen M. Maas und M. Johnson wissenschaftlich konzipiert, die in Form der

Nursing Outcome Classification (NOC) 1997 erstmals publiziert wurden.

Die NOC beschreibt den Zustand, die Verhaltensweise oder die Kenntnisse, die ein Individuum, eine Familie oder eine Gemeinschaft nach erfolgter Pflegeintervention erreichen soll. Beispiele für derartige pflegesensitive Patientenergebnisse sind ein Rückgang von Symptomen, eine Verbesserung des funktionellen Status bzw. des Wissensstands, der Bewältigungsstrategien oder der Selbstpflege.

Definition

»Für die Forschung des NOC-Teams wurde der Begriff pflegerisch beeinflussbares Patientenergebnis definiert als variable(r) Zustand, Verhaltensweise oder Wahrnehmung eines Patienten oder pflegenden Angehörigen, der/die auf eine Pflegeintervention reagiert und auf einem mittleren Abstraktionsniveau beschrieben wird. Jedes Ergebnis hat eine Gruppe von Indikatoren, die dazu dienen, den Zustand des Patienten im Verhältnis zum Ergebnis zu bestimmen.« (Moorhead et al., 2013, S. 97)

Tabelle 7.2 bietet einen Überblick über die NOC in Form eines Steckbriefes (► Tab. 7.2).

Tab. 7.2: Steckbrief Nursing Outcome Classification (NOC) (eigene Zusammenstellung)

Langname	Nursing Outcome Classification
Kurzname	NOC
Entwickelnde und pflegende Organisation	The University of Iowa, College of Nursing
Webseite	https://nursing.uiowa.edu/cncce/nursing-outcomes-classification-overview (The University of Iowa, 2022a)
Erste Publikation	1997
Aktuelle Version	Moorhead et al., 2018, 6. Auflage
Multiprofessionell – monoprofessionell: welche Profession	Monoprofessionell-pflegerisch
Ausrichtung	Pflegeergebnisse (geplante und erhobene)
Art	Taxonomie in Form einer Klassifikation
Struktur	Monoaxial

Aufbau

Insgesamt umfasst die NOC in der 6. Auflage 540 Ergebnisse, die in alphabetischer Ordnung gelistet sind. Jedem Ergebnis sind eine Definition und eine Liste von Indikatoren zugeordnet. Diese werden dazu genutzt, um den Zustand des Patienten einzuschätzen. Dazu dienen Bewertungen des Ergebnisziels und eine Messskala. Ergänzt werden diese Informationen über eine Liste von Literaturangaben, die Hinweise auf die Entwicklung und Verbesserung des Ergebnisses liefern. Den Ergebnissen und Indikatoren ist eine

5-Punkte-Likert-Skala zugeordnet, bei der 1 der schlechteste (z. B. »extrem beeinträchtigt« oder »niemals gezeigt«) und 5 der beste Wert (z. B. »überhaupt nicht beeinträchtigt« oder »immer gezeigt«) ist. Die Werteskala erlaubt, den Grad der Erreichung für jeden Indikator zu planen bzw. zu untersuchen.

Die NOC besteht aus den folgenden drei Ebenen:

- *7 Domänen:* 1) Funktionale Gesundheit, 2) Physiologische Gesundheit, 3) Psychosoziale Gesundheit, 4) Gesundheitswissen und -verhalten (siehe untenstehendes Beispiel), 5) wahrgenommene Gesundheit, 6) Familiengesundheit und 7) Situation der Gesundheitsversorgung der Gemeinde
- *34 Klassen:* siehe untenstehendes Beispiel
- *540 Pflegeergebnisse:* siehe untenstehendes Beispiel

Beispiel

Entsprechend der Pflegediagnose »beeinträchtigte Gehfähigkeit« wird das pflegesensitive Patientenergebnis »Schmerzkontrolle« geplant. Die drei Ebenen der NOC:

- *Domäne IV:* Gesundheitswissen und -verhalten
  - Definition: Ergebnisse, die Einstellungen, Verständnis und Handlungen in Bezug auf Gesundheit und Krankheit beschreiben
- *Klasse:* Gesundheitsverhalten
  - Definition: Ergebnisse, die die Handlungen einer Person beschreiben, Gesundheit zu fördern, aufrechtzuerhalten oder zurückzuerlangen
- Q.1605 Ergebnis: *Schmerzkontrolle*
  - Definition: Die persönlichen Handlungen, um *Schmerzen zu kontrollieren*

Indikatormatrix: Eine beispielhafte Auswahl von geplanten Ergebnissen sind »Erkennt das Einsetzen der Schmerzen« oder »Wendet Analgetika gemäß Empfehlung an«. Dabei wird der Grad des Ergebnisses anhand einer fünfpoligen Likert-Skala mit den Ausprägungen nie (1), selten (2), manchmal (3), oft (4) und konsistent (5) eingestuft.

Anwendung

Die NOC ist wie NANDA-I in mehrere Sprachen übersetzt, u. a. auch ins Deutsche (siehe Moorhead et al., 2013). NOC wurde u. a. verknüpft mit den NANDA-I-Pflegediagnosen und wurde auf SNOMED CT gemappt.
Dem Kreislauf des *Advanced Nursing Process* folgend, werden nach der Pflegeergebnisplanung die Pflegemaßnahmen geplant sowie die durchgeführten Maßnahmen dokumentiert. An dieser Stelle wird die Pflegeinterventionsklassifikation NIC (Nursing Intervention Classification) eingesetzt.

7.5 Nursing Interventions Classification (NIC)

Entstehung und Definition

Die Entwicklung der Pflegeinterventionsklassifikation NIC startete im Jahr 1987. Sie zielte darauf ab, ein theoretisches Konzept und eine standardisierte Sprache zu schaffen, die sowohl für die Patientenversorgung wie auch für die Forschung und das Management geeignet waren. (Bulechek et al., 2016; Butcher et al., 2018).

Definition

»Eine Intervention ist definiert als jede Behandlung auf Grundlage klinischer Urteilsbildung und klinischen Wissens, die eine Pflegeperson durchführt, um Patienten- bzw. Klientenergebnisse zu verbessern.« (Bulechek et al., 2016, S. 53)

Gemäß Bulechek et al. (2013) müssen für die Wahl einer Intervention sechs Faktoren berücksichtigt werden:

1. Das erwünschte Patientenergebnis
2. Charakteristika der Pflegediagnose
3. Forschungsbasis der Intervention
4. Umsetzbarkeit der Intervention
5. Akzeptanz des Patienten
6. Vereinbarkeit/Stimmigkeit für die Pflegefachperson

Die Konzipierung und Weiterentwicklung der NIC werden durch acht Grundgedanken geleitet:

1. Die im pflegerischen Alltag umgesetzten Interventionen konzeptualisieren und standardisieren
2. Das Wissen zur Wirkung von pflegerischen Interventionen entwickeln und verbreiten
3. Pflege- und Gesundheitsinformationssysteme, welche die pflegerische Arbeit umfassend dokumentieren, ermöglichen
4. Lernende, Studierende und Pflegefachpersonen zur Entscheidungsfindung befähigen
5. Die Kosten pflegerischer Dienstleistungen transparent abbilden
6. Durch sinnvolle pflegerische Ressourcenplanung die effektivste Pflege gewährleisten
7. Die Pflegefachsprache vereinheitlichen
8. Die Pflegeklassifikationen mit Klassifikationssystemen anderer Disziplinen zusammenführen

Tabelle 7.3 bietet einen Überblick über NIC in Form eines Steckbriefes (▸ Tab. 7.3).

Tab. 7.3: Steckbrief Nursing Intervention Classification (NIC) (eigene Zusammenstellung)

Langname	Nursing Intervention Classification
Kurzname	NIC
Entwickelnde und pflegende Organisation	The University of Iowa, College of Nursing
Webseite	https://nursing.uiowa.edu/cncce/nursing-interventions-classification-overview (The University of Iowa, 2022b)
Erste Publikation	1992
Aktuelle Version	Butcher et al., 2018, 7. Auflage
Multiprofessionell – monoprofessionell: welche Profession	Vorrangig monoprofessionell-pflegerisch, aber auch nutzbar für andere nicht ärztliche Berufe
Ausrichtung	Pflegeinterventionen
Art	Taxonomie in Form einer Klassifikation
Struktur	Monoaxial

Aufbau

Die Taxonomie der NIC ordnet die unterschiedlichen Pflegeinterventionen aufgrund von Ähnlichkeiten und stellt sie in einen konzeptuellen Rahmen. Die Struktur der NIC-Taxonomie umfasst drei Ebenen, bestehend aus Domänen, Klassen und Interventionen, die alle jeweils einen Titel und eine Definition beinhalten. Folgende Übersicht stellt den aktuellen Stand dar:

- *7 Domänen:* 1) Physiologie: Basis, 2) Physiologie: komplex, 3) Verhalten, 4) Sicherheit, 5) Familie, 6) Gesundheitssystem und 7) Gesellschaft
- *30 Klassen:* siehe untenstehendes Beispiel
- *565 Pflegeinterventionen:* direkte wie auch indirekte Pflegehandlungen aller Pflegerichtungen und -fachgebiete; siehe untenstehendes Beispiel

Jeder Pflegeintervention ist ein eindeutiger Code, ein Titel, eine verbindliche Definition und eine Liste von 10–30 konkreten pflegerischen Aktivitäten zugeordnet. Aus dieser Auflistung wählt die Pflegefachperson diejenigen Aktivitäten aus, die der individuellen Patientensituation am besten entsprechen. Auch kann die Pflegefachperson Inhalt und Form der Aktivitäten anpassen oder neue hinzufügen sofern sie mit Inhalt/Absicht der Definition übereinstimmen. Die standardisierten Bestandteile gewährleisten die Erfassung und Vergleichbarkeit evidenzbasierter Pflegeinterventionen.

Die NIC ordnet den einzelnen Interventionen zudem das zur Durchführung erforderliche Ausbildungsniveau sowie den benötigten Zeitrahmen zur Interventionsdurchführung zu. Damit liefert sie Hinweise zum erforderlichen Ausbildungs- und Kompetenzniveau, das für die Durchführung von Pflegemaßnahmen benötigt wird. Ebenso bietet sie Informationen für die Ausbildung und unterstützt die Leistungserfassung.

Beispiel

Für Helga Blume verdeutlicht das Beispiel *Bewegungstherapie: Fortbewegungsfähigkeit* die Ebenen:

- Domäne: Physiologie: Basis
  - Definition: Pflege, die körperliche Funktionen unterstützt
- A → Klasse: A Aktivitäts- und Bewegungsmanagement
  - Definition: Interventionen zur Organisation und Unterstützung *körperlicher Aktivitäten und für Erhaltung und Einsatz von Energien*
- 0221 → Intervention: 0221 Bewegungstherapie: Fortbewegungsfähigkeit
  - Definition: Förderung und Unterstützung beim Gehen, um autonome und bewusste Körperfunktionen während der Behandlung und Genesung von einer Krankheit oder Verletzung zu erhalten oder wiederherzustellen
- Aktivitäten (Beispiele):
  - Anleiten der Patientin, wie sie sich selbst während des Transfers positionieren sollte
  - Bett niedrig stellen (sodass sie die Füße sicher auf den Boden stellen kann)
  - Beim Sitzen auf der Bettkante unterstützen (Gleichgewicht finden, Sicherheit vermitteln)
  - Beim Aufstehen und Gehen unterstützen (die ersten vier Tage mit zwei Hilfspersonen, da Arm noch schmerzt, noch nicht mit Rollator)
  - Bei der Festlegung realistischer Steigerungen der Gehstrecke unterstützen (mind. eine halbe Ganglänge, plus ins Bad)
  - Konsultieren der Physiotherapie hinsichtlich Mobilisationsplan (und gleiches Vorgehen bei der Bewegungsförderung, um Patientin gleich anzuleiten)

Anwendung

NIC wurde in viele Sprachen übersetzt, u. a. auch ins Deutsche. Die Klassifikation wurde auf SNOMED Clinical Terms (SNOMED CT) gemappt.

Nachdem nun die einzelnen Klassifikationen der NNN-Familie vorgestellt wurden, soll auf das NNN-Assessment näher eingegangen werden.

7.6 Das NNN-Assessment

Der *Advanced Nursing Process* beruht auf der Verknüpfung der NANDA-I-Pflegediagnosen, der geplanten und überprüften Pflegeergebnisse NOC und der geplanten und als durchgeführt dokumentierten Pflegeinterventionen NIC. Er nutzt die auf dieser Basis verfügbaren Assessmentinstrumente (Müller-Staub & Odenbreit, 2017). Die praktische Anwendung des *Advanced Nursing Process* wird an dem folgenden Beispiel erläutert.

Beispiel

Pflegefachperson Peter Carus erhebt mit dem NNN einerseits subjektive Daten, indem er nach dem Erleben der Patientin fragt. Er stellt Helga Blume NNN-Assessmentfragen wie: Was bedeutet die aktuelle Situation für Sie? Fühlen Sie sich zurzeit belastet oder gestresst? Fühlen Sie sich machtlos oder ausgeliefert? Durch aktives Zuhören nimmt er wahr, wie das Gesundheits- und Krankheitsverständnis Helga Blumes Situation beeinflussen. Helga Blume zeigt sich zuversichtlich und vertraut auf einen guten Spital- bzw. Krankenhausaufenthalt.

Anderseits sammelt Peter Carus objektive Daten, indem er körperliche Untersuchungen durchführt und diagnostische Tests einbezieht (z. B. Blutzuckerwerte, Schmerztests). Er stellt Helga Blume außerdem NNN-Assessmentfragen zur Gehfähigkeit: Wie war Ihre Bewegungs- und Gehfähigkeit im Alltag? Beim Treppensteigen? Haben Sie Gehhilfen eingesetzt? Letzteres verneint Helga Blume. Sie war aber seit einem Jahr gangunsicher, hatte Gleichgewichtsprobleme und konnte die Füße oft nicht gut abheben. »Das war wohl der Grund, dass ich erneut stürzte«, meint sie. Peter Carus klärt alle NNN-Bereiche ab, das Assessment leitet ihn zu Pflegediagnosen, die er elektronisch weiterbearbeitet.

Validierte Pflegediagnosen
Peter Carus vertieft die im Assessment erhobenen Informationen: Zuerst bündelt er die relevanten Merkmale/Ursachen der *beeinträchtigten Gehfähigkeit* und bestimmt deren Bedeutung für Helga Blume. Gestützt auf sein Fachwissen, interpretiert er klinische Merkmale und Erfahrungen der Patientin bezüglich der Parkinsonerkrankung. Seine klinische Urteilsbildung mündet im Stellen folgender Pflegediagnosen:

- Schmerzen akut
- Beeinträchtigte Gehfähigkeit
- Selbstversorgungsdefizit Körperpflege
- Gefahr eines instabilen Blutzuckers
- Gewebeschädigung

Zur Validierung überprüft er, ob und welche relevanten Merkmale der Patientin mit denjenigen der Pflegediagnosen übereinstimmen. Da die NANDA-I-Pflegediagnosen standardisiert in der elektronischen Pflegedokumentation vollständig hinterlegt sind, wird der diagnostische Prozess digital unterstützt. Genauigkeit und Nachweisbarkeit werden gesichert, indem er die Pflegediagnosen exakt im PES-Format dokumentiert.

Ergebnis- und Interventionsplanung
Peter Carus wählt die NOC *Schmerzkontrolle* mit ihren Indikatoren (▸ Abb. 7.1). Wenn Zielsetzungen festgelegt werden, verwenden Pflegefachpersonen zur exakten Formulierung die RUMBA-Regel: Ziele sollen realistisch (R), umsetzbar (U), messbar (M), beurteilbar (B) und anwendbar (A) sein. Weil das Pflegeteam für das Erreichen der Ziele verantwortlich ist, wählt er die NIC Intervention *Bewegungstherapie: Fortbewegungsfähigkeit* (siehe oben). Dies ist eine wirksame Pflegeintervention, die sich an Expertenstandards und wissenschaftlichen Arbeiten sowie an Erwartungen der Patienten orientiert. Peter Carus hält genau fest, was, womit, wie, wie oft und von wem die Intervention ausgeführt wird.

Evaluation
Bei der Durchführung der Evaluation erweist sich die digitale Form des *Advanced Nursing Process* als hilfreich, weil die Konzepte anhand der Klassifikationsinhalte verbunden (verlinkt) sind und zusätzliches Wissen hinterlegt ist. Als Beispiele für den *Advanced Nursing Process* benutzt Peter Carus die NOC-Ergebnisse *Schmerzkontrolle* (zur Pflegediagnose Schmerzen akut), *Gehen* und *Mobilität* (beeinträchtigte Gehfähigkeit), *Selbstversorgung: sich kleiden* (Selbstversorgungsdefizit Körperpflege), *Selbstmanagement bei Diabetes* (Gefahr eines instabilen Blutzuckers) und *primäre Wundheilung* (Gewebeschädigung).

7.7 Anforderungen an die elektronische Pflegedokumentation gemäß Advanced Nursing Process

Da die Dokumentation aller Behandlungen gesetzlich vorgeschrieben ist und die Pflegedokumentation als Beleg der geleisteten Pflege betrachtet wird, kommt den Anforderungen an eine elektronische Pflegedokumentation eine große Bedeutung zu. Entscheidungsträger in Spitälern bzw. Krankenhäusern sowie in allen Institutionen sind mit der Aufgabe konfrontiert, Anforderungen für digital gestützte Systeme zur Abbildung der Pflege zu erstellen, marktgängige Systeme zu beurteilen und anzuschaffen.

Die folgenden Anforderungskriterien für eine Dokumentation gemäß *Advanced Nursing Process* gelten allgemein, aber insbesondere für die Entwicklung von elektronischen Pflegeprozess-Systemen. Folgender Auszug aus einem Kriterienkatalog (AG Netzwerk Pflegefachsprachen, Pflegeinformatik/Pflegediagnosen in Theorie und Praxis, 2008; Odenbreit et al., 2018) illustriert die Anforderungen:

1. Das Pflegedokumentationssystem basiert auf einem definierten, pflegetheoretischen Hintergrund. Dieser entspricht dem aktuellen Wissenskörper der Profession Pflege.
2. Das Pflegedokumentationssystem bildet die relevanten Bereiche in allen Phasen des Pflegeprozesses ab:
   a) Physisch
   b) Psychisch, auch psychiatrische Themen
   c) Sozial (Angehörige, Beschäftigung)
   d) Umgebung/Haushaltsführung
3. Der gesamte Pflegeprozess mit Informationssammlung/Assessment, Pflegediagno-

sen, -zielen, -interventionen und -ergebnissen ist abgebildet.

4. Alle Schritte des Pflegeprozesses sind logisch und richtig miteinander verknüpft. Es bestehen kohärente (= passende, korrekte) Verbindungen zwischen Pflegeassessment und Pflegediagnosen sowie zu Wirkungszusammenhängen von Pflegeinterventionen und -ergebnissen.
5. Das Pflegedokumentationssystem liefert spezifische Inhalte, richtige Hintergründe und Zuordnungen: Das NNN-Pflegeassessment ist korrekt mit Pflegediagnosen, -zielen oder NOC-Outcomes und mit Pflegeinterventionen verlinkt.
6. Die Phasen des Pflegeprozesses sind theoretisch richtig vernetzt und hinterlegt. Die Inhalte werden in einer standardisierten Pflegefachsprache codiert, damit sie besser auswertbar sind und eine evidenzbasierte Pflege möglich ist.
7. Das Pflegedokumentationssystem beinhaltet keine verschiedenen Kataloge/Systeme oder unterschiedliche Entwicklungsansätze. Die einheitliche Taxonomie verhindert Kohärenz-Probleme zwischen Ebenen/Verknüpfungen sowie Lücken und bietet den theoretischen Rahmen.
8. Das Pflegedokumentationssystem unterstützt die Pflegefachpersonen, indem es mittels pflegerischer Entscheidungsunterstützung (»Decision Support«) durch den gesamten Pflegeprozess führt.
9. Der Pflegeinterventionskatalog enthält Maßnahmen, die auf die Pflegediagnose – möglichst auf deren ursächliche Faktoren – wirken. Sie sind evidenzbasiert, theoriegeleitet oder Best Practice.
10. Das Pflegedokumentationssystem beinhaltet ein Rückmeldesystem, das auf erreichte Pflegeziele oder NOC-Outcomes sowie auf noch zu evaluierende Pflegeplanungen aufmerksam macht.
11. Der Pflegebericht ist mit den Pflegediagnosen verlinkt, diese erscheinen automatisch im (Pflege-)Verlaufsbericht, damit beim Berichtschreiben auf die Pflegediagnosen Bezug genommen werden kann.
12. Das System generiert eine automatische Zusammenfassung der aktuellen Pflegeplanung (Pflegediagnosen, -ziele, -interventionen) und übernimmt diese in Verlegungs- und Entlassungsdokumente.

Anhand dieser Kriterien wird deutlich, dass der *Advanced Nursing Process* praktisch nur in einer elektronischen Dokumentationsanwendung umsetzbar ist. Gerade die Fülle der Informationen, die Querverweise auf die Literatur und die Verknüpfung von NANDA-I, NIC und NOC können nur digital bereitgestellt werden. Aus diesen Funktionen kann sich eine umfassende und bedienerfreundliche Anwendung ergeben, wenn sie entsprechend softwaremäßig umgesetzt wurde.

Der *Advanced Nursing Process* verpflichtet jedoch seine Anwender zu einer sorgfältigen Erhebung der relevanten Informationen zu dem Patienten und seinem Umfeld. Dabei ist der Patient selbst die wichtigste Informationsquelle. Am Anfang des *Advanced Nursing Process* steht also die Interaktion von Pflegefachperson und Patient auf einer Mensch-zu-Mensch-Ebene.

7.8 Lernerfolgsfragen

- *Frage 7.1:*
  Worin unterscheidet sich der *Advanced Nursing Process* vom einfachen Pflegeprozess und worin unterscheidet er sich nicht?
- *Frage 7.2:*
  Eine Taxonomie ist ein Ordnungssystem. Welche ordnenden Strukturen gibt es in NANDA-I, NIC und NOC? Geben Sie Beispiele.
- *Frage 7.3:*
  Eine Stärke von NNN ist die Verknüpfung bzw. Verlinkung. Was bedeutet das konkret?

Literatur

Folgende Literatur wurde zitiert, kann aber auch zur Vertiefung der Kapitelinhalte herangezogen werden:

AG Netzwerk Pflegefachsprachen, Pflegeinformatik/Pflegediagnosen in Theorie und Praxis (2008). *Kriterien zur Beurteilung elektronischer Pflegedokumentationen*. Mitglieder der AG: U. Barandun, B. Bäbler, M. Gurrath, M. Odenbreit und M. Müller Staub. Zugriff am 21.09.2022 unter: https://tinyurl.com/5t4njffp

Bulechek, G., Butcher, H., Dochterman, J., Wagner, C. (Hrsg.) (2013). *Nursing interventions classification*. 6. Aufl. St. Louis: Elsevier.

Bulechek, G., Butcher, H., Dochterman, J., Wagner, C.M. (Hrsg.) (2016). *Pflegeinterventionsklassifikation (NIC)*. Aus dem Amerikanischen von Michael Herrmann. Deutschsprachige Ausgabe herausgegeben von Rudolf Widmer und Jürgen Georg. Bern: Hogrefe.

Butcher, H.K., Bulechek, G.M., Dochterman, J. M., Wagner, C.M. (Hrsg.) (2018). *Nursing interventions classification (NIC)*. 7. Aufl. St. Louis: Elsevier.

Doenges, M.E., Moorhouse, M.F., Geissler-Murr, A. C. (2019). *Pflegediagnosen und Maßnahmen*. 6. Aufl. Bern: Hogrefe.

Fiechter, V. & Meier, M. (1987). *Pflegeplanung. Eine Anleitung für die Praxis*. Basel: Recom.

Gordon, M. (2010). *Manual of Nursing Diagnosis*. 12. Aufl. Sudbury, MA: Jones & Bartlett Publishers.

Kamitsuru, S., Herdman T.H., Lopes, C. (Hrsg.) (2022). *NANDA-I-Pflegediagnosen: Definitionen und Klassifikation 2021-2023*. Kassel: Recom.

Herdman, T.H. & Kamitsuru, S. (Hrsg.) (2019). *NANDA-I-Pflegediagnosen: Definitionen und Klassifikation 2018-2020*. Kassel: Recom.

Herdman, T.H. & Kamitsuru, S. (Hrsg.) (2016). *NANDA-I-Pflegediagnosen: Definitionen und Klassifikation 2015-2017*. Kassel: Recom.

Moorhead, S., Johnson, M., Maas, M., Swanson, E. (Hrsg.) (2013, Nachdruck 2020). *Pflegeergebnisklassifikation NOC*. 2. Aufl. Bern: Huber.

Moorhead, S., Johnson, M., Maas, M., & Swanson, E. (Hrsg.) (2018). *Nursing outcomes classification (NOC)*. 6. Aufl. St. Louis: Elsevier.

Müller Staub, M. & König, P. (2017). *Pflegediagnosenklassifikation NANDA International*. In: Müller Staub, M., Schalek, K., König, P. (Hrsg.) *Pflegeklassifikationen: Anwendung in Praxis, Bildung und elektronischer Pflegedokumentation* (S. 63–82). Bern: Hogrefe.

Müller Staub, M., Abt, J., Brenner, A., Hofer, B. (2015). *Expertenbericht zum Verantwortungsbereich der Pflege*. Bern: Schweizerischer Verein für Pflegewissenschaft VFP. Zugriff am 19.09.2022 unter: https://tinyurl.com/bdcut25c.

Müller Staub, M. & Odenbreit, M. (2017). *Assessment-Instrumente, die den Pflegeprozess berücksichtigen*. In: Müller Staub, M., Schalek, K., König, P. (Hrsg.) *Pflegeklassifikationen: Anwendung in Praxis, Bildung und elektronischer Pflegedokumentation* (S. 161–195). Bern: Hogrefe.

Odenbreit, M., Bernhard-Just, A., Friedli, M., Grob, S., Heering, C., Holzer-Pruss, C., ... Müller Staub, M. (2018). *Wissenschaftliche Empfehlung des VFP für standardisierte Pflegefachsprachen in Klinikinformations-Systemen (KIS)*. Bern: Schweizerischer Verein für Pflegewissenschaft. Zugriff am 19.09.2022 unter: https://tinyurl.com/27udmxx6

8 Perspektiven der Informationsverarbeitung in der pflegerischen Versorgung

Ursula Hübner und Elske Ammenwerth

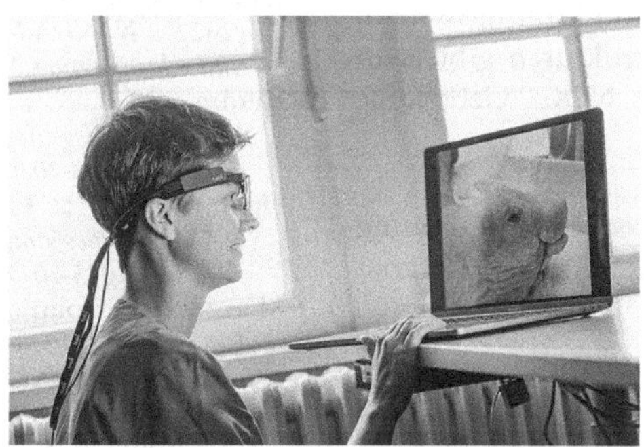

Digitale Verfahren werden die Sicht auf medizinisch-pflegerische Fakten verändern und werden erlauben, die Sichtweise der Praxis besser zu untersuchen. (Hochschule Osnabrück/Oliver Pracht)

8.1 Lernziele

1. Faktoren für die Nutzung und die Zufriedenheit mit neuen Anwendungen nennen können
2. Ziele und Formen der Sekundärnutzung von pflegerischen Routinedaten erläutern können
3. Zwei Formen der Entscheidungsunterstützung in der Pflege durch Künstliche Intelligenz skizzieren können
4. Datenschutz und Datensicherheit erklären und voneinander unterscheiden können
5. Prinzipien zur Bewertung von mHealth-Apps erläutern können
6. Prinzipien der biomedizinischen Ethik benennen und beim kritischen Umgang digitaler Lösungen anwenden können
7. Neue Berufsbilder für Pflegefachkräfte im Bereich der Digitalisierung im Gesundheitswesen nennen können

8.2 Nutzen der Digitalisierung, Gebrauchstauglichkeit und Evaluation

Natürlich ist es wünschenswert, dass möglichst viele Aufgaben digital unterstützt werden und die eingesetzten Anwendungen daher möglichst viele Funktionen anbieten sollten, um eine durchgängige Informationslogistik (► Kap. 2) zu ermöglichen. Es kommt am Ende aber vor allem darauf an, ob der Anwender einen Nutzen für einen konkreten Anwendungsfall sieht. Der tatsächliche Nutzen entspricht dabei leider nicht immer dem ursprünglich erwarteten Nutzen. Deshalb ist der Nutzen einer digitalen Anwendung oder einer Funktion nach deren Einführung zu evaluieren.

Ein Nutzen kann nur dann entstehen, wenn die Anwendung tatsächlich genutzt wird bzw. zumindest die Absicht dafür vorhanden ist. Der Nutzen zeigt sich darin, ob die Anwender zufrieden sind. Ob eine Anwendung genutzt wird und die Anwender zufrieden damit sind, hängt wiederum von der Qualität der Anwendung, von den verarbeiteten Informationen und von der Qualität der Betreuung ab. Ist eine Anwendung nicht fehlerrobust, stürzt also bei einer Fehlbedienung ab, ist die Systemqualität mangelhaft. Sind die von der Anwendung bereitgestellten Informationen nicht aktuell, ist die Informationsqualität ungenügend. Ist im Falle eines Systemausfalls keine rasche Hilfe verfügbar, ist die Servicequalität gering. Diese Zusammenhänge wurden erstmals von DeLone und McLean (2003) (► Abb. 8.1) aufgestellt. Sie wurden auch für digitale pflegerische Anwendungen geprüft und bestätigt.

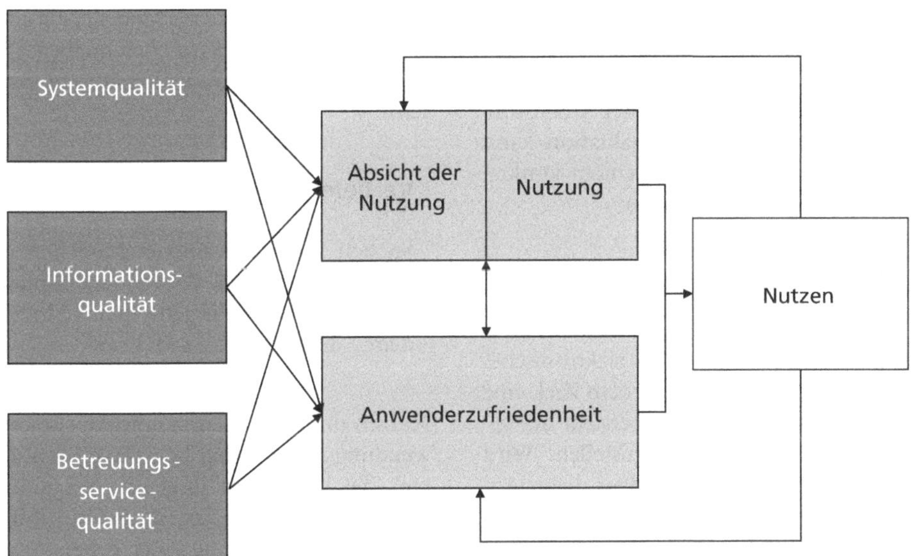

Abb. 8.1: Modell von DeLone und McLean: Faktoren für den Nutzen von Informationssystemen (eigene Darstellung nach DeLone & McLean, 2003)

Bei der Systemqualität ist im pflegerischen Alltag besonders das Konzept der Gebrauchstauglichkeit von Anwendungen wichtig, da es die Zufriedenheit und tatsächlich die Nutzung beeinflusst. Gebrauchstauglichkeit, auch als Benutzerfreundlichkeit oder auf Englisch »Usability« bezeichnet, wird in der deutschen und internationalen Norm DIN EN ISO 9241-11 (2018) wie folgt definiert:

Definition

Gebrauchstauglichkeit (Usability) ist der Grad, in dem die Ziele einer Anwendung effektiv, effizient und unter Zufriedenstellung der Anwender erreicht werden.

Die Effektivität ist definiert als die Genauigkeit und Vollständigkeit, mit der ein Anwender ein Ziel mittels der Anwendung erreicht. Die Effizienz ergibt sich aus dem Verhältnis von Effektivität zu dem Maß des betriebenen Aufwandes. Zufriedenstellung ist schließlich die Freiheit von Beeinträchtigung und die positive Einstellung zur Anwendung.

Ob die Ziele effektiv und effizient erreicht werden, hängt natürlich vom Kontext ab, also von den Benutzern mit ihren jeweiligen Eigenschaften, von der Arbeitsaufgabe, den eingesetzten Werkzeugen und der Arbeitsumgebung. In einer Usability-Evaluation kann die Gebrauchstauglichkeit in einem konkreten Kontext untersucht werden.

Beispiel

Auf einer Station C1 im Krankenhaus Einhornberg wird ein elektronisches Whiteboard eingeführt mit dem Ziel, eine aktuelle und detaillierte Übersicht der geplanten Entlassungen darzustellen. Wird nun die Gebrauchstauglichkeit dieser Anwendung evaluiert, sollten Anwender verschiedener Altersgruppen, verschiedenen Geschlechts, verschieden langer Berufserfahrung und unterschiedlicher digitaler Fähigkeiten an der Usability-Studie teilnehmen.

Die Studie könnte dann so organisiert sein: Verschiedene Anwender werden gebeten, eine Arbeitsaufgabe, z. B. »Koordinierung der Entlassung«, mit Hilfe der Anwendung durchzuführen. Dabei müssen weitere Arbeitsmittel, wie Papierakten, sowie die Arbeitsumgebung beschrieben werden. So könnte die Studie in einem Raum stattfinden, der dem realen Stationszimmer ähnelt, also wo z. B. die Lichtsituation identisch eingeschränkt ist.

In der Studie wird dann untersucht, wie gut die Aufgabe mit dem Whiteboard gelöst werden kann (»Effektivität«) und wie hoch der Aufwand im Verhältnis dazu ist (»Effizienz«). Abschließend wird die Zufriedenheit der Anwender mit einem Fragebogen erhoben. Insgesamt kann aus diesen Ergebnissen eine Aussage zur Gebrauchstauglichkeit des Whiteboards abgeleitet werden.

Neben den Konzepten des Erfolgs von Informationssystemen (DeLone & McLean, 2003) und der Gebrauchstauglichkeit (Usability) gibt es eine Fülle weiterer Modelle, die gerade die Anwenderakzeptanz beschreiben. Hier wird auf die weiterführende Literatur verwiesen.

Vertiefende Aufgabe

Suchen Sie nach weiteren Modellen zur Beschreibung von Anwenderakzeptanz. Inwiefern ähneln die gefundenen Modelle dem von DeLone und McLean?

Nutzen und Gebrauchstauglichkeit eines Anwendungssystems sind komplexe Eigenschaften, die sich nicht losgelöst von anderen Faktoren darstellen lassen. Es ist sinnvoll, nach jeder Einführung einer neuen Anwendung Nutzen und Gebrauchstauglichkeit zu untersuchen, also zu evaluieren. Oft stellt man dabei fest, dass die Realität nicht ganz den ursprünglichen Erwartungen entspricht. Solche Evaluationen können von wissenschaftlichen Einrichtungen durchgeführt werden.

Wichtig ist dabei eine Neutralität der Evaluatoren. Ohne an dieser Stelle in die Tiefe gehen zu wollen, werden im Folgenden ein paar Grundgedanken zur Evaluation vorgestellt.

Definition

Als Evaluation wird die wissenschaftlich durchgeführte Bewertung einer Struktur (Produkt oder Organisation), eines Prozesses oder eines Ergebnisses anhand von vorab definierten Kriterien und nach vorab festgelegten Methoden verstanden.

Man unterscheidet dabei die begleitende (formative) Evaluation und die abschließende (summative) Evaluation. Während die formative Evaluation den Prozess der Entstehung des Evaluationsgegenstandes begleitet und Hinweise auf eine laufende Verbesserung liefert, erhebt die summative Evaluation den Endzustand und stellt abschließend fest, ob die Kriterien erfüllt wurden oder nicht.

Gerade in der Softwareentwicklung, die häufig ein fortlaufender Prozess ist, in dem ein Produkt schrittweise verbessert wird, findet eine formative Evaluation in Form einer begleitenden Qualitätssicherung statt. Dabei können Endanwender eine erhebliche Rolle spielen, indem sie die Evaluationskriterien benennen, die durch die Anwendung zu bearbeitenden Aufgaben definieren oder selbst als Test-Anwender oder Evaluatoren auftreten.

In jeder Evaluation werden Daten erhoben. Dies kann beispielsweise über Interviews oder Gruppendiskussionen erfolgen, über standardisierte Fragebögen oder über die Auswertung automatisiert erhobener Daten. In Kapitel 5 haben wir diese Methoden genauer dargestellt (▸ Kap. 5.5.2).

8.3 Sekundäre Datennutzung: multiple Nutzung von Daten aus der Pflegeprozessdokumentation[1]

Durch die Digitalisierung in der Pflege entsteht eine Fülle von mehr oder weniger standardisierten Routinedaten. Es bietet sich an, diese Daten für weiterführende Auswertungen zu nutzen, welche über den Zweck der ursprünglichen Dokumentation hinausgehen. Man spricht hier von einer sekundären Nutzung von Routinedaten.

Definition

Sekundäre Datennutzung beschreibt die Nutzung von Routinedaten, welche in der Patientenversorgung entstanden sind, für andere Zwecke außerhalb der direkten Patientenversorgung, also z. B. für das Pflegemanagement, das Qualitätsmanagement oder die Pflegeforschung.

Der ursprüngliche Zweck der Erfassung von Daten in der Patientenversorgung, der sogenannte primäre Nutzungszweck, ist die Unterstützung der Patientenbehandlung. Daten werden aus beruflichen und rechtlichen Zwecken dokumentiert, unter den Kollegen und den anderen Professionen ausgetauscht und entlang der Versorgungsprozesse weitergelei-

1 Der Abschnitt 8.3 wurde von Werner Hackl geschrieben.

tet. Die Ziele der Dokumentation wurden in Kapitel 6 vertieft vorgestellt (▸ Kap. 6.2).

Die sekundäre Datennutzung hat nun zum Ziel, diese routinemäßig dokumentierten Daten systematisch auszuwerten und so neues Wissen zu erschließen. Sekundäre Datennutzung kann für viele Bereiche nützlich sein, wie z. B. für patientenübergreifendes Berichtswesen, betriebswirtschaftliche Auswertungen, Controlling- und Managementaufgaben, Personaleinsatzplanung, Prozessoptimierung, Risikomanagement, Qualitätsmanagement, epidemiologische Fragestellungen, Evidence-based Practice und Entscheidungsunterstützung, klinische Studien, Patientensicherheit, Wissensmanagement oder Lehre.

Meist werden vorhandene Primärdaten für verschiedene sekundäre Nutzungszwecke verwendet. Daher sprechen wir auch von multipler Datennutzung. Deshalb sind solche Analysen auch für Pflegefachpersonen interessant, die nicht forschend tätig sein wollen, sondern sich in einem der vielen genannten Anwendungsfelder, z. B. im Qualitätsmanagement, engagieren.

Wenn die Sekundäranalysen sehr viele oder sehr komplexe Daten umfassen, spricht man auch von »Big Data«. Wenn diese Sekundäranalysen bestimmte Verfahren, Algorithmen genannt, einsetzen, welche bestimmte Muster automatisch erkennen (z. B. automatische Bildanalysen) oder welche Prognosen zum Krankheitsverlauf geben (z. B. dem Heilungsverlauf einer chronischen Wunde), wird dies auch als »Künstliche Intelligenz« bezeichnet. Chancen derartiger Anwendungen, aber auch ethische und andere Herausforderungen beleuchten wir im Folgenden näher (▸ Kap. 8.4).

Damit die vorliegenden Daten auch für die verschiedensten sekundären Zwecke genutzt werden können, müssen sie digital und in möglichst strukturierter und standardisierter Form vorliegen und für die multiple Nutzung zugänglich sein. Oft hört man, dass elektronische Dokumentationssysteme so gestaltet sein sollten, dass einmal dokumentierte Daten für verschiedenste Zwecke wiederverwendet werden können. Das ist aber eigentlich nicht ganz richtig. Elektronische Dokumentationssysteme müssen zunächst einmal dafür geschaffen sein, dass sie die Patientenbehandlung bestmöglich unterstützen. Der primäre Dokumentationszweck muss immer Vorrang haben.

Richtig ist aber, dass elektronische Dokumentationssysteme multiple Datennutzung grundsätzlich ermöglichen sollten. Hierfür müssen Daten möglichst standardisiert vorliegen. Außerdem müssen auch entsprechende Pseudonymisierungs- bzw. Anonymisierungs- und Exportfunktionalitäten für Daten oder Schnittstellen für Datenabfragen zur Verfügung stehen. Auch an die Daten selbst sind diverse Ansprüche zu stellen. Hier gilt zuallererst der Grundsatz »garbage in – garbage out« (»Mist rein – Mist raus«). Ohne eine gute Datenqualität, welche bereits bei der Dokumentation der Daten während der Patientenbehandlung sicherzustellen ist, werden auch keine wertvollen Ergebnisse aus Datenanalysen zu ziehen sein.

Unter Datenqualität verstehen wir, dass die Daten verschiedene Kriterien erfüllen, von denen hier nur die wichtigsten genannt werden sollen. Zuallererst ist es notwendig, dass alle Daten *korrekt* sind, sie also die Realität bestmöglich widerspiegeln müssen. Auch müssen sie die Realität möglichst *genau* abbilden. Dann müssen die Daten auch möglichst *vollständig* sein. Auch müssen die verwendeten Begrifflichkeiten *einheitlich* sein (z. B. durch Einsatz einheitlicher Terminologien oder Klassifikationen, ▸ Kap. 6). Des Weiteren sollen die Daten möglichst *redundanzfrei* sein, das heißt, dass es keine doppelt erfassten Werte gibt. Die dokumentierten Werte müssen auch *konsistent* sein, das heißt es darf keine Widersprüche geben. Widersprüchlichkeiten sind häufig ein Resultat von Redundanz.

Merke

Datenqualität umfasst u. a. Korrektheit, Genauigkeit, Vollständigkeit, Einheitlichkeit, Redundanzfreiheit und Konsistenz von Daten.

Zusätzlich zur Erfüllung dieser Qualitätskriterien müssen auch ausreichende »Metadaten« in ausreichender Qualität zur Verfügung stehen. Unter Metadaten versteht man Informationen über Daten, also z. B. die Information, WER (bzw. welche Berufsgruppe, sofern anonymisiert ausgewertet werden soll) eine bestimmte Information dokumentiert hat. Auch einen Zeitstempel, WANN die Dokumentation erfolgte, sollte es geben. Ein weiterer Zeitpunkt, nämlich der Zeitpunkt der Durchführung der dokumentierten Intervention, kann wichtig sein (z. B. der Zeitpunkt der Umlagerung einer Patientin zur Dekubitusprophylaxe). Darüber hinaus kann es wichtig sein, WO diese Leistung erbracht wurde bzw. WOMIT (mit welchen Hilfsmitteln oder Verbrauchsmaterialien) diese unterstützt wurde. Bei Messwerten sollte auch immer ein Gültigkeitsbereich bekannt sein, um unplausible Werte bereinigen zu können. Die Metadaten beschreiben also den Kontext, in dem diese Daten erhoben wurden, und liefern eine wichtige Interpretationshilfe.

Gleich wie beim Projektmanagement ist bei der sekundären bzw. multiplen Nutzung von Daten aus der Pflegeprozessdokumentation eine sorgfältige Planung dringend empfohlen. Man muss die verfügbaren Daten kennen und auch die Fragestellungen definieren, welche durch die Analyse der Daten beantwortet werden sollen. Je nach Fragestellung bzw. Analyseparadigma kann die Komplexität der Analysen unterschiedlich hoch sein.

Tabelle 8.1 listet vier Analyseparadigmen und ordnet diesen die Analysemethoden und Fragestellungen zu (▶ Tab. 8.1). Die Darstellung ist geordnet nach aufsteigender Komplexität, dies bedeutet, dass z. B. die deskriptive Datenanalyse in der Regel am einfachsten ist und die diagnostische Datenanalyse am schwierigsten:

Tab. 8.1: Analyseparadigmen, Methoden und Fragestellungen der sekundären Datennutzung (eigene Zusammenstellung)

Analyseparadigma	Analysemethoden	Analysefragestellungen	Beispiel
Deskriptiv	Business Intelligence und Data Mining	Was ist geschehen?	Gibt es einen Zusammenhang zwischen der Anzahl von Pflegekräften auf der Intensivstation und der Sterblichkeit der Patienten?
Prädiktiv	Statistische Modelle und Vorhersagemodelle	Was könnte geschehen?	Wie kann die typische zeitliche Ankunft von gebrechlichen Patienten in der Notfallambulanz vorhergesagt werden?
Präskriptiv	Optimierung und Simulation	Was sollte geschehen?	Wie viele Pflegekräfte eines bestimmten Qualifikationsmixes benötigt man, um ein optimales Leistungsspektrum für eine gegebene Anzahl von schwerkranken Patienten aufrechtzuerhalten?
Diagnostisch	Ursachenanalyse	Weshalb ist etwas geschehen?	Welche Faktoren bei der Umorganisation von Prozessen haben hauptsächlich zur messbar gestiegenen Zufriedenheit der Patienten geführt?

Für interessierte Leser sei auf die weiterführende Literatur zum Thema in diesem Kapitel verwiesen. Wenn eine sekundäre Datennutzung auf sehr großen und komplexen Datenmengen (Big Data) durchgeführt wird, können Verfahren der Künstlichen Intelligenz zum Einsatz kommen. Im kommenden Abschnitt soll daher erläutert werden, was unter Künstlicher Intelligenz zu verstehen ist und wie sie in der Pflege eingesetzt werden kann.

8.4 Künstliche Intelligenz: von den Daten zu den Algorithmen

Definition

Künstliche Intelligenz ist ein Bereich der Informatik, der bereits in den 1950er Jahren große Aufmerksamkeit auf sich gezogen hat und der gerade in der Medizin erste Anwendungen erfuhr. Künstliche Intelligenz kann allgemein als der Versuch verstanden werden, Software zu entwickeln, welche Aufgaben erfüllen kann, für deren Ausführung man beim Menschen Intelligenz unterstellt, z. B. Problemlösung, Entscheidungsfindung oder situativ angepasstes Verhalten.

Künstliche Intelligenz kann grundsätzlich in zwei Bereiche unterteilt werden, nämlich in

- wissensbasierte Systeme und
- datengetriebene Systeme.

Wissensbasierte Systeme bauen auf deklarativem Wissen auf. Das bedeutet, dass sie bestehendes Wissen, welches beispielsweise in medizinischen Leitlinien und pflegerischen Expertenstandards festgehalten wurde, nutzen. Leitlinien und Standards empfehlen häufig eine Reihenfolge von bestimmten diagnostischen oder therapeutischen Maßnahmen. Man spricht dann von einem klinischen Algorithmus, der in einem wissensbasierten System abgebildet wird. Das Wissen oder die Intelligenz eines wissensbasierten Systems wird also durch den Menschen »deklariert« und in Regeln hinterlegt. Folgendes Beispiel (▸ Abb. 8.2) erläutert das Prinzip für einen einfachen Fall:

```
GCS = aktueller_Wert      /* GCS Glasgow Coma Scale*/
WENN GCS < Grenze DANN „Hinweis Dekubitusprophylaxe"
```

Abb. 8.2: Beispiel einer Wenn-Dann-Regel (eigene Darstellung)

In dem Beispiel stammt der »GCS«-Wert aus der Patientenakte, die den aktuellen Wert der Glasgow Coma Scale des Patienten liefert. Der Wert für »Grenze« entstammt einer Leitlinie oder einem Standard. Die Regel wird aktiviert (sie »feuert«), sofern der Grenzwert unterschritten wird. In diesem Fall wird dem Anwender ein Hinweis für die Durchführung einer Dekubitusprophylaxe ausgegeben.

Im Gegensatz zu wissensbasierten Systemen »lernen« datengetriebene Systeme das Wissen zunächst aus einer Vielzahl an Daten durch statistische Verfahren oder Algorithmen. Man spricht dabei auch von maschinellem Lernen. So können beispielsweise aus zahlreichen Wundfotografien automatisiert Eigenschaften von chronischen Wunden, wie ein mazerierter Wundrand oder Nekrosen, erlernt werden. Diese bekannten Eigenschaften können dann in einem konkreten Patientenfall für die Entscheidung genutzt werden, ob eine Mazeration vorliegt oder nicht.

Es müssen jedoch nicht immer Bilder sein, auf die Verfahren des maschinellen Lernens angewendet werden. Auch aus Daten von elektronischen Patientenakten können Vorhersagemodelle gelernt werden – auch dies ist eine sekundäre Datennutzung (► Kap. 8.3). So könnte beispielsweise automatisch anhand vieler Patientenfälle »gelernt« werden, welche Einflussfaktoren die Entwicklung eines Dekubitus im Krankenhaus begünstigen. Für einen bestimmten Patienten kann dann eine Vorhersage getroffen werden, ob ein Dekubitusrisiko besteht und wie hoch es ist.

Beispiel

```
exp(w0 + w1*GCS + w2*Albumin + w3*Hämoglobin + w4*Gang) = Risiko Dekubitus
```

Abb. 8.3: Beispiel eines Modells zur Bestimmung des Dekubitusrisikos (eigene Darstellung)

Das obere Beispiel (► Abb. 8.3) zeigt das Prinzip des datengetriebenen maschinellen Lernens. Hierbei wurden die Gewichte »w_0« bis »w_4« anhand von Daten vieler Patienten zuerst automatisch gelernt. Nun wird das erstellte Modell auf einen konkreten Patienten angewandt. Die Einflussfaktoren – hier GCS, Albumin, Hämoglobin und Gang – sind aktuelle Daten aus der elektronischen Akte eines Patienten. »exp« ist eine mathematische Operation, auf die hier nicht eingegangen wird. Ergibt sich nach diesem Modell ein bestimmter Wert, welcher über einem Schwellenwert liegt, wird die Empfehlung für eine Dekubitusprophylaxe ausgesprochen.

Unabhängig davon, ob es sich um ein wissensbasiertes oder ein datengetriebenes Vorgehen handelt, sei angemerkt, dass sich alle entscheidungsunterstützenden Systeme irren können. Aussagen von wissensbasierten Systemen sind nur so gut wie das Wissen, welches in den Standards und Leitlinien steht. Und Aussagen von datengetriebenen Systemen gelten immer nur innerhalb eines Vertrauensbereichs und sind nur so gut, wie die Daten gut sind, auf deren Basis sie trainiert wurden.

Aussagen oder Vorhersagen von Systemen der Künstlichen Intelligenz müssen also immer durch einen Menschen gegengeprüft werden. Die Argumentation, dass Künstliche Intelligenz mit einer Deprofessionalisierung, einer Entwertung der Experten, einhergeht, ist vor dem Hintergrund dieser Forderung hinfällig. Ganz im Gegenteil wird man davon ausgehen müssen, dass Verfahren der Künstlichen Intelligenz das kritische Nachfragen und Denken stimulieren können. Somit würde das menschliche Lernen durch die kritische Auseinandersetzung mit den maschinellen Vorschlägen befördert werden.

Zu guter Letzt sei noch erwähnt, dass Künstliche Intelligenz gerade auch in der Robotik eine wesentliche Rolle spielt, auch hier werden Verhaltensweisen durch Daten gelernt. Die Daten stammen dabei von der Vielzahl der Sensoren des Roboters. Man spricht hier von »verkörperter« Künstlicher Intelligenz, die zur »entkörperten« Künstlichen Intelligenz von entscheidungsunterstützenden Systemen in Kontrast steht.

Mit der Verfügbarkeit und Auswertbarkeit von großen Datenmengen stellen sich insbesondere Fragen des Datenschutzes, der Datensicherheit und des ethischen Umgangs mit ihnen.

8.5 Bedeutung von Datenschutz: personenbezogene Daten im Zentrum

Datenschutz beschreibt das Recht, dass ein Mensch grundsätzlich selbst darüber entscheiden darf, wem wann welche seiner persönlichen Daten zugänglich sein sollen (► Kap. 3.4.1). Gesundheitsdaten von Personen sind grundsätzlich besonders schützenswürdig (Art. 9 DSGVO), da es sich um personenbezogene, hochgradig sensible Daten handelt, deren missbräuchliche Verwendung erhebliche negative Folgen für den Betroffenen haben kann.

Immer wenn personenbezogene Daten – aber auch nur dann – verarbeitet werden, gilt die Europäische Datenschutz-Grundverordnung (DSGVO), die in nationales deutsches und österreichisches Recht übernommen wurde (► Tab. 8.2). In der Schweiz hat das Bundesgesetz über den Datenschutz (DSG) Gültigkeit. Die entsprechende Verordnung (VDSG) regelt die Einzelheiten.

Tab. 8.2: Aufbau der Datenschutz-Grundverordnung in Deutschland und Österreich (DSGVO) (eigene Zusammenstellung)

Kapitel	Inhalt	Artikel
1	Allgemeine Bestimmungen	1–4
2	Grundsätze	5–11
3	Rechte der Betroffenen	12–23
4	Verantwortlicher und Auftragsverarbeiter	24–43
5	Übermittlungen personenbezogener Daten an Drittländer oder an internationale Organisationen	44–50
6	Unabhängige Aufsichtsbehörde	51–59
7	Zusammenarbeit und Kohärenz	60–76
8	Rechtsbehelfe, Haftung und Sanktionen	77–84
9	Vorschriften für besondere Verarbeitungssituationen	85–91
10	Delegierte Rechtsakte und Durchführungsrechtsakte	92–93
11	Schlussbestimmungen	94–99

Datenschutz wird allgemein von dem Gedanken getragen, dass personenbezogene Daten nur dann verarbeitet werden dürfen, wenn – vereinfacht gesprochen – eine Einwilligung der betroffenen Person vorliegt oder es eine gesetzliche Grundlage dafür gibt (Art. 6 DSGVO) (zur Definition siehe ► Kap. 3.4.1).

Dabei sind personenbezogene Daten solche, aus denen die Identität einer Person hervorgeht. In der Regel sind das der Name in Kombination mit dem Geburtsdatum, dem Geburtsort oder der Adresse. Darüber hinaus gibt es Daten, die einen Personenbezug herstellen lassen, z. B. Sozialversicherungsnummer, Matrikelnummer und IP-Adresse. Diese gelten ebenfalls als personenbezogene Daten, auch wenn die Zuordnungsinformationen nicht allgemein bekannt sind.

Die Verarbeitung von personenbezogenen Daten muss immer zweckgebunden sein (Art. 5 DSGVO). Daten können daher nicht im Vorhinein erhoben werden, ohne dass eine klare Zielsetzung benannt ist. Wenn Daten zweckgebunden erhoben werden, dann gilt zusätzlich das Prinzip der Datensparsamkeit – es sollen als nur die Daten erhoben werden, die für den Zweck unbedingt notwendig sind.

Mit der Einweisung in ein Krankenhaus wird üblicherweise ein Behandlungsvertrag unterzeichnet, in dem der Patient einwilligt, dass seine Daten für Zwecke der Behandlung verarbeitet werden dürfen. Ebenso wird der Patient aufgefordert, seine Zustimmung für die Datenverarbeitung im Zusammenhang mit dem Entlassmanagement zu erteilen. Dies schließt die Weitergabe der Daten an den nachversorgenden Arzt und andere Leistungserbringer wie ambulanter Pflegedienst oder Physiotherapeut ein.

Im Zusammenhang mit der Weiterverarbeitung von Patientendaten zur sekundären Datennutzung (► Kap. 8.3), d. h. Verarbeitung von Daten außerhalb des medizinisch-pflegerischen und administrativen Behandlungsprozesses, gilt der Grundsatz, dass hierfür eine gesonderte Einwilligung erfolgen muss. Kann diese aus organisatorischen Gründen nicht eingeholt werden, müssen die Daten anonymisiert werden, d. h. alle identifizierenden Informationen müssen entfernt werden, ebenso solche, die einen Personenbezug herstellen lassen. Liegen anonyme oder anonymisierte Daten vor, greifen die Regelungen des Datenschutzes nicht mehr und eine Verarbeitung ohne Einwilligung ist möglich.

Datenschutz geht mit Rechten der Betroffenen einher. Diese enthalten u. a. das Auskunftsrecht (Art. 15 DSGVO), Recht auf Berichtigung (Art. 16 DSGVO), Recht auf Löschung (Art. 17 DSGVO) und Recht auf Einschränkung der Verarbeitung (Art. 18 DSGVO). Die Rechte umfassen auch das Recht auf Datenübertragbarkeit, das wie folgt in Art. 20 (1) beschrieben wird:

> »Die betroffene Person hat das Recht, die sie betreffenden personenbezogenen Daten, die sie einem Verantwortlichen bereitgestellt hat, in einem strukturierten, gängigen und maschinenlesbaren Format zu erhalten, und sie hat das Recht, diese Daten einem anderen Verantwortlichen ohne Behinderung durch den Verantwortlichen, dem die personenbezogenen Daten bereitgestellt wurden, zu übermitteln, [...]«

Artikel 20 DSGVO beschreibt also auch das Recht von Patienten, die eigenen Daten in elektronisch verarbeitbarer Form zu erhalten und sie ohne Behinderung weiterzuleiten. Dies verpflichtet Gesundheitseinrichtungen, Patientendaten elektronisch bereitzuhalten und auf Anfrage elektronisch an den Patienten weiterzugeben.

Datenschutz im Sinne der Wahrung der informationellen Selbstbestimmung und der Privatheit ist ein hohes Gut, das nicht nur rechtliche, sondern auch ethische Grundlagen besitzt. Vor diesem Hintergrund ist die Erteilung der Einwilligung durch den Patienten ein Ausdruck seiner Autonomie. Respekt der Autonomie bzw. Selbstbestimmung gehört zu den vier Grundprinzipien der biomedizinischen Ethik, die darüber hinaus noch Fürsorge und Wohlfahrt, Vermeidung von Schaden und Verletzung sowie Gerechtigkeit umfassen.

Vertiefende Aufgabe

Recherchieren Sie im Internet nach fünf Beispielen für Einwilligungserklärungen zur Patientenbehandlung, zum Entlassmanagement und zur Auswertung der Daten für Forschungszwecke. Prüfen Sie die Gemeinsamkeiten und Unterschiede in Bezug auf die dort getroffenen datenschutzrelevanten Regeln.

8.6 Sichere IT-Systeme: Vernetzung macht Systeme immer anfälliger

Datensicherheit umfasst technische und organisatorische Maßnahmen gegen Verlust, Manipulation, unberechtigte Kenntnisnahme und andere Bedrohungen von (personenbezogenen und nicht personenbezogenen) Daten (zur Definition siehe ▸ Kap. 3.4.1). Datensicherheit unterscheidet sich damit klar von Datenschutz und sollte nicht vermischt werden. Datensicherheit ist allerdings eine Bedingung von Datenschutz. Sie wird daher in der Datenschutz-Grundverordnung auch explizit angesprochen wird, wie Artikel 5 f zeigt:

> »Personenbezogene Daten müssen […] in einer Weise verarbeitet werden, die eine angemessene Sicherheit der personenbezogenen Daten gewährleistet, einschließlich Schutz vor unbefugter oder unrechtmäßiger Verarbeitung und vor unbeabsichtigtem Verlust, unbeabsichtigter Zerstörung oder unbeabsichtigter Schädigung durch geeignete technische und organisatorische Maßnahmen (›Integrität und Vertraulichkeit‹).«

Der Schutz vor unbefugter Verarbeitung wird beispielsweise durch starke Passwörter gewährleistet. Regelmäßige Sicherungen von Daten, sogenannte Backups, helfen vor Datenverlust. Ein Antiviren-Programm schützt davor, dass Schadware Daten zerstört oder schädigt. Zugangskontrollen verhindern, dass Unbefugte an Rechnersysteme oder archivierte Datenträger kommen.

Beispiel

Maria Hagen aus dem ambulanten Pflegedienst APE nutzt ein Tablet, mit dem sie sich in das klinische Arbeitsplatzsystem einloggen kann. Das (sehr lange) Passwort dazu hat sie in der Software »Sicherer Schlüsselbund« gespeichert, damit sie es sich nicht merken muss und damit es sicher abgelegt ist. Da Tablets als mobile Endgeräte leicht verloren gehen können, werden die Daten nicht auf diesem Gerät gespeichert. Sie werden verschlüsselt über Mobilfunk vom Ort des Patienten (point of care) an einen Server übermittelt, welcher in einem Rechenzentrum steht. Dort werden die Daten auch regemäßig gesichert. Alle mobilen Endgeräte des Pflegedienstes nutzen das Antiviren-Programm »ZERO VIRUS«, das regelmäßig auf den neusten Stand gebracht wird.

Die Vernetzung im Gesundheitswesen nimmt immer mehr zu. Immer mehr sensible Patientendaten werden zwischen vielen Gesundheitseinrichtungen und Berufsgruppen ausgetauscht. Dies ist natürlich gewünscht, um die Qualität der Versorgung zu sichern. Allerdings steigt damit auch die Herausforderung für die IT-Sicherheit.

In den letzten Jahren nahmen die Fälle zu, in denen Krankenhäuser Opfer von Ransomware-Angriffen wurden. Der Begriff *Ransomware* nimmt Bezug auf das englische Wort *ransom* für »Freikauf nach Geiselnahme«. Bei einem solchen Angriff breitet sich eine Schadsoftware zunächst im internen Netzwerk aus. Die Schadsoftware verhindert dann den Zugriff auf alle Daten. Erst nach Zahlung eines Lösegeldes wird der Zugriff wieder freigegeben.

Damit sich Krankenhäuser gegen derartige Angriffe schützen können, müssen eine Reihe organisatorischer und technischer Maßnahmen sowie Maßnahmen zur Angriffserkennung umgesetzt werden. Zu den organisatorischen Maßnahmen gehören z. B. der Betrieb eines Informationssicherheits-Management-Systems (ISMS), eines Business Continuity Managements (BCM) und eines IT-Notfallmanagements. Unter technischen Maßnahmen wird beispielsweise verstanden, dass Betriebssystem- und Anwendungssoftware jeweils auf dem aktuellsten Stand sind und dass spezifische Systeme die IT-Infrastruktur nach dem neusten Stand der Technik sichern und Angriffe detektieren. Diese Systeme sorgen für ein planvolles Vorgehen, das gekennzeichnet ist durch

- eine gezielte Schließung von externen Zugängen durch Firewalls,
- ein regelmäßiges Überwachen aller Server und Endgeräte (Schwachstellenscans),
- ein Monitoring der Aktivitäten im Netzwerk und
- eine im Vorhinein abgestimmte Abfolge von Aktivitäten im Angriffsfall.

Die Betreuung von Systemen zur Wahrung der IT-Sicherheit ist eine typische Aufgabe eines Rechenzentrums. Sollte die Institution keine eigenen Ressourcen dafür besitzen, können auch externe Firmen mit dieser Aufgabe beauftragt werden.

Alle diese technischen Maßnahmen ersetzen aber nicht die kritische Aufmerksamkeit aller Anwender. Wenn Passwörter auf Klebezettel geschrieben werden, USB-Sticks in klinische Endgeräte gesteckt werden, Anhänge von E-Mails auf Dienstrechnern geöffnet oder am Telefon Zugangsdaten verraten werden, nützen die meisten zentralen Maßnahmen nichts. Jede Einrichtung muss daher für ihre Mitarbeiter regelmäßige Fortbildungen zum Thema IT-Sicherheit anbieten. Ferner sind die entsprechenden Vorschriften in einem Handbuch festzuhalten.

Jenseits der IT-Nutzung im Rahmen von Institutionen spielen Fragen der Sicherheit und des Datenschutzes gerade im privaten und semiprofessionellen Umfeld eine wichtige Rolle. Dies betrifft häufig Anwendungen für Betriebssysteme von mobilen Endgeräten (z. B. Android oder iOS). Die Rede ist von Apps auf Smartphones oder Tablets.

8.7 Die Nutzung von Apps: Die Leichtigkeit des Seins?

Mit dem Aufkommen von Smartphones und Tablets und ihrer breiten Verfügbarkeit im privaten Umfeld haben sich Apps weit verbreitet. Diese Entwicklung hat einer Digitalisierung im privaten wie semiprofessionellen Umfeld, im sogenannten Consumer Bereich, einen großen Vorschub geleistet. Dies trifft auf alle Arten von Apps zu, aber gerade auch auf solche im Gesundheitsbereich (► Kap. 3.6, ► Kap. 4).

Apps haben zusammen mit Wearables, d. h. miniaturisierten Computersystemen in Uhren, Schmuck und Kleidung u. ä., das Feld von Consumer Health Informatics befördert und dazu beigetragen, dass Patienten eigene Daten sammeln, speichern und weiterleiten können. Das stärkt ihre Rolle als Partner von Leistungserbringern und kann zu einem verbesserten Gesundheitsverhalten sowie zu einem besseren Management der Erkrankung führen.

Definition

Consumer Health Informatics ist ein Teilbereich der Gesundheitsinformatik, der sich mit Fragen, Methoden und Anwendungen der Informatik befasst, deren Adressaten die Bürger auch in ihrer Rolle als Patienten oder pflegende Angehörige sind.

Consumer Health Informatics widmet sich Themen wie

1. die digitale Vermittlung von Gesundheitsinformationen,

2. die Ermittlung und Verbreitung von Kompetenzen des digitalen Umgangs mit Gesundheitsdaten und Werkzeugen zu deren Verarbeitung sowie
3. die Untersuchung der Effekte von digitalen Verfahren auf den Umgang mit Gesundheit und Krankheit und auf den Krankheitsverlauf selbst.

Auch wenn Apps und im weiteren Sinne mHealth-Anwendungen (▸ Kap. 3.6) in der Regel als einfach zu bedienende, in sich geschlossene Miniprogramme fungieren, unterliegen sie ähnlichen Anforderungen wie komplexere Anwendungssysteme auf Arbeitsplatzrechnern oder Notebooks. Hinzu kommen jedoch weitere spezifische Anforderungen, auf die im Folgenden näher eingegangen wird.

Der in Genf ansässige gemeinnützige Verein HON (Health on the Net Foundation) hat vor dem Hintergrund der Vielfalt von Apps im Gesundheitswesen und von mHealth-Anwendungen allgemein acht Prinzipien (mHONcode) definiert, die Anwendung finden, wenn mHealth-Anwendungen nach HONcode zertifiziert werden sollen (Boyer, 2022). Diese Prinzipien liefern jedoch auch jenseits von Zertifizierungsmaßnahmen wichtige Hinweise auf kritische Felder, die von den Anwendern selbst hinterfragt und geprüft werden können. Tabelle 8.3 stellt die acht Prinzipien in einer Übersicht vor (▸ Tab. 8.3).

Tab. 8.3: Acht Prinzipien für die Bewertung von mHealth-Anwendungen gemäß HONcode (eigene Zusammenstellung)

Nr.	Name	Erläuterung
1	Zuständigkeit	Angaben zu dem Herausgeberteam und dem Team der Entwickler werden offengestellt.
2	Komplementarität	Hinweis, dass die App kein Ersatz für die Arzt-Patienten-Beziehung ist
3	Vertraulichkeit	Aussagen über die rechtlichen Voraussetzungen und der Vertraulichkeit der gespeicherten personenbezogenen Daten
4	Gültigkeit	Angaben, bis wann die enthaltenen Informationen gültig sind bzw. wann Inhalte zuletzt geändert wurden
5	Objektivität	Die Gesundheitsinformationen haben Literaturhinweise, sind vollständig und in einer objektiven Art und Weise dargestellt.
6	Nutzerpraxis	Die App ist anwenderfreundlich, die Zielsetzung ist klar und das Entwicklerteam ist leicht zu erreichen.
7	Finanzielle Angaben	Alle Finanzierungsquellen und bezahlten Dienstleistungen werden offengelegt.
8	Regelwerk zur Bewerbung	Jede Form von Werbung ist klar als solche erkennbar und von den Inhalten unterscheidbar.

Diese acht Prinzipien beziehen sich zu einem großen Anteil auf die Offenlegung von Informationen, d. h. auf Transparenz. Liegen diese nicht vor, deutet dies auf ein Problem hin. Liegen die Informationen vor, kann sich der Nutzer eine Meinung darüber bilden, ob diese App für eine gegebene Fragestellung tauglich ist. So kann man beispielsweise zu dem Schluss kommen, dass eine App mit der Angabe »letzte Änderung: 12.05.2018« darauf hindeutet, dass die Informationen nicht mehr aktuell sind und dass jüngste wissenschaftliche Erkenntnisse nicht berücksichtigt wurden. Ein anderes Beispiel ist die Angabe zu einer Pharmafirma, welche diese App mitfinanziert hat. Stellt es sich heraus, dass keines der Produkte dieser Firma in der App Erwähnung finden und dass die Literaturquellen nur unabhängige Studien umfassen, kann man zu dem Schluss kommen, dass diese App akzeptabel ist.

Vertiefende Aufgabe

Wählen Sie eine Gesundheitsapp aus und versuchen Sie diese anhand der acht Prinzipien zu bewerten.

Zusätzlich zur Überprüfung einer App anhand der acht Prinzipien führt HONcode eine automatisierte Testung auf Schwachstellen und Angriffspunkte, einen Check auf Konformität mit der Datenschutz-Grundverordnung (DSGVO) und eine Analyse auf Wahrung der Privatheit und der Verschlüsselungstechniken durch.

Beispiel

Maria Hagen vom Pflegedienst APE nutzt für eigene Zwecke die Blutdruck App »HighLow«. Sie tut dies auch, um ihre Patienten beraten zu können, ob diese App sinnvoll ist oder nicht. Sie stößt auf die Angaben, dass ihre Daten in der Cloud gespeichert werden. Da Informationen über das Herausgeberteam der App auf der Webseite verfügbar sind, kontaktiert sie dieses, um nachzufragen, was »Cloud« bedeutet und wo die Server stehen. Ferner möchte sie nähere Informationen zu dem Algorithmus erhalten, der entscheidet, ab wann ein Blutdruck-Wert als zu hoch gewertet wird. Das Herausgeberteam meldet sich schnell auf ihre Anfrage und verweist darauf, dass die Daten sicher auf einem Server in China gespeichert werden. Auf ihre Frage nach dem Algorithmus wird sie auf das Entwicklerteam verwiesen. Dieses meldet sich nicht, obwohl sie bereits dreimal eine Mail auf Deutsch und Englisch geschickt hat.

Maria Hagen weiß, dass die Datenschutz-Grundverordnung auch für personenbezogene Daten von EU-Bürgern auf einem Server außerhalb der EU gilt. Aber die Datenübermittlung muss in sichere Drittländer, also solche, die den Datenschutz achten, erfolgen. Diese sind solche, denen die Europäische Kommission ein angemessenes Datenschutzniveau bestätigt hat. Das liegt bei China nicht vor. Da sie auch keine Informationen zum Algorithmus erhält, verwirft sie schließlich die Blutdruck App »HighLow«.

Die Nutzung von Apps bietet viele Vorteile, entlässt den Anwender jedoch nicht aus der Verantwortung, sich selbst Fragen über die App zu stellen. Die Prüfung dieser Fragen kann individuell vorgenommen werden, sie kann jedoch auch im Kontext einer Evaluation erfolgen, wie sie eingangs in diesem Kapitel vorgestellt wurde.

8.8 Ethische Evaluation: zur Effektivität und Effizienz kommt die Ethik

Je mehr personenbezogene Daten elektronisch verarbeitet werden, je mehr Daten aus dem privaten Bereich über Gesundheitsapps mit klinischen Daten zusammengebracht werden, je mehr Daten aus der Versorgung in die Forschung fließen, umso mehr muss bei einer Evaluation nicht nur auf Effektivität und Effizienz als Kriterien geachtet werden, sondern es müssen zusätzlich ethische Belange mitgedacht werden.

Gerade die Nutzung von Künstlicher Intelligenz (▸ Kap. 8.4), Sozialen Medien oder personenzentrierten assistierenden Systemen (▸ Kap. 4) liefern Anlass, ethische Fragen zu stellen. Dabei geht es nicht darum, die Nutzung dieser Verfahren auszuschließen, sondern es geht darum, die Anwender zu sensibilisieren, die entsprechenden Werkzeuge verantwortungsvoll und angemessen einzusetzen. Tabelle 8.4 liefert eine Liste von Beispielfragen, die gestellt werden können (▸ Tab. 8.4).

Tab. 8.4: Beispiele für ethische Fragen an digitale Lösungen (eigene Zusammenstellung)

Beispielfragen	Anwendungsbereich
Sind Informationssysteme gerechter, weil sie in ihrer klinischen Urteilsunterstützung keine menschlichen Vorurteile mit sich tragen?	Entscheidungsunterstützendes System
Oder können sie sogar ungerecht werden, wenn die Daten schlecht und einseitig sind, auf denen sie beruhen?	
Darf man als Pflegefachperson ohne Zustimmung des Patienten Informationen über ihn mittels Facebook einholen, auch wenn diese Informationen frei zur Verfügung stehen?	Soziale Medien
Welche kritischen Inhalte darf eine Pflegefachperson über einen sicheren Messenger-Dienst einem Patienten mitteilen bzw. welche kritischen Inhalte müssen immer in einem persönlichen Gespräch vermittelt werden?	
Darf man als Pflegefachperson die Autonomie eines Patienten über eine Überwachungskamera einschränken, um für seine Sicherheit zu sorgen?	Personenbezogene assistierende Systeme
Dürfen pflegende Angehörige in ein assistierendes System (z. B. Herdkontrolle) eingreifen, obwohl der Patient ihnen keine Einwilligung gegeben hat?	

Diese Fragen leiten sich aus den vier Prinzipien der biomedizinischen Ethik ab, nämlich Autonomie, Fürsorge und Wohlfahrt, Verhütung von Schaden und Verletzung und Gerechtigkeit. Ethische Dilemmata können entstehen, wenn zwei oder mehr Prinzipien gegeneinander wirken, z. B. Autonomie und Verhütung von Schaden und Verletzung. Eine richtige Antwort auf ethische Fragen gibt es nicht, sie müssen jeweils im speziellen Kontext verhandelt und entschieden werden.

Vertiefende Aufgabe

Diskutieren Sie eine der Fragen aus Tabelle 8.4 mit Pro- und Contra-Argumenten und unter Nennung der betroffenen ethischen Prinzipien. Unterlegen Sie Ihre Argumente mit Beispielen.

8.9 Digitalisierung schafft neue Berufsfelder

Digitalisierung geht nicht nur mit vielen positiven Auswirkungen und neuen Technologien, wie Künstlicher Intelligenz, und mit neuen (und alten) Herausforderungen, wie Datenschutz, IT-Sicherheit und Ethik, einher, sondern auch mit neuen Chancen für Pflegefachkräfte. Diese Chancen beinhalten neue Aufgabenfelder und sich daraus entwickelnde neue Berufsfelder, welche sich aus der Entwicklung (»Make«) oder der Beschaffung (»Buy«) neuer Anwendungen ergeben.

Widmen wir uns zunächst der *Make-Entscheidung*, also der Entwicklung neuer Anwendungen. Auch wenn heutzutage in Krankenhäusern nur noch selten Eigenentwicklungen stattfinden, da sie einfach zu teuer und zu aufwändig sind, so soll doch der Prozess der Softwareentwicklung und die Einbeziehung von Anwendern einmal dargestellt werden. Eine solche Einbeziehung von Anwendern wird als partizipatorische Entwicklung bezeichnet und bildet die Grundlage dafür, dass die Anwendungen der pflegerischen Realität und den Bedürfnissen entsprechen (▶ Kap. 1.2, ▶ Kap. 5.6).

Pflegefachpersonen können an vielen Stellen eine wichtige Rolle bei der Softwareentwicklung einnehmen. Wir wollen hierfür die Phasen einer Softwareentwicklung am Beispiel des Wasserfallmodells darstellen (▶ Abb. 8.4).

Als erster Schritt erfolgt die *Erfassung der Benutzerbedürfnisse*. Hier können semiformale Modelle wie z. B. Anwendungsfalldiagramme und Prozessmodelle (▶ Kap. 5.5) genutzt werden. Pflegefachpersonen können an dieser Phase mitwirken oder sie sogar leiten. Sie können z. B. ihre Bedürfnisse einbringen oder die Überprüfung (»Validierung«) der Korrektheit und Vollständigkeit der erstellten Modelle übernehmen.

In der *Analysephase* werden die semiformalen Modelle in formale Modelle übersetzt. In diesem Schritt wirken pflegerische Fachexperten an der Überprüfung der Korrektheit der formalen Modelle mit. In der *Designphase* werden die Modelle in einen technischen »Bauplan« der gesamten Softwarearchitektur übersetzt.

In der *Implementations- und Testphase* wird dieser Bauplan in ein konkretes Softwareprodukt umgesetzt. Hier findet also die Programmierung der Anwendungssoftware statt, hier wird eine Datenbank angelegt und hier wird die graphische Benutzeroberfläche entwickelt. Die in dieser Phase stattfindenden Tests basieren auf Testszenarien. Pflegefachkräfte müssen an der Erstellung dieser Testszenarien und an den eigentlichen Tests mitwirken.

In der *Integrations- und Schulungsphase* wird die Software technisch in das Informationssystem einer Einrichtung eingebunden, insbesondere werden Schnittstellen (▶ Kap. 2.6) entwickelt oder parametrisiert, d. h. angepasst. Eine Integration findet jedoch auch organisatorisch statt. Das schlägt sich u. a. in Schulungen nieder, in denen die Bedienung der Software und die neuen Arbeitsprozesse vermittelt werden. Pflegefachpersonen können z. B. als Key User, d. h. als primäre Anwender, ihr Wissen weitergeben und für eine Beratung von weiteren Anwendern zur Verfügung stehen.

Die *Wartungsphase* ist wiederum in der Hand der technischen Betreuer. Hier werden Fehler behoben und ggf. kleine Verbesserungen an der Software vorgenommen. Pflegefachpersonen können in dieser Phase mitwirken, indem sie z. B. Fehlermeldungen oder Verbesserungswünsche strukturiert sammeln und zurückmelden.

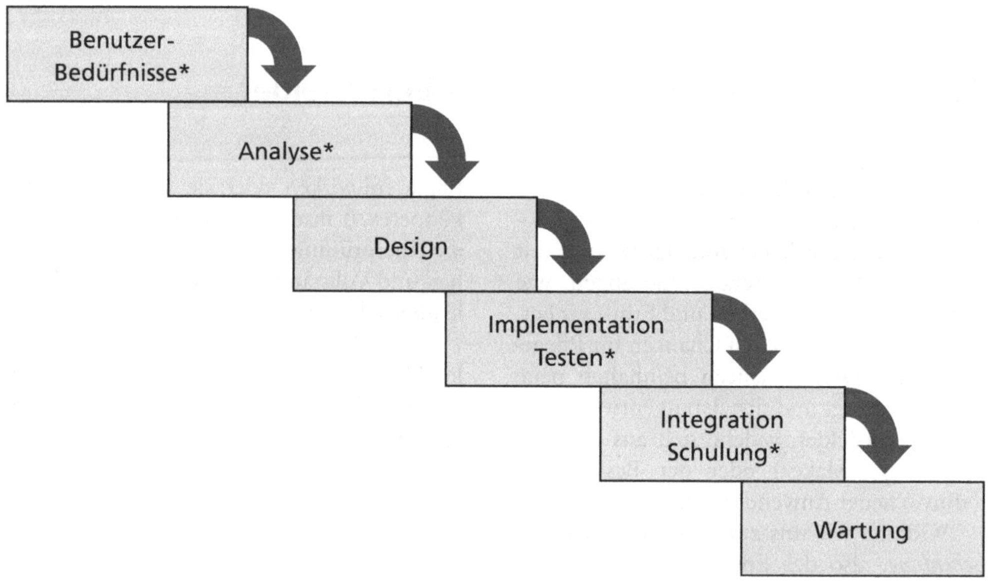

Abb. 8.4: Wasserfallmodell des Software Engineering. Mit * markiert sind die Tätigkeiten mit Beteiligung von Pflegefachkräften (eigene Darstellung)

Die bisherigen Ausführungen haben aufgezeigt, wie vielfällig die Beteiligung von Pflegefachpersonen in Softwareentwicklungsprojekten ist. Es entstehen darüber viele neue Tätigkeitsprofile, für die Pflegefachpersonen vorbereitet und ausgebildet werden müssen. Einen Einstieg dazu liefert dieses Buch. Eine Tätigkeit von Pflegefachpersonen in der Softwareentwicklung findet insbesondere in der Industrie, also bei den Herstellern von Gesundheits-IT, statt. Nicht selten sind Pflegefachkräfte dort z. B. in der Anforderungserhebung oder im Produktmanagement tätig. Ihre Kenntnisse der Prozesse in Gesundheitseinrichtungen qualifiziert sie genau für dieses Aufgabenfeld.

Widmen wir uns nun der Buy-Entscheidung. Dieser Fall beschreibt Tätigkeiten von Pflegefachpersonen bei der Auswahl und Einführung von am Markt verfügbaren Anwendungssystemen in einer Gesundheitseinrichtung. Wie ein Projekt zur Softwareauswahl durchzuführen ist, haben wir bereits erläutert (► Kap. 5.6).

Diese Aktivitäten können erweitert werden, wenn die ausgewählte Software dann in die Arbeitsprozesse eingegliedert und die Bedienung der Software geschult werden muss. Nicht selten werden solche Projekte von Mitarbeitern des Softwareherstellers und den Mitarbeitern der Einrichtung gemeinsam durchgeführt. So kann z. B. der Hersteller eine Erstschulung von Pflegefachpersonen als Key User durchführen und diese Key User übernehmen dann die Weitergabe der Informationen an die übrigen Mitarbeiter. Man kann festhalten, dass Pflegefachkräfte, die in Pflegeinformatik, Gesundheitsinformatik oder IT im Gesundheitswesen aus- und weitergebildet sind, dringend benötigt werden, damit Anwendungssoftware zum Erfolg führt.

Hier stellt sich die Frage, über welche inhaltlichen Kompetenzen nun Pflegefachkräfte für die genannten Einsatzbereiche verfügen sollten. Die Arbeitsgruppe Informationsverarbeitung in der Pflege der Deutsche Gesellschaft für Medizinische Informatik (GMDS) e. V. hat zusammen mit der Österreichischen Gesellschaft für Pflegeinformatik (ÖGPI) und der Schweizerischen Interessensgruppe Pflegeinformatik (IGPI) innerhalb des Schweizer Berufsverbands der Pflegefachfrauen und Pflegefachmänner (SBK) eine Empfehlung erstellt (Hübner et al., 2017). Insgesamt hatten 87 Pflegeexpertinnen und -experten aus unterschiedlichen Arbeitsbereichen aus Deutschland, Österreich und der Schweiz (D-A-CH-Länder) die Bedeutung der einzelnen Kernkompetenzfelder beurteilt. Tabelle 8.5 stellt die fünf am höchsten bewerteten Kompetenzbereiche und ihre Abdeckung in diesem Buch dar (► Tab. 8.5).

Tab. 8.5: Kernkompetenzbereiche in der pflegerischen Informationsverarbeitung für Pflegefachpersonen gemäß der D-A-CH-Empfehlung der GMDS, ÖGPI und IGPI (Hübner et al., 2017, eigene Zusammenstellung)

Kompetenzbereich	Mittlere Relevanz (0–100 %)	In diesem Buch abgedeckt in ...
Pflegedokumentation	87 %	Kapitel 6
Datenschutz und Datensicherheit	82 %	Kapitel 8.5 und 8.6
Qualitätssicherung und Qualitätsmanagement	78 %	Kapitel 8.3
Prozessmanagement	77 %	Kapitel 5
Projektmanagement	76 %	Kapitel 5

Möchte eine Pflegefachperson sich verstärkt dem IT-Management in der Pflege widmen, kommen weitere Themen hinzu (► Tab. 8.6).

Tab. 8.6: Übersicht über Kernkompetenzbereiche für das Berufsfeld IT-Management in der Pflege gemäß der D-A-CH-Empfehlung der GMDS, ÖGPI und IGPI (Hübner et al., 2017, eigene Zusammenstellung)

Kompetenzbereich	Mittlere Relevanz (0–100 %)	In diesem Buch abgedeckt in ...
Grundlagen der Pflegeinformatik	93 %	Kapitel 1
Datenschutz und Datensicherheit	93 %	Kapitel 8.5 und 8.6
Informations- und Kommunikationssysteme	89 %	Kapitel 2
Projektmanagement	88 %	Kapitel 5
eHealth, Telematik und TeleHealth	83 %	Kapitel 3

Die D-A-CH-Empfehlung (Hübner et al., 2017) weist Kernkompetenzbereiche in Pflegeinformatik auch noch für weitere Berufsfelder aus, in denen Pflegefachpersonen arbeiten. Diese umfassen Pflegemanagement, pflegerisches Qualitätsmanagement und Koordination der interprofessionellen Patientenversorgung.

Es ist davon auszugehen, dass digitale Berufsfelder für Pflegefachkräfte zunehmen werden. Je stärker die Digitalisierung voranschreitet, desto mehr werden Pflegefachkräfte mit einer Doppelqualifikation benötigt. Ebenso müssen Patienten und pflegende Angehörige bei der Nutzung von digitalen Gesundheitsanwendungen angeleitet werden. Auch dieses Feld können Pflegefachkräfte für sich in Anspruch nehmen. Je mehr Fort- und Weiterbildungen benötigt werden, desto stärker wird auch der Bedarf an Pflegeinformatiklehrern und -ausbildern.

8.10 Informationsverarbeitung in der Pflege: Ein Blick in die Zukunft

Informationsverarbeitung in der Pflege wird im Zuge einer immer stärkeren Digitalisierung unserer Gesellschaft in Zukunft eine wesentliche Rolle spielen. Welche Technologien sich durchsetzen werden, bleibt zu beobachten. Zentrale Vision ist eine durchgängige Informationslogistik über Sektor- und Institutionsgrenzen hinweg durch zielgerichteten Einsatz gut integrierter und benutzerfreundlicher digitaler Werkzeuge. Im Sinne einer Auflösung von beruflichen Silos wird die interprofessionelle Kooperation eine noch stärkere Rolle spielen. Und schließlich werden auch der Patient und pflegende Angehörige als gleichberechtigte Partner durch Informations- und Kommunikationstechnologien einfacher eingebunden werden können.

All diese Entwicklungen können durch Technologie befördert werden, aber sie benötigen in erster Linie einen gesellschaftlichen Konsens und politischen Willen zur Durchsetzung, der auch berufspolitisch zum Ausdruck gebracht wird. So gesehen sind digitale Werkzeuge nur dann mächtige Instrumente, wenn sie einem Zweck dienen und gewollt eingesetzt werden.

8.11 Lernerfolgsfragen

- *Frage 8.1:*
  Erläutern Sie am Beispiel eines Wunddokumentationssystems, welches eine Entscheidungsunterstützung zur Ableitung von Therapiemaßnahmen enthält, was in diesem Fall Informationsqualität, Systemqualität und Servicequalität nach dem Modell von DeLone und McLean (2003) bedeuten könnten und wie diese Konzepte wiederum Nutzung und Zufriedenheit und letztendlich den Nutzen beeinflussen.
- *Frage 8.2:*
  Nennen Sie drei konkrete Beispiele, zu welchem Zweck Routinedaten aus der Pflegeprozessdokumentation für weiterführende sekundäre Datennutzungen zielführend verwendet werden könnten.

- *Frage 8.3:*
  Erstellen Sie eine kurze Übersicht, welche neuen Berufsbilder im Umfeld der Digitalisierung bereits heute für Pflegefachpersonen denkbar sind oder welche in Zukunft noch dazu kommen könnten!

Literatur

Folgende Literatur ist im Kapitel zitiert:

Boyer, C. (2022). *Quality and Safety of Health Mobile Applications: Are They an Issue?* In: Hübner, U.H., Wilson, G.M., Shaw Morawski, T., Ball, M.J. (Hrsg.) *Nursing Informatics: A Health Informatics, Interprofessional and Global Perspective* (S. 411–424). 5. Aufl. Cham: Springer Nature.

DeLone, W.H. & McLean, E.R. (2003). The DeLone and McLean Model of Information Systems Success: A Ten-Year Update. Journal of Management Information Systems, 19(4), 9–30.

DIN EN ISO 9241-11 (2018). *Ergonomie der Mensch-System-Interaktion – Teil 11: Gebrauchstauglichkeit: Begriffe und Konzepte (ISO 9241-11:2018); Deutsche Fassung EN ISO 9241-11:2018.* Zugriff am 21.09.2022 unter: https://tinyurl.com/46z97fpu

Hübner, U., Egbert, N., Hackl, W.O., Lysser, M., Schulte, G., Thye, J., Ammenwerth, E. (2017). *Welche Kernkompetenzen in Pflegeinformatik benötigen Angehörige von Pflegeberufen in den D-A-CH-Ländern? Eine Empfehlung der GMDS, der ÖGPI und der IGPI.* GMS Med Inform Biom Epidemiol, 13(1), Doc02 (20170718). Zugriff am 21.09.22 unter: https://tinyurl.com/3h44zah6.

Folgende Literatur ermöglicht eine Vertiefung der Kapitelinhalte:

Eidgenössischer Datenschutz- und Öffentlichkeitsbeauftragter (EDÖB) (o. J.). *Datenschutz.* Zugriff am 21.09.2022 unter: https://tinyurl.com/yfmfjm5d. *Übersicht über Datenschutz in der Schweiz.*

Europäische Union (Hrsg.) (2016). *Verordnung (EU) 2016/679 des Europäischen Parlaments und des Rates vom 27. April 2016 zum Schutz natürlicher Personen bei der Verarbeitung personenbezogener Daten, zum freien Datenverkehr und zur Aufhebung der Richtlinie 95/46/EG (Datenschutz-Grundverordnung).* Amtsblatt L 119 vom 4.5.2016. In Geltung seit dem 25. Mai 2018. Zugriff am 21.9.2022 unter: https://dejure.org/gesetze/DSGVO. *Gesetzestext der europäischen Datenschutz-Grundverordnung.*

Hackl, W. (2014). *Erschließung und Sekundärnutzung von Routinedaten aus der klinischen und pflegerischen Prozessdokumentation: Ein Rahmenkonzept, Vorgehensmodell und Leitfaden.* Dissertation. UMIT Hall in Tirol. *Überlegungen und Beispiele zur Sekundärnutzung von pflegerischen Routinedaten.*

Health On the Net Foundation (Hrsg.) (2020). *HONcode. The 8 Principle of HONcode App Certification.* Zugriff am 21.09.2022 unter: https://tinyurl.com/5d9duxx2. *Prinzipien zur Bewertung von Webanwendungen.*

Song, W., Kang, M.J., Zhang, L., Jung, W., Song, J., Bates, D.W., Dykes, P.C. (2021) *Predicting pressure injury using nursing assessment phenotypes and machine learning methods.* J Am Med Inform Assoc, 28(4), 759–765. *Entwicklung eines Modells zur Vorhersage von Dekubitus auf Basis von pflegerischen Routinedaten.*

Universitätsmedizin Göttingen (Hrsg.) (2019). *Vereinbarung über die stationäre/teilstationäre/vorstationäre Behandlung.* Zugriff am 21.9.2022 unter: https://tinyurl.com/4ka7rewy. *Beispiel für einen stationären Behandlungsvertrag.*

Venkatesh, V., Morris, M., Davis, F., Davis, M. (2003). *User acceptance of information technology – toward a unified view.* MIS Quarterly, 27(3), 425–478. *Vorstellung des UTAUT-Modells, welches Faktoren für die Akzeptanz und Nutzung von Technologie beschreibt.*

9 Lösungen der Übungsaufgaben

Kapitel 1: Einleitung: pflegerisches Handeln und Informationsverarbeitung

Frage 1.1:

Pflegerische Entlassung: Auf Basis der Eintragungen in der digitalen Patientenakte wird ein Formular für den pflegerischen Überleitungsbogen erstellt und automatisch mit den aktuellen Informationen befüllt. Der Bogen wird zeitgleich mit der Entlassung des Patienten elektronisch an den Hausarzt und den Pflegedienst verschickt. Damit entfallen die Prozesse der Suche nach den aktuellen Informationen in der Papierakte und des manuellen Ausfüllens des Überleitungsbogens sowie dessen Versendung per Post. Wichtig ist, dass dieser Überleitungsbogen auch dem Patienten digital zur Verfügung steht. Dies kann z. B. über ein Patientenportal oder über eine patientengeführte elektronische Akte ermöglicht werden, auf die per App zugegriffen werden kann. Ein Risiko besteht dann, wenn der automatisch erzeugte Überleitungsbogen vor dem Versand nicht von einer Pflegefachperson auf inhaltliche Korrektheit gegengelesen wird. Es sollte also immer eine Plausibilitätskontrolle erfolgen.

Dokumentation in der ambulanten Pflege: Wenn eine Dokumentation in der ambulanten Pflege per Spracheingabe und Spracherkennungsprogramm durchgeführt wird, fällt der Prozess der manuellen Eingabe der Daten in der Dokumentation weg. Ebenso fällt der Prozess weg, dass am Monatsende die Dokumentationsmappe zu Zwecken der Abrechnung in die Zentrale des Pflegedienstes mitgenommen werden muss. Andererseits muss oft eine Papierdokumentation bei dem Patienten verbleiben. Hierbei sind also die Prozesse zu klären, die dies ermöglichen, z. B. durch Ausdruck der digitalen Dokumentation. Dieser Schritt kann modifiziert werden, wenn es zulässig ist, dass auch eine elektronische Dokumentation bei dem Patienten verbleiben kann. Das Risiko besteht darin, dass die Transparenz für den Patienten selber verloren geht, sollte er die elektronische Dokumentation nicht lesen können.

Notfall im Altenheim: Wenn eine Person, die im Altenheim lebt, in ein Krankenhaus eingeliefert wird, muss oft alles sehr schnell gehen. Damit die Pflegefachpersonen sich einen Eindruck darüber verschaffen können, in welcher Verfassung der Patient aus pflegerischer Sicht ist, brauchen die Pflegefachpersonen im Krankenhaus schnelle und zielgerichtete Informationen (z. B. über Demenz, Inkontinenz, Mobilität). Hier kann ein digitaler Überleitungsbogen, der automatisch im Altenheim erzeugt und digital an das Krankenhaus übermittelt wurde, Abhilfe schaffen und einen Mehrwert darstellen. Das Risiko ist jedoch, dass ein solcher automatisch erzeugter Bogen sehr viel mehr Informationen enthält als nötig sind und er damit nicht zielorientiert im Krankenhaus genutzt werden kann.

Frage 1.2:

Messenger-Dienste: Diese im privaten Alltagsleben sehr beliebten Anwendungen, um kurze Nachrichten inklusive Bilder an eine Person oder eine kleinere Gruppe zu versenden, können auch beruflich eingesetzt werden, z. B. für kooperierende (mobile) Teams. Darunter würde auch die Zusammenarbeit von Pflegefachpersonen eines ambulanten Pflegedienstes mit den Ärzten von niedergelassenen Praxen fallen. Häufig sind es nämlich die Pflegefachpersonen, die vor Ort beim Patienten in seiner Wohnung sind und im Falle einer Verordnung des Arztes dort Aufgaben übernehmen. Das können auch delegierte Aufgaben sein. Für eine solche Zusammenarbeit müssen sich jedoch die beteiligten Mitarbeiter des Pflegedienstes und der Arztpraxis austauschen, z. B. für die Ausstellung eines Rezeptes (elektronische Anfrage und Übermittlung), für die kurze Abstimmung bei einem grenzwertigen Blutzuckerwert (Mitteilung des Wertes und des Zustands des Patienten) oder zum Austausch über den Zustand einer chronischen Wunde (Übermittlung des Wundfotos und Vorschlag einer Therapie). Übliche bekannte Kurznachrichtendienste sind jedoch aus Datenschutzgründen nicht geeignet. Hierfür benötigt man eine sichere Kommunikationsumgebung, mit der Nachrichten sicher verschickt und empfangen werden können. Außerdem müssen die neuen Kommunikationsprozesse abgestimmt werden und die Rollen klar definiert sein. Auch in einem solchen Fall gilt, dass alle beteiligten Personen gut geschult werden müssen, z. B. wo werden die Nachrichten und Anhänge (Bilder, Dokumente) zu Dokumentationszwecken abgelegt und wie ist die Vorgehensweise, wenn ein mobiles Endgerät (Smartphone, Tablet) verloren geht.

Kapitel 2: Einrichtungsinterne Informationssysteme in der pflegerischen Versorgung

Frage 2.1:

Ein digitales Anwendungssystem basiert auf einem Softwareprodukt, dieses kann man von einem Hersteller kaufen. So bietet z. B. der (fiktive) Hersteller HealthSys ein Produkt namens »HealthSys Clinical« an, mit dem eine Einrichtung ein Klinisches Anwendungssystem (KAS) realisieren kann. Dieses KAS ist dann ein Baustein im gesamten Informationssystem der Einrichtung.

Zum Informationssystem gehören alle Werkzeuge (Rechnersystem und Anwendungssysteme), die von diesen unterstützten Aufgaben, die Benutzer und die gesamten informationsverarbeitenden Prozesse. Ein Informationssystem kann man also nicht kaufen, nur kontinuierlich weiterentwickeln.

Frage 2.2:

Auf einer internistischen Station findet die Visite aktuell noch mit einer Papier-Krankenakte statt. Ärztliche Anordnungen und Anforderungen werden darin vermerkt. Nach Ende der Visite setzt sich eine Pflegefachperson an den Stationscomputer im Stationsbereich, um z. B. die Leistungsanforderungen (z. B. Röntgen, Labor) im KAS zu erfassen. Dies führt zu Doppelerfassungen, Zeitverlusten und Übertragungsfehlern.

Der Einsatz eines Anwendungssystems für die Visite, in dem die Anordnungen und Anforderungen direkt am Patientenbett erfasst werden können, würde diese Probleme minimieren. Konkret könnte man prüfen, ob das bereits eingesetzte Stations-KAS auch ein Modul »Visite« anbietet, welches man vom Hersteller zusätzlich erwerben und einsetzen könnte. Dieses müsste auf mobilen Geräten (z. B. Tablets) einfach, benutzerfreundlich und stabil funktionieren, dies wäre natürlich zunächst zu testen. Zu beachten ist auch, dass hierfür das WLAN der Station ggf. ausgebaut werden muss. Auch ist zu prüfen, ob die Papier-Krankenakte dann für die Visite überhaupt noch notwendig ist und ggf. nicht alle Aufgaben, die in der Visite anfallen, im mobilen KAS-Modul so unterstützt werden können, dass man dann eine durchgängig digitale Visite (ohne Papier) abhalten kann. Dies würde das Problem vermeiden, dass in Zukunft neben dem Tablet weiterhin noch die Akte mitgenommen werden müsste.

Wie dieses kleine Beispiel schön zeigt, muss neben Netzwerk (hier: WLAN), Hardware (hier: Tablet) und Software (hier: Visiten-Modul im KAS) auch der Prozess (hier: Visite insgesamt) bei derartigen Änderungen immer sorgfältig mit allen Nutzergruppen geplant werden, um die Informationslogistik zu verbessern und nicht zu verschlechtern. Denn ein (schlechter) analoger Prozess wird nicht besser, indem er digitalisiert wird!

Frage 2.3:

In einem Pflegedokumentationssystem werden wichtige Informationen zur pflegerischen Versorgung eines Patienten erfasst und bereitgestellt. Ist das Pflegedokumentationssystem nicht im KAS integriert, können andere Nutzergruppen (z. B. Ärzte, Ergotherapeuten) nicht oder nur erschwert auf diese pflegerischen Informationen zugreifen. Auch bedeutet ein separates Pflegedokumentationssystem, dass Pflegefachpersonen selber nur erschwert ein Gesamtbild des Patienten erkennen können, da viele (insbesondere nichtpflegerische) Informationen nur im KAS abrufbar sind. Auch Doppeldokumentationen sind dann oft notwendig, z. B. wenn anamnestische Informationen sowohl im KAS (z. B. in der ärztlichen Anamnese) als auch im Pflegedokumentationssystem (z. B. in der pflegerischen Anamnese) erfasst werden und nicht oder nur teilweise bzw. zeitverzögert über Schnittstellen zwischen den Anwendungssystemen kommuniziert werden. Schließlich bedeutet ein separates Pflegedokumentationssystem, dass Pflegefachpersonen regelmäßig zwischen diesen zwei Anwendungssystemen wechseln müssen, teilweise innerhalb einer Situation (z. B. bei Patientenaufnahme oder Visite), was mühsam ist. Aus den genannten Gründen ist es oft vorteilhaft, das Pflegedokumentationssystem als Modul eines Klinischen Anwendungssystems einzuführen und nicht als separates Anwendungssystem. Der Nachteil ist, dass dedizierte Pflegedokumentationssysteme manchmal eine umfassendere Funktionalität haben als ein Pflege-Modul in einem KAS. Die spezifischen Vor- und Nachteile beider Alternativen können aber jeweils nur unter Berücksichtigung des Kontextes einer Einrichtung abgewogen werden.

Frage 2.4:

Da wir hier im Krankenhausumfeld sind, kann dies gut mit HL7 V2 realisiert werden. HL7 V2 bietet zur Übermittlung von Leistungsdaten geeignete Nachrichtentypen an.

Frage 2.5:

In einer Spaghetti-Architektur kann im Maximalfall jedes Anwendungssystem mit jedem anderen Anwendungssystem kommunizieren. Bei drei Anwendungssystemen ergibt dies drei Schnittstellen, bei vier Anwendungssystemen sechs Schnittstellen, bei fünf Anwendungssystemen bereits zehn Schnittstellen. Die Anzahl der notwendigen Schnittstellen steigt bei einer steigenden Zahl an Anwendungssystemen also sehr rasch an.

In einer Stern-Architektur ist die maximale Anzahl an Schnittstellen immer gleich der Anzahl an Anwendungssystemen. Bei drei Anwendungssystemen also drei, bei vier Anwendungssystemen vier und bei fünf Anwendungssystemen fünf Schnittstellen. Es gibt hier also – auch bei sehr vielen Anwendungssystemen – nur relativ wenige Schnittstellen, die aufgebaut und überwacht werden müssen.

Die Stern-Architektur ist also bereits ab einer niedrigen Anzahl an Anwendungssystemen aus Sicht des Managements des Informationssystems die bessere Architektur.

Frage 2.6:

Eher nicht. Ein Kommunikationsserver ist ein Anwendungssystem, welches im Hintergrund läuft und nicht direkt von Pflegefachpersonen oder anderen klinischen Berufsgruppen benutzt wird. Der Kommunikationsserver dient der Weiterleitung von Nachrichten in Stern-Architekturen.

Kapitel 3: Einrichtungsübergreifende Informationssysteme

Frage 3.1:

Im Kontext von Versorgungskontinuität bedeutet Informationskontinuität, dass eine Gesundheitsfachperson auf alle für die Versorgung eines Patienten relevanten Informationen zugreifen kann.

Interoperabilität ist die Fähigkeit von Anwendungssystemen, problemlos und korrekt zu kommunizieren, also Informationen auszutauschen und diese auch weiter nutzen zu können. Sie ist in der einrichtungsübergreifenden Kommunikation wichtig, da Gesundheitsfachpersonen hier in der Regel verschiedene Anwendungssysteme nutzen. Interoperabilität stellt sicher, dass zwischen diesen Anwendungssystemen Informationen sinnvoll ausgetauscht und von den Gesundheitsfachpersonen genutzt werden können. Damit unterstützt Interoperabilität die Informationskontinuität auch über die Grenzen einer Einrichtung hinaus.

Frage 3.2:

1. *Elektronische Entlassbriefe:* Da die Briefe direkt weitergeleitet werden, handelt es sich um gerichtete Kommunikation. Würden die Briefe stattdessen in eine elektronische Gesundheitsakte, z. B. ELGA oder EPD, eingestellt, handelt es sich um ungerichtete Kommunikation.
2. *Elektronisches Diskussionsforum:* Hierbei handelt es sich um ungerichtete Kommunikation, da die Informationen ungerichtet in das Forum gesendet werden und für alle lesbar sind.
3. *Hausnotrufsysteme:* Hierbei handelt es sich um eine assistierende Gesundheitstechnologie aus dem Bereich Überwachung.
4. *Unterstützung von Rettungssanitätern:* Dies ist dem Bereich Konsultation zuzuordnen, da die Sanitäter von dem Notarzt beraten werden.

Frage 3.3:

Mit der technischen Interoperabilität wird sichergestellt, dass Informationen zwischen zwei Anwendungssystemen überhaupt und auch sicher fließen können. Auch in der zwischenmenschlichen Welt bringt es nichts, wenn ein Kommunikationspartner einen Brief schickt, aber der andere einen Anruf erwartet und daher nicht in den Briefkasten schaut.

Mit der syntaktischen Interoperabilität wird sichergestellt, dass das empfangende Anwendungssystem die einzelnen übermittelten Inhalte zuordnen kann und versteht, ob es sich bei einem Feld um den Namen des Patienten handelt oder um den Namen des Hausarztes. So kann sichergestellt werden, dass die übermittelten Informationen korrekt übernommen werden.

Mit der Festlegung auf semantische Standards können die Informationen nicht nur vom empfangenden Anwendungssystem zugeordnet, sondern im Idealfall auch automatisiert verstanden werden. Somit ist das empfangende Anwendungssystem auch in der Lage, die Informationen (z. B. aktuelle Medikation, aktuelle Diagnosen) automatisiert weiterzuverarbeiten.

Die organisatorische Interoperabilität stellt sicher, dass die zugrundeliegenden Prozesse zusammenpassen und jedes Anwendungssystem »weiß«, welche Aufgaben es im Prozess hat. Dadurch ist z. B. sichergestellt, dass jedes Anwendungssystem weiß, wohin und wann welche Patientendaten übermittelt werden müssen.

Frage 3.4:

Die Funktionalität mit der Bereitstellung umfangreicher medizinischer Informationen fällt in das Segment »Stärkung der Gesundheitskompetenz«. Das Schmerztagebuch gehört in das Segment »indirekte Interventionen« und die Beschreibung von Verfahren zur nichtmedikamentösen Schmerzreduktion inkl. Erklärvideo und Entspannungsaudios gehört zum Segment »direkte Interventionen«.

Frage 3.5:

Das Beispiel mit dem Rettungssanitäter aus Frage 3.2 ist eine Anwendung der TeleHealth. Die Rettungssanitäter erreichen einen Unfallort. Sie können nun, wenn sie den Bedarf sehen und noch kein Notarzt vor Ort ist, einen Notarzt virtuell hinzuziehen. Mittels Video und ggf. auch automatischer Übermittlung von Sensordaten des Patienten kann der »Distanz-Notarzt« visuelle und auditive Informationen erhalten und mit den Rettungssanitätern zusammen den Patienten versorgen, bis ein anderer Notarzt vor Ort eintrifft und die weitere Versorgung übernimmt.

Kapitel 4: Personenzentrierte assistierende Technologien im pflegerischen Handeln

Frage 4.1:

Die assistierenden Technologien sollten sich an den Bedarfen der pflegebedürftigen Menschen orientieren. Es sind also viele Antworten möglich, zum Beispiel:

Krankenhaus:

- Akute Überwachungsbedarfe, z. B. Vitalzeichenmessung mittels Sensorpflaster, da Patienten so mobiler bleiben
- Bedarf an Unterstützung der Arbeitsprozesse, z. B. Logistikroboter, da häufig sehr viele Logistikaufgaben anfallen und hier eine große Entlastung für das Personal zu erwarten ist
- Bedarf an Wissensvermittlung, z. B. Augmented Reality, da oft Spezialwissen benötigt wird und dies nicht auf jeder Station bei jeder Pflegefachperson vorhanden ist

Rehaklinik:

- Mobilität, z. B. Rollator, da bei den meisten Menschen, die in der Rehaklinik sind, eine Einschränkung der Mobilität vorliegt
- Umgang mit gesundheitsstörungs- und therapiebedingten Belastungen, z. B. mobile Gesundheitsanwendungen, da ein Ziel der Rehabilitation ist, sich mit der eigenen Gesundheitsstörung auseinanderzusetzen und Verhaltensweisen zu erlernen, um eine möglichst hohe Lebensqualität zu erlangen
- Unterstützung der Arbeitsprozesse, z. B. Logistikroboter, da häufig sehr viele Logistikaufgaben anfallen und hier eine große Entlastung für das Personal zu erwarten ist

Ambulanter Pflegedienst:

- Selbstversorgung, z. B. Medikationsroboter, damit eine Medikamenteneinnahme korrekt erfolgt und somit Komplikationen vermieden werden
- Unterstützung der Arbeitsprozesse, z. B. Tourenplanung mit Vernetzung zur elektronischen Patientenakte und Abrechnung. Dies würde die Dokumentation und Administration sowie den Informationsaustausch im Team deutlich erleichtern und Zeit für die direkte Interaktion mit den pflegebedürftigen Menschen schaffen.
- Physische Unterstützung: z. B. durch Exoskelette, da die Pflegefachpersonen häufig allein mit der pflegebedürftigen Person sind und in der Häuslichkeit oft keine optimalen Bedingungen für ein rückenschonendes Arbeiten vorhanden sind

Frage 4.2:

Da in diesem Beispiel keine technische Interoperabilität zwischen Infusionsüberwachungssystem und Kommunikationssystem vorhanden ist, können die Alarmmeldungen nicht automatisch übertragen werden. Durch die Ausgabe auf dem Smartphone ist zwar eine Alarmmeldung auf diesem möglich, allerdings besteht die Gefahr, dass die zuständige Pflegefachperson zeitlich keine Ressourcen hat, der Meldung nachzugehen und somit die Überwachung der Infusion unterbleibt. Zudem ist es notwendig, z. B. einen Wechsel der Infusion manuell in das KIS zu dokumentieren und auch hier ist die Fehleranfälligkeit höher als bei vorhandener Interoperabilität.

Frage 4.3:

Mobile Gesundheitsanwendungen sind Apps, die zum Ziel haben, Wissen und Fähigkeiten der Anwendenden zu fördern. Sie unterstützen die Erkennung, Überwachung, Behandlung oder Linderung von Krankheiten oder die Erkennung, Behandlung, Linderung oder Kompensierung von Verletzungen oder Behinderungen.

Beispiele: deprexis® (Depressionen), elevida (Multiple Sklerose), velibra (Angststörungen), ViViRA (Koxathrose), M-sense (Migräne)

Frage 4.4:

Der Nutzen eines Bed-Exit-Systems liegt darin, dass eine frühzeige Warnung einen möglichen Sturz der pflegebedürftigen Person verhindern kann.

Die Grenzen liegen darin, dass die Sensormatte technisch interoperabel mit den Anwendungssystemen der Einrichtung sein muss, damit eine Alarmweiterleitung und Anzeige z. B. im Pflegedokumentationssystem möglich sind.

Fachlich müssen die Pflegefachpersonen in der Lage sein zu entscheiden, welcher Patient sturzgefährdet ist und daher das Bed-Exit-System erhält. Sie müssen kompetent in der Bedienung und Interpretation der erzeugten Daten des Bed-Exit-Systems sein. Rechtlich muss abgesichert werden, dass keine personenbezogenen Daten an unbefugte Dritte weitergegeben werden und dass das Produkt als Medizinprodukt zertifiziert ist. Ethisch muss eine Einwilligung des pflegebedürftigen Menschen vorliegen. Das Dilemma, wer das Bed-Exit-System erhält, muss im Pflegeteam diskutiert werden und es müssen vorab Kriterien für die Vergabe festgelegt worden sein.

Kapitel 5: IT Projekt- und Prozessmanagement in der Pflege

Frage 5.1:

Beobachtungen sind zeitaufwendig und oft störend. Ich werde sie daher nur einsetzen, wenn ich mir einen eigenen Eindruck verschaffen will oder wenn ich objektive Informationen über einen bestimmten Prozess benötige. Interviews werde ich einsetzen, wenn ich die Sichtweise verschiedener Mitarbeiter zu einer bestimmten Fragestellung besser verstehen möchte. Oft werde ich sowohl Beobachtungen als auch Interviews kombinieren.

Frage 5.2:

Prozesskettendiagramme ermöglichen eine einfache Visualisierung der Aktivitäten innerhalb eines Prozesses. Sie können verwendet werden, um einfache Prozesse oder Teile von komplexeren Prozessen zu modellieren. BPMN-Diagramme erlauben es, weitere Informationen hinzuzufügen, z. B. zu Ereignissen oder zeitlichen Auslösern. Durch die Verwendung von »Schwimmbahnen« ermöglichen BPMN-Diagramme auch die Strukturierung von Prozessen, an denen mehrere Akteure beteiligt sind.

Für die Kommunikation mit dem klinischen Personal sind Prozesskettendiagramme möglicherweise besser geeignet. Für die Kommunikation mit IT-Experten sind BPMN-Diagramme möglicherweise passender.

Frage 5.3:

Use-Case-Diagramme beschreiben, welche Rollen an welchem Prozess oder Teilprozess beteiligt sind. Sie zeigen also, welche Rollen an einem Projekt, das diese Prozesse verändert, beteiligt sein sollten. Sie helfen auch, funktionale und nichtfunktionale Anforderungen darzustellen. Prozesskettendiagramme dagegen beschreiben, welche Aktivitäten in welcher logischen Reihenfolge ausgeführt werden. Sie helfen, Prozesse besser zu verstehen und zu optimieren.

Frage 5.4:

In diesem Kontext sind einfache Prozessmodelle, wie z. B. Prozesskettendiagramme, als Einstieg in die Diskussion am besten geeignet.

Kapitel 6: Pflegedokumentation und pflegerische Ordnungssysteme

Frage 6.1:

Ein Kaninchen wird aufgrund seiner Merkmale in die Klasse »plazentare Säugetiere« eingeordnet. Diesen Vorgang der Einordnung in eine eindeutige Klasse bezeichnet man als »Klassierung«.

Frage 6.2:

Der beschriebene Fall würde mit den Deskriptoren »Koch/Köchin«, »Gastronomieberuf«, »Durchfall« und »Notfall« indexiert. Je nach Umfang der Nomenklatur könnten weitere Deskriptoren ebenfalls passen. Es können keine, ein oder viele Deskriptoren zugeordnet werden.

Frage 6.3:

Eine multiaxiale Klassifikation erlaubt die Entwicklung einer Vielzahl von neuen Begriffen. Sie ist damit nicht eingeschränkt und nicht von Anfang an festgelegt. Gibt es jedoch keine Regeln, können auch unsinnige Begriffe erzeugt werden. Darüber hinaus kann man eine multiaxiale Klassifikation in der Praxis nicht ohne Vorarbeiten, nämlich Erstellung von Katalogen, zu Dokumentationszwecken nutzen.

Frage 6.4:

Das bio-psycho-soziale Modell beschreibt in einer umfassenden Art Komponenten der Gesundheit und damit auch der Pflege. Viele Aspekte menschlichen Lebens mit Bezug zu Gesundheit sind darüber aus unterschiedlichen Perspektiven ganzheitlich darstellbar. Dies schlägt sich insbesondere in der Komponente *Aktivitäten und Partizipation* nieder, die eine Vielzahl von Überlappungen zu den Aktivitäten des täglichen Lebens aufweist.

Kapitel 7: Professionalisierung in der Pflege: Pflegefachsprache und Wissensrepräsentation

Frage 7.1:

Der *Advanced Nursing Process* beschreibt eine Vorgehensweise mit einem Assessmentwerkzeug und einem festgelegten Begriffsumfang für jede Phase des Prozesses. Dabei entstammen die Begriffe Klassifikationen, die dem aktuellen pflegewissenschaftlichen Stand entsprechen und pflegerisches Wissen repräsentieren. Damit erweitert der *Advanced Nursing Process* den einfachen Pflegeprozess mit Begriffen und Wissen. Er unterschiedet sich nicht vom einfachen Pflegeprozess in der Abfolge von aufeinanderfolgenden Phasen eines Problemlösungskreislaufes, der über die Evaluationsphase wieder zu seinem Anfang führt.

Frage 7.2:

NANDA-I, NIC und NOC sind hierarchisch in Domänen, Klassen und dann jeweils nach Pflegediagnosen, Pflegeergebnissen und Pflegeinterventionen gegliedert. Zum Beispiel gibt es in NANDA-I die Domäne Gesundheitsförderung, in NOC die Domäne Gesundheitswissen und -verhalten und in NIC die Domäne Verhalten.

Frage 7.3:

Die Verknüpfung von NNN besteht darin, dass sich aus bestimmten Pflegediagnosen bestimmte erwünschte Pflegeergebnisse und daraus wiederum bestimmte Pflegeinterventionen ergeben. Damit wird auf Basis des aktuellen Standes der Pflegewissenschaft eine Vorauswahl getroffen, die die Pflegefachperson anhand ihres eigenen Wissens und der aktuellen Patientensituation abschließend beurteilt und aus der sie dann die passende Entscheidung ableitet.

Kapitel 8: Perspektiven der Informationsverarbeitung in der pflegerischen Versorgung

Frage 8.1:

Informationsqualität: Die vom Wunddokumentationssystem bereitgestellten Informationen und Vorschläge müssen inhaltlich korrekt und aktuell sein. Die Vorschläge sollten auf aktuellster Evidenz beruhen und nachvollziehbar sein.

Systemqualität: Das Wunddokumentationssystem sollte stabil, benutzerfreundlich und performant sein. Es sollten keine Datenverluste auftreten. Die Benutzeroberfläche sollte intuitiv bedienbar sein.

Servicequalität: Bei Problemen der Anwender mit dem Wunddokumentationssystem sollte schnell und kompetent geholfen werden. Fehlermeldungen sollten rasch bearbeitet und gelöst werden. Regelmäßige Schulungen stellen Kompetenz und Sicherheit der Anwender im Umgang mit dem Wunddokumentationssystem sicher.

Sind Informationsqualität, Systemqualität und Servicequalität gut, dann sind die Anwender zufrieden und werden das Wunddokumentationssystem regelmäßig und korrekt nutzen. Die erfassten Informationen sind dann vollständig, aktuell und korrekt und führen so zu Therapievorschlägen zur Wundversorgung, welche geeignet sind, das professionelle Handeln der Pflegefachpersonen sinnvoll zu unterstützen. Letztendlich profitiert davon der Patient durch rasche Wundheilung.

Frage 8.2:

Die Auswertung der dokumentierten pflegerischen Interventionen kann zur Darstellung pflegerischer Aufwände und somit für die Personalbedarfsplanung genutzt werden. Die Auswertung von pflegerischen Outcomes (z. B. Dekubitus) kann für das Qualitätsmanagement genutzt werden. Die Untersuchung des Zusammenhangs zwischen bestimmten pflegerischen Interventionen und pflegerischen Outcomes kann in der Pflegeforschung genutzt werden, um den Nutzen bestimmter Interventionen zu untersuchen.

Frage 8.3:

Aktuelle bzw. zukünftige Berufsbilder gibt es z. B. im Bereich IT-Projektmanagement, Prozessanalyse, Anforderungserhebung, Usability Engineering, Produktmanagement, Vertrieb, Schulung, Betreuung oder Evaluation von pflegerischen Anwendungen. Im IT-Management werden Chief Nursing Information Officer benötigt und in Qualitätsmanagement und Forschung pflegerische Datenanalytiker. Auch im Bereich der Telemedizin und Telepflege werden neue Berufsbilder (»TeleNurse« oder mHealth-Spezialist) entstehen.

Glossar

Adaptierung (Parametrierung):	Anpassung eines → Anwendungssystems an die Gegebenheiten eines Bereichs.
Advanced Nursing Process:	Fortgeschrittener Pflegeprozess, der ein Assessment, → Pflegediagnosen, → Pflegeinterventionen und → Pflegeergebnisse umfasst und auf wissenschaftlich basierten → Pflegeklassifikationen beruht.
Aktor:	Antriebselement, welches elektrische Signale (z. B. eines → Sensors) in mechanische Bewegung (z. B. Bettneigung) bzw. in andere Größen (z. B. Schall, Temperatur) umwandelt. Kann Teil einer → assistierenden Gesundheitstechnologie sein.
Anwendungsfall-Diagramm (Use-Case):	Methode der → Prozessanalyse, welche einen → Prozess und seine Teilprozesse sowie die Systemumgebung und die beteiligten Rollen (die Akteure) beschreibt.
Anwendungssystem (synonym Anwendung):	Teil des → Informationssystems, welches eine oder mehrere informationsverarbeitende Aufgaben unterstützt. Es können digitale von papierbasierten Anwendungssystemen unterschieden werden. Anwendungssysteme basierten auf → Softwareprodukten.
Assistierende Gesundheitstechnologie:	Siehe → Personenzentrierte assistierende Technologie.
Augmented Reality (AR, erweiterte Realität):	Digitale Erweiterung der Realitätswahrnehmung von Menschen, z. B. Einblenden von → Informationen innerhalb der AR-Spezialbrillen.
Ausschreibung:	Aufforderung zur Abgabe eines Angebots durch einen Hersteller. Als Teil einer Systemauswahl werden auf der Grundlage eines → Lastenhefts potenzielle Anbieter aufgefordert, ein Angebot einzureichen (siehe auch → Pflichtenheft).
Authentifizierung:	Identitätsprüfung, bei der ein Teilnehmer gegenüber dem Kommunikationspartner nachweisen muss, dass er der Teilnehmer ist, der er zu sein behauptet.
Autorisierung:	Festlegung der Rechte, die ein Benutzer bei Verwendung eines → Anwendungssystems hat.
Benutzerfreundlichkeit:	Siehe → Usability.
Business Process Modeling Notation (BPMN):	Methode der → Prozessanalyse, welche die Modellierung und Visualisierung komplexer → Prozesse ermöglicht und dabei neben Aktivitäten und Akteuren auch Ereignisse und zeitliche Aspekte darstellt.

Consumer Health Informatics: Teilbereich der Gesundheitsinformatik, der sich mit Fragen, Methoden und Anwendungen der Informatik befasst, deren Adressaten die Bürger auch in ihrer Rolle als Patienten oder pflegende Angehörige sind.

Daten: Zeichen, Zahlen oder kontinuierliche Funktionen (z. B. EKG-Signale), welche → Informationen und → Wissen darstellen können.

Datenqualität: Korrektheit, Genauigkeit, Vollständigkeit, Einheitlichkeit, Redundanzfreiheit und Konsistenz von → Daten.

Datenschutz: Das Recht, dass ein Mensch grundsätzlich selbst darüber entscheiden darf, wem wann welche seiner persönlichen → Daten zugänglich sein sollen.

Datensicherheit: Technische und organisatorische Maßnahmen gegen Verlust, Manipulation, unberechtigte Kenntnisnahme und andere Bedrohungen von (personenbezogenen und nicht personenbezogenen) → Daten.

Dokument: Zusammenstellung von → Informationen und → Daten für einen bestimmten Zweck und einen bestimmten intendierten Leserkreis.

Dokumentation: Erfassung, Nutzung und Weiterleitung der für eine Aufgabe wichtigen → Informationen (z. B. Stammdaten, Diagnosen oder Medikation eines Patienten).

Effektivität: Genauigkeit und Vollständigkeit, mit der ein Anwender das Ziel mittels einer Anwendung erreicht. Teilaspekt der → Usability einer Anwendung.

Effizienz: Verhältnis von → Effektivität zu dem Maß des betriebenen Aufwandes. Teilaspekt der → Usability einer Anwendung.

eHealth: Einrichtungsübergreifende Verwendung von Informations- und Kommunikationstechnologie im Bereich Gesundheit mit Schwerpunkt auf der Vernetzung der einzelnen Akteure im Gesundheitswesen (inkl. Patient), um die gesundheitsbezogene Versorgung lokal, regional und weltweit zu verbessern. Umfasst damit alle einrichtungsübergreifend eingesetzten → Anwendungssysteme.

Elektronische Fallakte: Einrichtungsübergreifende → elektronische Patientenakte. Unterstützt den Informationsaustausch zwischen Einrichtungen bei der gemeinsamen Versorgung eines komplexen Patientenfalles.

Elektronische Gesundheitsakte: Einrichtungsübergreifende → elektronische Patientenakte. Unterstützt den Informationsaustausch zwischen Einrichtungen, ermöglicht aber auch dem Patienten eine aktivere Rolle.

Elektronische Patientenakte: Fähigkeit eines → Informationssystems in einer Einrichtung, relevante → Informationen über einen Patienten logisch zusammenzuführen und einem Nutzer integriert darzustellen, sodass alle relevanten Patienteninformationen an einer Stelle gesucht, gefiltert und aggregiert genutzt werden können.

Enterprise Ressource Management System (ERP): → Anwendungssystem, welches die Verwaltung einer Einrichtung unterstützt.

Evaluation: Wissenschaftlich durchgeführte Bewertung einer Struktur (Produkt oder Organisation), eines Prozesses oder eines Ergebnisses anhand von vorab definierten Kriterien und nach vorab festgelegten Methoden.

Fachsprache:	Siehe → Terminologie.
Gebrauchstauglichkeit:	Siehe → Usability.
Geschäftsprozess:	Menge von zielgerichteten Aktivitäten, welche in einem logischen und zeitlichen Zusammenhang stehen und in ihrer Gesamtheit zur Erfüllung von informationsverarbeitenden Aufgaben beitragen.
Health Level Seven (HL7):	Organisation, welche Standards für die → Interoperabilität im Gesundheitswesen entwickelt (z. B. HL7 Version 2, HL7 Version 3, HL7 CDA und HL7 FHIR).
Informationen:	Kontextabhängige Fakten über bestimmte Sachverhalte oder Vorgänge. Sie werden in Form von → Daten repräsentiert und kontextabhängig interpretiert.
Informationskontinuität:	Weiternutzung von vorhandenen → Informationen bei der Weiterversorgung eines Patienten auch über Sektorengrenzen hinweg.
Informationslogistik:	Die richtigen → Informationen und das richtige → Wissen zum richtigen Zeitpunkt in einer geeigneten Form am richtigen Ort den berechtigten Personen verfügbar zu machen, sodass diese Personen die richtigen Entscheidungen treffen können.
Informationssystem:	Sozio-technisches, informationsverarbeitendes und informationsspeicherndes Teilsystem einer Einrichtung, welches aus allen informationsverarbeitenden → Prozessen, den eingesetzten (digitalen und papierbasierten) Werkzeugen und den beteiligten Menschen besteht.
Interoperabilität:	Fähigkeit von → Anwendungssystemen, problemlos und korrekt zu kommunizieren, also → Informationen auszutauschen und diese auch weiter nutzen zu können. Wir unterscheiden → technische, → syntaktische, → semantische und → organisatorische Interoperabilität.
Klinisches Arbeitsplatzsystem (KAS):	→ Anwendungssystem, welches ärztliche und pflegerische Aufgaben unterstützt.
Klassifikation:	→ Ordnungssystem, das auf dem Prinzip der Klassenbildung beruht. In einer Klasse werden alle Begriffe zusammengefasst, zwischen denen bei der Auswertung der Dokumentation nicht unterschieden werden soll. Ein Sachverhalt wird in genau eine Klasse eingeordnet (»klassiert«).
Kommunikationsserver:	Spezialisiertes → Anwendungssystem, welches den Austausch von → Nachrichten zwischen anderen Anwendungssystemen unterstützt. Unterstützt damit → Interoperabilität von → Anwendungssystemen.
Komponenten von Gesundheit:	Beschreibung des funktionalen Gesundheitszustandes, der Behinderung, der sozialen Beeinträchtigung und der relevanten Umgebungsfaktoren eines Menschen (nach ICF).
Künstliche Intelligenz (KI):	Künstliche Intelligenz kann allgemein als der Versuch verstanden werden, Software zu entwickeln, welche Aufgaben erfüllen kann, für deren Ausführung man beim Menschen Intelligenz unterstellt, z. B. Problemlösung, Entscheidungsfindung, situativ angepasstes Verhalten.
Laborinformationssystem (LIS):	→ Anwendungssystem, welches Aufgaben im Labor unterstützt.
Lastenheft:	Schriftliche Darlegung von Anforderungen durch einen Auftraggeber. Wird als Teil einer → Ausschreibung erstellt.

Management des Informationssystems: Alle Aktivitäten, welche das → Informationssystem einer Einrichtung planen, steuern und überwachen. Ziel ist die Unterstützung der → Informationslogistik und die Unterstützung der strategischen Ziele der Einrichtung.

Metadaten: → Informationen über → Daten. Metadaten beschreiben den Kontext der Datenerhebung, also wer die Daten erhoben hat und wann, wo und womit sie erhoben worden sind.

mHealth (mobile health): Teilbereich von → eHealth, welcher patientenzentrierte, mobile Anwendungen umfasst.

Nachricht: → Daten, die zum Zweck ihrer Weitergabe zusammengestellt und als Einheit betrachtet werden.

Nomenklatur: Dokumentationssprache, welche definierte Fachbegriffe darstellt und für eine bestimmte Dokumentationsaufgabe zugelassen ist. Ein Sachverhalt kann mit mehreren Fachbegriffen (»Deskriptoren«) beschreiben werden.

Ordnungssystem: Dokumentationssprache, die auf einer Begriffsordnung basiert. Es definiert und beschreibt alle für eine Dokumentation zugelassenen Bezeichnungen und Fachbegriffe und ordnet sie. Man unterscheidet zwischen → Klassifikationen und → Nomenklaturen.

Organisatorische Interoperabilität: Fähigkeit von → Anwendungssystemen, ihren Informationsaustausch effektiv und effizient organisieren zu können.

Parametrierung: Siehe → Adaptierung.

Pareto-Prinzip (80/20-Regel): 80 % der Anforderungen können durch 20 % des Aufwands erreicht werden. Für die restlichen 20 % müssen 80 % des Aufwands investiert werden.

Patientendatenmanagementsystem (PDMS): → Anwendungssystem, welches Aufgaben im Intensivbereich unterstützt.

Personentag: Arbeitsleistung einer Arbeitskraft an einem Tag.

Personenzentrierte assistierende Technologie: → Anwendungen, welche menschennahe Hilfestellungen bei der Bewältigung von Alltagsaufgaben oder des Arbeitsprozesses anbieten.

Pflegediagnose: »[…] [I]st eine klinische Urteilsbildung bezüglich aktueller oder potenzieller Erfahrungen/Reaktionen auf Gesundheitsprobleme/Lebensprozesse von Individuen, Familien oder Gemeinden. Pflegediagnosen bilden die Basis für die Wahl von Pflegeinterventionen, um Pflegeergebnisse zu erzielen, für welche die Pflegende Verantwortung trägt.« (Müller Staub & König, 2017, S. 67, siehe ▸ Kap. 7)

Pflegedokumentationssystem: → Anwendungssystem, welches Aufgaben im Pflegeprozess unterstützt.

Pflegeergebnis: »[…] [P]flegerisch beeinflussbares Patientenergebnis [wird] definiert als variable(r) Zustand, Verhaltensweise oder Wahrnehmung eines Patienten oder pflegenden Angehörigen, der/die auf eine Pflegeintervention reagiert und auf einem mittleren Abstraktionsniveau beschrieben wird. Jedes Ergebnis hat eine Gruppe von Indikatoren, die dazu dienen, den Zustand des Patienten im Verhältnis zum Ergebnis zu bestimmen.« (Moorhead et al., 2013, S. 97, siehe ▸ Kap. 7)

Pflegeintervention: »Eine Intervention ist definiert als jede Behandlung auf Grundlage klinischer Urteilsbildung und klinischen Wissens, die eine Pflegeperson durchführt, um Patienten- bzw. Klientenergebnisse zu verbessern.« (Bulechek et al., 2016, S. 53, siehe ▸ Kap. 7)

Pflegeklassifikation: Klassifikationssystem, welches in der Pflege eingesetzt wird.

Pflegephänomen: Siehe → Phänomen.

Pflegerisches Anwendungssystem: → Anwendungssystem, welches Funktionalitäten zur Unterstützung der wesentlichen informationsverarbeitenden Aufgaben der Pflege umfasst und vorrangig von Pflegefachpersonen genutzt wird.

Pflichtenheft: Schriftliche Antwort auf ein → Lastenheft, in dem ein Anbieter darlegt, wie er die Anforderungen erfüllt. Wird als Teil einer → Ausschreibung erstellt.

Phänomen: Eine mit den Sinnen wahrnehmbare Erscheinung. Im Kontext der Pflege werden darunter Aspekte des menschlichen Lebens und Sterbens verstanden, die in der Domäne Pflege relevant sind. Insbesondere sind das körperliche, psychische, seelische und soziale Aspekte von Gesundheit und Krankheit. Dazu gehören z. B. → Pflegediagnosen, Pflegeziele, → Pflegeinterventionen und → Pflegeergebnisse.

Picture Archiving and Communication System (PACS): → Anwendungssystem, welches Bildmanagement und Bildarchivierung unterstützt.

Point of Care: Aktivitäten (z. B. die Dokumentation von Patientendaten), welche direkt am Patienten bzw. direkt am Patientenbett durchgeführt werden.

Projekt: Vorhaben, das im Wesentlichen durch Einmaligkeit der Bedingungen in ihrer Gesamtheit gekennzeichnet ist, wie z. B. die Vorgabe eines Projektziels, zeitliche, personelle oder finanzielle Begrenzungen, die Abgrenzung gegenüber anderen Vorhaben und die spezifische Projektorganisation.

Projektabschluss: → Projektphase, in der ein → Projekt abgeschlossen wird. Typische Aktivitäten sind der Abschlussbericht, die Projektabnahme, das Projektreview und die Auflösung des Projektteams.

Projektauftrag: Formelle Beauftragung zur Durchführung eines → Projekts durch einen Auftraggeber.

Projektdurchführung: → Projektphase, in der die Durchführung des Projekts gesteuert wird und die Fortschritte (als Vergleich IST mit SOLL) überwacht werden.

Projektinitiierung: → Projektphase, in der eine Projektidee in einen konkreten, im weiteren Projektverlauf umsetzbaren → Projektauftrag weiterentwickelt wird.

Projektmanagement: Aktivitäten, um ein → Projekt in einer bestimmten Zeit und mit bestimmten Ressourcen zu einem bestimmten Ergebnis zu bringen. Projektmanagement umfasst → Projektplanung, Projektsteuerung und Projektüberwachung.

Projektphase: Gliedert ein → Projekt in abgrenzbare Zeitabschnitte. Wir unterscheiden folgende Phasen: → Projektinitiierung, → Projektplanung, → Projektdurchführung und → Projektabschluss.

Projektplanung: → Projektphase, in der das Projektziel, wie es im → Projektauftrag definiert ist, schrittweise in sinnvolle Arbeitspakete gegliedert wird, welche dann einem Verantwortlichen zugeordnet und in einer sinnvollen Reihenfolge geplant werden. Typische Aktivitäten der Projektplanung sind Strukturplanung, Ablaufplanung, Ressourcenplanung und Risikoanalyse. Das Ergebnis der Projektplanung ist der verabschiedete Projektplan.

Prozess: Siehe → Geschäftsprozess.

Prozessanalyse: Teil des → Prozessmanagements in einer Organisation. Beschäftigt sich mit der Analyse, Beschreibung und Modellierung von → Prozessen in Form von → Prozessmodellen.

Prozessmanagement: Disziplin, die darauf abzielt, → Geschäftsprozesse zu identifizieren, zu analysieren, zu modellieren, zu verbessern und zu unterstützen.

Prozessmodell: Vereinfachte, standardisierte und validierte visuelle Darstellung der wichtigsten Elemente eines klinischen → Prozesses. Prozessmodelle unterstützen ein gemeinsames Verständnis aller beteiligten Personen darüber, wie der Prozess organisiert ist. Beispiele sind → Anwendungsfall-Diagramme, → Prozesskettendiagramme und → BPMN-Diagramme.

Prozesskettendiagramme: Methode der → Prozessanalyse, welche die Modellierung und Visualisierung einfacher → Prozesse mit ihren Aktivitäten und Akteuren ermöglicht.

Radiologieinformationssystem (RIS): → Anwendungssystem, welche Aufgaben in der Radiologie unterstützt.

Regelkreis: In einem Regelkreis wird eine Regelgröße kontinuierlich mit einem Sollwert verglichen und bei Abweichung über das sogenannte Stellglied so reguliert, dass Regelgröße und Sollwert zur Übereinstimmung kommen.

Sekundäre Datennutzung: Nutzung von Routinedaten, welche in der Patientenversorgung entstanden sind, für andere Zwecke außerhalb der direkten Patientenversorgung, also z. B. für das Pflegemanagement, das Qualitätsmanagement oder die Pflegeforschung.

Semantische Interoperabilität: Fähigkeit von → Anwendungssystemen, aus → Nachrichten extrahierte Informationseinheiten auch inhaltlich korrekt interpretieren zu können.

Sensor: Wandelt eine physikalische Größe (z. B. Temperatur) mit Hilfe eines physikalischen Effekts in ein elektrisches Signal um. Kann Teil einer → assistierenden Gesundheitstechnologie sein.

Smart Home: Technologien in Wohnräumen, welche die Bewohner in Alltagstätigkeiten unterstützen und so u. a. Sicherheit und Lebensqualität erhöhen sollen. Kann Teil einer → assistierenden Gesundheitstechnologie sein.

Softwareprodukt: Gekauftes oder eigenentwickeltes Programm, das auf einem Rechner installiert ist. Basis für → Anwendungssysteme.

System: Menge von Elementen (z. B. von Personen oder Dingen) und ihren Beziehungen.

Sozio-technisches System: → System, welches sowohl Menschen als auch Werkzeuge als Elemente umfasst, die wiederum in bestimmten Beziehungen zueinander stehen.

Syntaktische Interoperabilität:	Fähigkeit von → Anwendungssystemen, in ausgetauschten → Nachrichten Informationseinheiten fehlerfrei erkennen und extrahieren zu können.
Teilsystem:	→ Systeme lassen sich in Teilsysteme untergliedern, die eine Teilmenge der Elemente und Beziehungen enthalten, welche unter einem gewissen Aspekt interessant sind.
Technische Interoperabilität:	Fähigkeit von → Anwendungssystemen, einen Zeichenstrom fehlerfrei austauschen zu können.
TeleHealth:	Teilbereich von → eHealth, welcher das Anbieten oder Durchführen von gesundheitsbezogenen Dienstleistungen unter Anwendung von Informations- und Kommunikationstechnologie zur Überbrückung räumlicher Distanz umfasst.
Terminologie (Fachsprache):	Stellen innerhalb einer Domäne die Fachbegriffe und ihre Definitionen zur Verfügung, sodass präzise und eindeutige Beschreibungen von Sachverhalten möglich sind.
Usability (Gebrauchstauglichkeit, Benutzerfreundlichkeit):	Grad, in dem die Ziele einer Anwendung effektiv (→ Effektivität), effizient (→ Effizienz) und unter Zufriedenstellung der Anwender erreicht werden.
Versorgungskontinuität:	Zielgerichtete und kontinuierliche Versorgung eines Patienten auch über Sektorengrenzen hinweg, interdisziplinär und interprofessionell.
Virtual Reality (VR):	Anwendung, welche den Träger einer VR-Brille bzw. eines sogenannten Head-Mounted-Display in eine virtuelle Welt versetzt.
Virtuelles Privates Netzwerks (VPN):	Geschlossenes, abgesichertes »virtuelles« Netzwerk, welches den sicheren Datenaustausch zwischen zwei Kommunikationspartnern ermöglicht.
Wissen:	Gesammelte → Informationen, die über eine Person oder einen Sachverhalt oder in einem Fachgebiet zur Verfügung stehen.

Die Autorinnen und Autoren

Prof. Dr. Elske Ammenwerth, Professorin für Medizinische Informatik an der Privaten Universität für Gesundheitswissenschaften und -technologie UMIT TIROL, Fellow der International Academy of Health Science Informatics (IAHSI), langjährige Erfahrung in Projekten sowie nationalen und internationalen Arbeitsgruppen zu Themen rund um Pflegeinformatik, Informationssysteme, IT-Evaluation sowie Learning Analytics. Sie studierte Medizinische Informatik in Heidelberg/Heilbronn sowie Educational Technologies in Vancouver.

Ass.-Prof. Dr. Werner O. Hackl, Assistenzprofessor am Institut für Medizinische Informatik an der UMIT TIROL, studierte dort medizinische Informatik und Bioinformatik. Er entwickelt Methoden sowie nutzenstiftende Anwendungen zur Erschließung und Analyse vorhandener klinischer und pflegerischer Daten, war jahrelang als Trainer für klinische Informations- und Dokumentationssysteme tätig und wird regelmäßig von Health-IT Unternehmen und Gesundheitseinrichtungen als Berater engagiert.

Prof. Dr. Ursula Hübner, Professorin für Medizinische und Gesundheitsinformatik und Quantitative Methoden an der Hochschule Osnabrück, Gründerin und Leiterin der Forschungsgruppe »Informatik im Gesundheitswesen«, Fellow der International Academy of Health Sciences Informatics (IAHSI), zuvor als Projektleiterin in der Industrieforschung und in der Neurologie der Universitätsklinik Düsseldorf tätig, studierte Psychologie, Biologie und Hirnforschung an den Universitäten Mainz und Düsseldorf.

Mareike Przysucha, M. Sc., Informatikerin. Studierte Informatik und Mathematik an der Universität Osnabrück, seitdem ist sie als wissenschaftliche Mitarbeiterin in der Forschungsgruppe »Informatik im Gesundheitswesen« an der HS Osnabrück tätig. Lehrt dort das Fach Pflegeinformatik und forscht u. a. zu Interoperabilität und Pflege. Seit Jahren ist sie im Interoperabilitätsforum von HL7 Deutschland und IHE Deutschland aktiv und bringt sich dort in die Erstellung nationaler Standards für Überleitungsinstrumente aktiv ein.

Dr. Regina Schmeer, Pflegewissenschaftlerin und Pädagogin, Leitung der Stabsstelle Pflegewissenschaft an der Medizinischen Hochschule Hannover. Absolvierte zunächst eine Pflegeausbildung und arbeitete als Lehrerin an Pflegeschulen, studierte anschließend Pflegewissenschaft in Cardiff. Leitete und leitet verschiedene Projekte zu Pflege und Technologie und engagiert sich im Netzwerk Pflegewissenschaft und Praxisentwicklung des Verbandes der Pflegedirektorinnen und Pflegedirektoren der Universitätskliniken und Medizinischen Hochschulen Deutschlands e. V., ist u. a. in der Deutschen Gesellschaft für Pflegewissenschaft aktiv.

Prof. Dr. Björn Sellemann, Professor für Pflege am Gesundheitscampus Göttingen (HAWK Hochschule für angewandte Wissenschaft und Kunst Hildesheim/Holzminden/Göttingen, Universitätsmedizin Göttingen), Pflegewissenschaftler, Medizin- und Pflegeinformatiker. Zuvor als Professor für Nutzerorientierte Gesundheitstelematik und assistive Technologien an der FH Münster, als wissenschaftlicher Mitarbeiter an der HS Osnabrück sowie als AG-Leiter an der Universitätsmedizin Göttingen tätig. Seit Jahren engagiert er sich in verschiedenen wissenschaftlichen Gremien und ist u. a. Leiter der GMDS-AG »Informationsverarbeitung in der Pflege« sowie langjähriges Mitglied im DMEA-Kongressbeirat.

Dr. Maria Müller Staub, Pflegewissenschaftlerin und Professorin am Lehrstuhl für Pflegediagnostik der HANZE University in Groningen, Niederlande. Präsidentin der Association for Common Nursing Diagnoses, Interventions and Outcomes (ACENDIO). Ihre Diplome als Pflegefachfrau, Lehrerin Pflege sowie in Organisationsberatung erwarb sie in der Schweiz, den Master und das Doktorat in Pflegewissenschaft an den Universitäten Maastricht und Njimegen. Bietet unter Pflege PBS Projekte, Beratungen und Schulungen an und wirkte in der Entwicklung von elf elektronischen Pflege- und Patientendokumentationssystemen mit. Leitete über 65 Forschungsprojekte, u. a. zu Pflegeklassifikationen, eHealth, Pflegediagnosen und Pflegedokumentation.